Sayer Ji

Neustart für die Zellen

Der revolutionäre Weg, um die Widerstandskraft des Körpers radikal zu verbessern

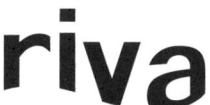

Bibliografische Information der Deutschen Nationalbibliothek

Die Deutsche Nationalbibliothek verzeichnet diese Publikation in der Deutschen Nationalbibliografie; detaillierte bibliografische Daten sind im Internet über http://d-nb.de abrufbar.

Für Fragen und Anregungen

info@rivaverlag.de

Wichtige Hinweise

Dieses Buch ist für Lernzwecke gedacht. Es stellt keinen Ersatz für eine individuelle medizinische Beratung dar und sollte auch nicht als solcher benutzt werden. Wenn Sie medizinischen Rat einholen wollen, konsultieren Sie bitte einen qualifizierten Arzt. Der Verlag und der Autor haften für keine nachteiligen Auswirkungen, die in einem direkten oder indirekten Zusammenhang mit den Informationen stehen, die in diesem Buch enthalten sind.

Ausschließlich zum Zweck der besseren Lesbarkeit wurde auf eine genderspezifische Schreibweise sowie eine Mehrfachbezeichnung verzichtet. Alle personenbezogenen Bezeichnungen sind somit geschlechtsneutral zu verstehen.

3. Auflage 2022

© 2021 by riva Verlag, ein Imprint der Münchner Verlagsgruppe GmbH
Türkenstraße 89
80799 München
Tel.: 089 651285-0
Fax: 089 652096

Die amerikanische Originalausgabe erschien 2020 bei Hay House Inc. USA unter dem Titel *Regenerate. Unlocking Your Body's Radical Resilience Through the New Biology.* © 2020 by Sayer Ji. All rights reserved.

Übersetzung: Marion Zerbst
Redaktion: Michaela Mallwitz
Umschlaggestaltung: Sonja Vallant, unter Verwendung des Originals von Jason Gabbert
Umschlagabbildung: Shutterstock/Viktar Malyshchyts
Layout und Satz: Daniel Förster, Belgern
Druck: Florjancic Tisk d.o.o., Slowenien
Printed in the EU

ISBN Print 978-3-7423-0793-4
ISBN E-Book (PDF) 978-3-7453-0408-4
ISBN E-Book (EPUB, Mobi) 978-3-7453-0409-1

Weitere Informationen zum Verlag finden Sie unter

www.rivaverlag.de

Beachten Sie auch unsere weiteren Verlage unter www.m-vg.de

Sayer Ji

Neustart für die Zellen

Dieses Buch widme ich meiner geliebten Frau und Partnerin Kelly Brogan, die wie eine Naturgewalt in mein Leben getreten ist und es völlig auf den Kopf gestellt hat. Der alchemistische Schmelztiegel unserer großen Liebe hat mir den Mut gegeben, mich meinen tiefsitzenden Ängsten, meiner Biografie und meinen nur in meinem Kopf vorhandenen Grenzen zu stellen und darüber hinauszuwachsen. So konnte ich mir ein unendliches Potenzial körperlicher und spiritueller Regeneration erschließen, von dem ich heute weiß, dass es als Geburtsrecht in uns allen steckt.

Inhalt

EINFÜHRUNG

Regeneration bedeutet, sich zu verjüngen, zu revitalisieren und zu erneuern. Das sind vielversprechende Worte – vor allem für die vielen Menschen, die das Gefühl haben, dass irgendetwas nicht stimmt: meistens mit ihrem Körper, in zunehmendem Maß aber auch mit ihrer Seele. Wir sehnen uns nach einem Gefühl innerer Ruhe, Ganzheit und Vitalität, aber gleichzeitig empfinden wir unseren Körper auch als fehleranfälliges, angreifbares Gebilde, so wie er uns immer wieder dargestellt wird. Doch in Wirklichkeit sind wir darauf programmiert, auf natürliche Weise Kraft, Energie und Heilung aus unserem eigenen Inneren zu schöpfen, statt wie ein Uhrwerk der »unvermeidlichen« Abwärtsspirale der biologischen Zeit zu unterliegen. Unser Körper besitzt auf Zellebene die angeborene Kraft und Fähigkeit, Schäden rückgängig zu machen, sich zu regenerieren und jenes unmittelbare Gefühl des Wohlbefindens wiederzugewinnen, das uns leider verloren gegangen ist.

Das ist kein bloßes Wunschdenken. Viele neue biomedizinische Untersuchungen bestätigen, dass unser Körper eine enorme Widerstandskraft besitzt: Um unsere Gesundheit und Vitalität zurückzugewinnen, brauchen wir nur die Störquellen zu beseitigen, die ihn in seiner angeborenen, unverwüstlichen Selbstregenerationsfähigkeit beeinträchtigen. Unsere heutige physische Gestalt ist ein Ergebnis jahrtausendelanger Anpassung an sich ständig verändernde Lebensbedingungen. Selbst schwierigste biologische Bedingungen und Umweltveränderungen haben wir überlebt. Dank dieser Bewährungsproben hat unser Körper wahre Superkräfte entwickelt, zu denen nicht zuletzt auch unsere fast schon magische, unverwüstliche Widerstandsfähigkeit gehört.

Die Neue Biologie vertritt eine atemberaubende, revolutionäre Sichtweise auf den menschlichen Körper als widerstandsfähige, intelligente, nahtlos mit dem universalen Potpourri verwobene Entität. In diesem Buch lernen Sie, die Selbstheilungsmechanismen Ihres Körpers und die Regenerationsfähigkeit Ihrer Zellen zu aktivieren.

Auf molekularer Ebene durchläuft jede Zelle Ihres Körpers einen ständigen Prozess des Werdens und Vergehens, wie das Flackern einer Kerzenflamme – und dieser Prozess läuft so reibungslos ab, dass wir uns dabei auf makroskopischer Ebene als relativ gleichbleibende, unveränderliche Organismen empfinden. Und doch laufen in jeder Zelle von Sekunde zu Sekunde Billionen kleinster Veränderungen und Korrekturen ab, um beschädigtes und krankes Gewebe zu regenerieren.

Einfach ausgedrückt, besteht Regeneration darin, dass Ihr Körper Altes entsorgt, das er nicht mehr braucht, und Neues entwickelt, das er braucht.

In »Teil 1: Ihr Körper und das Wunder der Regeneration« erfahren Sie alles über die geheimen Wechselbeziehungen zwischen menschlicher und pflanzlicher Evolution, über Ihre Gene und die wichtigsten Faktoren, die Ihre gesundheitliche Regeneration fördern oder stören können. Denn auch wenn das immer wieder behauptet wird: Ihre DNA ist nicht Ihr Schicksal. *Sie selbst* halten das Steuer in der Hand, und Ihre Lebensentscheidungen – von der Ernährung bis hin zu Ihren Interaktionen mit der Natur – haben großen Einfluss auf Ihre Gesundheit. Sie lernen die Regenerationsfähigkeit Ihrer Zellen kennen und erfahren, wie Sie sie darauf programmieren können, Heilungsprozesse in Gang zu setzen und Ihr Leben zu verlängern. Ich werde Ihnen aber auch ein paar wissenschaftliche Grundkenntnisse vermitteln: zum Beispiel, wie Mikro-RNA – Botenstoffe aus der Nahrung, die direkt mit Ihren Zellen kommunizieren – Ihre Genexpression orchestrieren können und wie die Telomere (DNA-Stücke an den Enden der Chromosomen, die keine Erbinformation enthalten) Ihren Alterungsprozess beeinflussen.

In »Teil 2: Ein neuer Blick auf chronische Erkrankungen, Prävention und Heilung« erhalten Sie verblüffende neue Informationen über die Zusammenhänge zwischen unserer typischen westlichen Ernährung (mit vielen Getreideprodukten und chemisch und industriell verarbeiteten Grundnahrungsmitteln, einer Kost, die in der Zeit nach dem Zweiten Weltkrieg aufkam und sich seither von den USA fast über die ganze Welt ausgebreitet hat) und dem Auftreten chronischer Krankheiten, die den Alterungsprozess beschleunigen und sich negativ auf unsere Lebensdauer und -qualität auswirken: Krebs, Alzheimer, Herz-Kreislauf-Erkrankungen und metabolisches Syndrom sind sogenannte »Wohlstandskrankheiten«, die die Regenerationsprozesse in Ihrem Körper sabotieren. Und da Angst ein großes Hindernis für jede Art von Heilungsprozess ist, geht es in Teil 2 dieses Buches auch um die psycho-emotionale Dimension der Zelldegeneration und um den Beitrag, den das medizinische Establishment dazu leistet.

»Teil 3: Ihr Regenerationsprogramm« zeigt Ihnen den Weg zu einem besseren Gesundheitszustand. Sie erfahren, wie Sie sich von der typischen westlichen Ernährung entwöhnen und Ihren Körper mit der Kost unserer Vorfahren heilen können. Und Sie lernen auch, wie Sie diese Ernährung mithilfe natürlicher Nahrungsergänzungsmittel optimieren können, um noch nachhaltigere Erfolge zu erzielen. Außerdem zeige ich Ihnen, wie Sie die reichlich vorhandenen Energieressourcen der Natur nutzen können, um Ihren Regenerationsprozess zu fördern und Ihren Körper von innen heraus zu stärken. Sie werden sich in das Vergnügen bewusster Bewegung stürzen und bewährte Techniken zur Stressbekämpfung und Verbesserung Ihres Schlafs kennenlernen, mit denen Sie den Alterungsprozess verlangsamen und die Grundursachen chronischer Krankheiten beseitigen können.

Ob Sie nun Ihre Lebensqualität verbessern, eine chronische Erkrankung rückgängig machen oder die uralten, im Lauf der Evolution entstandenen Selbstheilungsmechanismen Ihres Körpers reaktivieren möchten: Wenn Sie sich dabei an die Prinzipien der Neuen Biologie halten, werden Ihr Körper, Ihr Geist und Ihre Seele sich verändern. Dann wird es Ihnen auch leichter fallen, sich von Grund auf gesund und vital zu fühlen – und darauf haben Sie meiner Meinung nach ein natürliches Anrecht.

Meine Selbstheilungsreise

Heute staune ich oft über die hohe Intelligenz und enorme Resilienz des menschlichen Körpers. Doch es hat lange gedauert, bis ich diese Vitalität am eigenen Leib erfahren durfte. Ich kam als kränkliches Kind zur Welt. Auf meinem Weg zur Genesung war ich ständig von Medikamenten abhängig und hatte kaum noch Hoffnung; oft zweifelte ich daran, dass ich es überhaupt bis zum Erwachsenenalter schaffen würde. Doch heute bin ich in vielerlei Hinsicht stärker als je zuvor. Ich habe mich von einem übergewichtigen, körperlich inaktiven Asthmatiker mit kaputter Hüfte zu einem Marathonläufer entwickelt, der schon seit Jahrzehnten keine Medikamente mehr einnimmt.

Mein Kampf gegen das Kranksein begann bereits im Alter von sechs Monaten in unserer Arztpraxis, wo eigentlich meine große Schwester untersucht werden sollte, während meine Mutter mich auf dem Arm hielt. Die Krankenschwester sah meine blasse Hautfarbe und hörte mein flaches, keuchendes Atmen; und statt meine Schwester ins Sprechzimmer zu holen, entriss sie mich den Armen meiner Mutter, und ich musste verschiedene Tests und Untersuchungen über mich ergehen lassen. An diesem Tag wurde bei mir ein schweres Asthma diagnostiziert. Von da an bestand der größte Teil meiner Kindheit aus einer endlosen Achterbahnfahrt aus Arztterminen und Krankenhausaufenthalten. Fast immer hatte ich mit mehreren Gesundheitsproblemen gleichzeitig zu kämpfen – von ständigen Erkältungen über chronische Allergien bis hin zu schweren »Asthmaanfällen«, derentwegen ich manchmal zweimal pro Woche im Krankenhaus landete.

Ich bekam alle damals üblichen Impfungen (die ersten fielen zeitlich genau mit dem Ausbruch meines Asthmas zusammen); außerdem verschrieb der Arzt mir starke Medikamente wie Antibiotika und Kortisonsprays, die mich während meiner ganzen Kindheit begleiteten. Wenn es sehr schlimm wurde, brachten meine Eltern mich in die nächste Notaufnahme, um mir eine Adrenalinspritze geben zu lassen – einen beklemmenden Adrenalinschub, der bei einem akuten Asthmaanfall die Bronchien erweitern sollte. Bei all diesen Spritzen, Impfungen und Immuntherapie-Injektionen gegen meine Allergien kam ich mir manchmal vor wie ein menschliches Nadelkissen. Doch obwohl der Apothekenschrank in unserem Badezimmer vor Medikamenten überquoll, nahm ich keines dieser Mittel lange ein, weil die Ursachen meiner Beschwerden (nach denen damals niemand zu suchen schien) sich dadurch nicht beheben ließen.

Als ich sechs Jahre alt war, wurden mir die Rachenmandeln herausoperiert – ein Immunorgan, dessen Entfernung seither mit einer ganzen Reihe oberer Atemwegserkrankungen und einem erhöhten Risiko für Infektions-/Parasitenerkrankungen im späteren Leben in Verbindung gebracht worden ist.[1] Im Alter von 12 und 13 Jahren unterzog ich mich zwei großen Operationen wegen einer relativ seltenen Knochen- und Hüftgelenkserkrankung, der sogenannten juvenilen Hüftkopflösung – einer Krankheit, von der man heute weiß, dass sie öfters bei Asthmatikern auftritt, bei denen inhalative Kortikosteroide als unerwünschte Nebenwirkung die normale Knochen- und Knorpelentwicklung stören. Aufgrund meiner körperlichen Einschränkungen (bis heute ist mein rechter Oberschenkelknochen einen guten Zentimeter kürzer als der linke) und eines allgemeinen Mangels an Vitalität konnte ich oft nicht mit anderen Kindern spielen oder am Sportunterricht teilnehmen. Ich war übergewichtig, schlecht in Form und todunglücklich. Ich kam mir vor wie ein Ausgestoßener, gefangen in der Ruine meines Körpers. Manchmal litt ich unter solcher Atemnot, dass ich kaum noch die Treppe hinaufkam.

Als ich 17 Jahre alt war, versicherte mein Arzt mir und meinen Eltern, dass meine Atmung sich verbessern würde, wenn ich mich an den Nasennebenhöhlen operieren ließ. Doch nach diesem Eingriff litt ich unter immer schlimmeren Obstruktionen der Nasenwege und chronischen Nebenhöhleninfektionen, die mir das Atmen noch mehr erschwerten.

Diese ständigen Arzttermine und medizinischen Behandlungen haben mich schon in früher Kindheit stark traumatisiert und dazu geführt, dass ich mich innerlich von meinem Körper abspaltete, in dem so viel physischer und emotionaler Schmerz gespeichert war. Die moderne Medizin hat mir nicht nur kaum geholfen, sondern schien mich manchmal sogar richtiggehend zu quälen. Rückblickend ist mir klar, dass mein wachsendes Gefühl der Ohnmacht durch ein medizinisches System, in dessen Weltbild chronische Erkrankungen wie Asthma außerhalb der Kontrolle des Patienten liegen, noch verschlimmert wurde. Man sagte, Asthma liege »in der Familie« – als sei das einfach nur eine Frage schlechter Gene.

Als Kind und Jugendlicher wurde ich von mindestens einem Dutzend Ärzten untersucht und behandelt; doch kein einziger nahm meine Umweltbedingungen, meine Ernährung, meine Giftstoffbelastung oder die Zusammenhänge zwischen Körper, Geist und Emotionen als mögliche Auslöser meiner Beschwerden genauer unter die Lupe. Erst in meinem ersten Studienjahr am College, als sich mir eine ganz neue Welt alternativer medizinischer Vorstellungen und Behandlungsmethoden eröffnete, zog ich die Möglichkeit in Betracht, dass mein Asthma vielleicht durch Ernährungs-, Verhaltens- und emotionale Faktoren verursacht worden war.

Als ich erfuhr, dass Kuhmilch – keineswegs das kalziumreiche Gesundheitselixier, als das sie immer angepriesen wird – eine »schleimbildende Wirkung« hat, entschloss ich mich zu einem Selbstversuch und strich Milch und Käse von meinem Speisezettel. Das Ergebnis war und ist für mich auch heute noch ein Wunder: Innerhalb von ein paar Tagen ging mein lebenslanges Asthma vollständig zurück. Nachdem ich 17 Jahre lang ständig Asthmamedikamente eingenommen hatte, konnte ich von nun an für immer darauf verzichten. Die Asthmasymptome kehrten nur dann wieder, wenn ich versehentlich auch nur eine winzig kleine Menge Milchprodukte zu mir genommen hatte (einzige Ausnahme: geklärte Butter oder Ghee – ein Milchprodukt, dem das Kasein entzogen wird, sodass es keine antigene Wirkung mehr hat).

Nachdem mein ganzes bisheriges Leben von Krankheiten und gesundheitlichen Beschwerden bestimmt und eingeschränkt gewesen war, fühlte ich mich nun wie befreit, empfand aber gleichzeitig auch, dass man mir Unrecht getan hatte. Noch aufregender als das Gefühl, wieder atmen zu können, war die Erkenntnis, dass mein Körper von seiner Biologie her nicht dazu bestimmt ist, schwach oder eine »Fehlkonstruktion« zu sein. Von da an begann ich, jene medizinischen Institutionen infrage zu stellen, die alle Menschen (so wie ich es früher auch getan hatte) für die oberste Autorität in Sachen Gesundheit hielten.

Später erfuhr ich, dass Kuhmilch weiße, klebrige Eiweiße (beispielsweise *A1-β-Kasein*) und starke Mikro-RNA-Moleküle enthält, die sich auf unsere Gene auswirken. Diese Moleküle sind in kleine Partikel namens Exosomen verpackt und eigentlich für Kälber bestimmt. Die biologischen Signalwege,[2] die die Kuhmilch in meinem Körper aktivierte, hatten sich in Form von Asthmasymptomen geäußert. Mit diesen Beschwerden hatte mein Körper mir zeigen wollen, dass ein grundlegendes Missverhältnis zwischen seinen Bedürfnissen und den Unzulänglichkeiten der üblichen westlichen Kost bestand, von der ich mich damals ernährte. Die Symptome waren also nicht mein Feind, sondern vielmehr Vorboten der Lösung gewesen.

Später erfuhr ich, dass auch die Verdauungsbeschwerden, die mich früher geplagt hatten (beispielsweise Verstopfung und Säurereflux), nicht auf schlechte Gene oder Pech zurückzuführen waren, sondern darauf, dass glutenhaltiges Getreide wie Weizen mit unserem Körper biologisch inkompatibel ist. Von da an faszinierten mich die Zusammenhänge zwischen Krankheiten, unserer Ernährung und dem bislang unausgeschöpften Selbstheilungspotenzial unseres Körpers so sehr, dass ich mir dieses Thema schließlich zur Lebensaufgabe machte. Inzwischen habe ich eine Datenbank aus über 10 000 wissenschaftlich erforschten Gesundheitsthemen aufgebaut, auf die man über die ebenfalls von mir entwickelte Webseite GreenMedInfo.com zugreifen kann. Ich habe GreenMedInfo.com begründet, um sowohl Zynikern als auch Gläubigen die veröffentlichten, empirisch gesicherten Beweise dafür zu liefern, was schon unzählige Menschen am eigenen Leib erfahren haben: die transformative Kraft der Selbstheilung durch Ernährung, Natur und ganzheitliche Medizin. Damit möchte ich der Öffentlichkeit Zugang zu einem ganzen Arsenal ungenutzter Behandlungsmöglichkeiten bieten, mit denen uralte Medizinsysteme schon seit Langem arbeiten. Ich möchte, dass Sie fundierte Entscheidungen darüber treffen können, ob Sie sich einer bestimmten schulmedizinischen Behandlung unterziehen sollen oder nicht. Vor allem aber sollen Sie Ihr Leben und Ihr gesundheitliches Schicksal wieder selbst in die Hand nehmen.

Die Revolution der Neuen Biologie vollzieht sich schnell, aber so unauffällig, dass die meisten Vertreter der konventionellen Medizin und Pharmazie sie gar nicht wahrnehmen. Tatsächlich spiegelt sie sich aber seit über zwei Jahrzehnten in den Annalen der angesehensten medizinischen Fachzeitschriften wider. Man braucht keinen Universitätsabschluss, um diese Erkenntnisse zu verstehen oder anzuwenden. Dieses Buch enthält die Quintessenz des Wissens, das ich darüber gesammelt habe, wie man die natürlichen Selbstheilungskräfte seines Körpers aktiviert – genau jene Fähigkeiten, die Hippokrates mit den Worten beschrieben hat: »Die Naturkräfte in *uns* sind die *wahren Heiler* unserer Krankheiten.«

Ich habe dieses Buch geschrieben, weil ich andere Menschen, die unter chronischen Krankheiten oder Beschwerden leiden, dazu anregen möchte, darüber nachzudenken, ob ihr Körper (der in Wirklichkeit alles andere als eine »Fehlkonstruktion« ist) ihnen damit nicht vielleicht eine Botschaft senden möchte: Er warnt Sie, wenn irgendetwas, das Sie essen oder trinken, atmen oder denken, für Sie toxisch oder mit Ihrem Wohlergehen biologisch nicht vereinbar ist. Durch Beschwerden signalisiert der Körper uns, dass er in Not oder aus dem Gleichgewicht geraten ist und dringend Hilfe braucht. Wenn wir wirklich von unseren Krankheiten geheilt werden möchten, müssen wir uns um diese Symptome kümmern wie um ein weinendes Baby, statt sie einfach nur zum Schweigen zu bringen.

Wenn Sie anfangen, Ihre Symptome aus einer anderen Perspektive zu betrachten, werden Ihnen dadurch zwei Wahrheiten klar werden. Erstens: Sie haben ein Recht auf Gesundheit – und nicht auf Krankheit und Schwäche. Zweitens ist Ihre Krankheit für Sie eine Chance, ganz neue Erkenntnisse zu gewinnen und Ihr Leben von Grund auf zu verändern. Egal, an welchem Punkt Ihres Lebenswegs Sie gerade sind – Sie können Tag für Tag Entscheidungen treffen, die dazu beitragen, Ihren Körper regenerationsfähiger und widerstandsfähiger zu machen. Ich will Ihnen zeigen, wie das geht.

TEIL 1

IHR KÖRPER UND DAS WUNDER DER REGENERATION

DIE WAHRHEIT ÜBER IHRE GENE, NAHRUNG
ALS INFORMATION UND DIE ALCHEMISTISCHE
PHYSIOLOGIE IHRES KÖRPERS

KAPITEL 1

DIE REVOLUTION DER NEUEN BIOLOGIE

DNA, Mikro-RNA und Genexpression

Den meisten modernen Menschen geht es gesundheitlich nicht besonders gut. Vielleicht wurden auch bei Ihnen schon eine oder mehrere chronische Krankheiten diagnostiziert (wobei Diabetes, Bluthochdruck, Arthritis und Säurereflux am häufigsten vorkommen), oder Sie leiden an anderen weitverbreiteten Erkrankungen wie Depressionen und Angstzuständen, ohne mit Ihrem Arzt darüber zu sprechen.

Die von der amerikanischen Seuchenschutzbehörde Centers for Disease Control (CDC) herausgegebenen Statistiken stufen chronische Erkrankungen heute als Hauptursache für Tod und Behinderung in den USA ein. Laut CDC sind sieben von zehn Todesfällen auf eine chronische Krankheit zurückzuführen, und erstaunliche 75 Prozent unserer jährlichen Gesundheitsausgaben sind für den Umgang mit dieser immer mehr um sich greifenden Epidemie bestimmt.[1] Sicherlich möchten Sie nicht Ihr Leben lang rezeptpflichtige Pillen einnehmen, um die Symptome solcher Erkrankungen zu lindern. Und hoffentlich glauben Sie auch nicht, dass Ihr Körper von Natur aus defekt und dazu bestimmt ist, früher oder später unheilbar krank zu werden. Ich möchte Ihnen zeigen, dass es einen anderen Weg gibt; und die neue Wissenschaft untermauert dieses Versprechen mit intelligenten, eleganten, raffiniert ausgeklügelten Forschungsprojekten.

Warum sehe ich das Potenzial Ihres Körpers so optimistisch? Überlegen Sie doch einmal, wie weit Ihr Körper es im Lauf der Jahrtausende gebracht hat! Ihre Zellen verdanken ihre Existenz einer unglaublich widerstandsfähigen Keimbahn, die sich seit Beginn der biologischen Zeit auf dieser Erde (vielleicht sogar noch viel länger) in allen Lebewesen repliziert hat. Diese Keimzellen – Sperma beim Mann und Eizellen bei der Frau – repräsentieren eine quasi unsterbliche, ununterbrochene biologische Linie einer fast unendlichen Anzahl von Zellteilungen, die uns mit unserem letzten universellen gemeinsamen Vorfahren (LUCA) verbindet, der vor schätzungsweise 3,5 bis 3,8 Milliarden Jahren in der Nähe der hydrothermalen Quellen auf dem Ur-Meeresboden entstanden ist.

Im Gegensatz zu den aus ihnen entstehenden somatischen Zellen oder Körperzellen sind diese Keimbahnzellen insofern »unsterblich«, als ihre biologischen Informationen schon seit Milliarden Jahren ununterbrochen von Generation zu Generation weitergegeben werden – und das wird auch in Zukunft so sein. Die Stammzellen, die aus der Verschmelzung dieser Keimbahnzellen hervorgehen, spielen für die Erneuerung und Regeneration beschädigter Zellen *jetzt in diesem Augenblick* eine wichtige Rolle. Keine medikamentöse Therapie reicht an die Selbstheilungskräfte dieser Stammzellen heran, die in sämtlichen Geweben Ihres Körpers enthalten sind.

Die wichtigste Botschaft daraus (auf die wir später noch näher eingehen werden) lautet, dass Ihr Körper einen Samen der Unsterblichkeit enthält – und das ist nicht einfach nur eine Metapher, sondern wörtlich gemeint. Dieser Same manifestiert sich in der unerschöpflichen Regenerationsfähigkeit Ihrer vielen Stammzellen und kann auf nahezu unbegrenzte Energie aus einer Quelle zugreifen, die über den bloßen Kaloriengehalt Ihrer Nahrung hinausgeht. Das ist die Kernbotschaft der Neuen Biologie – einer wissenschaftlichen Revolution, die unser Verständnis des menschlichen Körpers von Grund auf verändert. Aus Sicht dieser Neuen Biologie muss eine Diagnose kein lebenslanges Urteil sein. Medikamente sind nicht die einzige sinnvolle Therapieoption. Die hochintelligenten heilenden Fähigkeiten der richtigen Nahrungsmittel und die Fähigkeit Ihres Körpers, auf ein inneres Reservoir an Regenerationsenergie zurückzugreifen, sind sehr viel stärker als jedes Rezept, das Ihr Arzt Ihnen ausstellt. Das möchte die milliardenschwere, profitorientierte medizinisch-pharmazeutische Industrie natürlich vor Ihnen verbergen. Denn diese Industrie verfolgt in erster Linie das Ziel, durch Verkauf von Arzneimitteln eine kontinuierliche Einnahmequelle zu erzeugen, und ist somit eher an lebenslangen Konsumenten interessiert als daran, wirklich etwas für das Wohlbefinden der Menschen zu tun.

Es gibt aber auch eine gute Nachricht: Unser medikamentenlastiges Gesundheitssystem ist weitgehend ersetzbar, und zwar durch völlig kostenlose, biokompatible (aus den gleichen natürlichen Substanzen wie Ihr Körper bestehende), allgemein zugängliche pflanzliche Heilmittel und durch Veränderungen unserer Ernährung und unseres Lebensstils. Diese ermutigende Botschaft – dass Ihr Körper sich von den am meisten gefürchteten Krankheiten unserer heutigen Zeit selbst heilen und regenerieren kann – wird inzwischen nicht mehr nur von Pflanzenheilkundlern und Energiemedizinern propagiert, sondern wurde auch von medizinischen Experten akzeptiert.

Die Geburt der Neuen Biologie

Als ich am College studierte und zum ersten Mal in meinem Leben keinen Inhalator mehr brauchte, nachdem ich Kuhmilchprodukte und Weizen aus meiner Ernährung gestrichen hatte, wollte ich natürlich unbedingt mehr über dieses interessante Phänomen erfahren. Wie

konnte eine so minimale Ernährungsumstellung eine lebenslange, manchmal sogar lebensbedrohliche Erkrankung zum Verschwinden bringen? Ich beschloss, mich intensiv mit
Naturwissenschaften und Medizin zu beschäftigen, stellte aber fest, dass ein oberflächliches
Studium der Zusammenhänge zwischen Ernährung und Gesundheit meine Heilung nicht
erklären konnte. Schließlich wurde dem Essen nirgends eine über Kalorienanzahl und Nährstoffgehalt hinausgehende Bedeutung beigemessen. Durch ständiges Hinterfragen solch fest
verwurzelter Annahmen bin ich schließlich zum Studium der Philosophie gelangt – einer
Disziplin, die alle Bereiche menschlichen Wissens und menschlicher Erfahrung systematisch
zerpflückt und hinterfragt. Mit Unterstützung hervorragender Professoren – vor allem meines Mentors, des großen amerikanischen Philosophen Dr. Bruce Wilshire – und dank unseres
gemeinsamen Interesses an einem speziellen Zweig der empirisch begründeten Philosophie
(der Phänomenologie) wandte ich mich der wissenschaftlichen und medizinischen Literatur
zu; und da fiel mir eine ganz neue Betrachtungsweise des Themas Körper und Heilung auf.
Sie war vielleicht nicht hundertprozentig durch alte wissenschaftliche Methoden validiert,
aber überzeugend genug, um eine weitere Beschäftigung damit zu rechtfertigen. So gelangte
ich zu den Informationen und Konzepten, die mich zu meiner Arbeit an diesem Buch inspiriert haben.

In den seither vergangenen Jahrzehnten war ich stets besonders skeptisch gegenüber dem
Aufstieg und der zunehmenden ideologischen Vorherrschaft des »Szientismus« – der Überzeugung, dass alles Wissen nach den schon seit Langem vertretenen Annahmen und Methoden der Physik und Biologie beurteilt werden sollte und dass alles, was sich anhand dieser
Prämissen nicht beweisen lässt, entweder nicht relevant ist oder nicht existiert.

Um das Gespenst des Szientismus, das während der wissenschaftlichen Revolution des
17. Jahrhunderts auftauchte, richtig zu verstehen, müssen wir uns klarmachen, dass diese Bewegung Ratio, Logik und Vernunft auf Kosten anderer menschlicher Fähigkeiten wie Kreativität, Vorstellungskraft, Intuition und unmittelbarer Erfahrung in den Himmel gehoben hat.
Die damit einhergehende Vorstellung, dass nur die Wissenschaft Zugang zur ultimativen,
objektiven Wahrheit hat, ignoriert die stillschweigenden Verzerrungen, Interessenkonflikte,
konkurrierenden Agenden und kulturellen Ideologien, die die Ergebnisse medizinischer
Untersuchungen, ja sogar die Entwicklung der wissenschaftlichen Sprache selbst beeinflusst
haben.

Der Szientismus führt zu einer Grundhaltung, die ich als »medizinischen Monotheismus« bezeichne: dem Glauben, dass es nur *einen* wahren und richtigen Weg gibt, Medizin
zu interpretieren und zu praktizieren, während alternative oder konkurrierende Methoden
als Ketzerei und Quacksalberei abgetan werden, auch wenn sie nachweislich sicherer, wirksamer und leichter zugänglich sind. Dieses Gruppendenken hat sich im biomedizinischen
Establishment fest verankert und dazu geführt, dass es für jeden Experten einem beruflichen
Selbstmord gleichkommt, Untersuchungen oder Forschungsergebnisse ins Feld zu führen, die der gängigen medizinischen Meinung widersprechen oder diese widerlegen, oder
statt der vom Establishment vorgeschriebenen Therapiestandards womöglich gar alternative

Behandlungsmethoden wie Homöopathie oder eine Ernährungsumstellung anzuwenden. Das medizinische Establishment scheut keine Mühe, um zu beweisen, dass Naturheilkunde bestenfalls unwirksam und schlimmstenfalls gefährlich ist. In unserer heutigen Zeit wurden Ärzte dazu indoktriniert und ausgebildet, für jede Erkrankung irgendein passendes Medikament zu finden und Symptome mit der Holzhammermethode zu bekämpfen. Das macht es ihnen oft unmöglich, Muster zu erkennen, die nicht bereits von ihren Kollegen »abgesegnet« worden sind. Diese häufig als »Konsensmedizin« oder »evidenzbasierte Medizin« bezeichnete Vorgehensweise beruht auf den oft willkürlichen, bestimmten Agenden dienenden Vereinbarungen einer Gruppe höchst einflussreicher Personen, die »das schon immer so gemacht haben«, statt sich auf die vorliegenden wissenschaftlichen Erkenntnisse zu stützen.

Diese Verteufelung von allem, was nicht in das Schema »Für jede Krankheit gibt es eine Pille« passt, reicht bis ins 19. Jahrhundert zurück, als die Naturheilkunde in Ungnade fiel. Damals waren Chiropraktiker und Ärzte, die natürliche Heilmethoden praktizierten (beispielsweise Hydrotherapeuten, Naturheilkundler und Homöopathen) höher angesehen als andere medizinische Berufe; doch infolge des im Jahr 1910 veröffentlichten Flexner-Reports wurden sie zu einem Relikt. Diese vom Fachbeirat der American Medical Association (AMA) in Auftrag gegebene Studie zur Begutachtung des medizinischen Ausbildungssystems der USA verteufelte solche Heiler als Quacksalber und Scharlatane. Um sich in der medizinischen Welt der damaligen USA eine Monopolstellung zu sichern, leitete die AMA eine systematische Verleumdungskampagne in die Wege, um medizinische Ausbildungsstätten zu delegitimieren, die in ihren Lehrplänen keine medikamentösen Behandlungen befürworteten, und sprach nur den medizinischen Schulen, die dies taten, eine Existenzberechtigung und juristische Glaubwürdigkeit zu.

Diese Vereinheitlichung der medizinischen Ausbildung und Approbation fiel zeitlich mit der Finanzierung der ersten medizinischen Fakultäten durch den Ölmagnaten John D. Rockefeller und dem Aufstieg der erdölbasierten Arzneimittel zusammen, an denen Rockefeller ein finanzielles Interesse hatte und die zum Fundament der Schulmedizin wurden (einer Form von Medizin, die sich auf die Unterdrückung von Krankheitssymptomen durch Medikamente und chirurgische Eingriffe konzentriert, ohne sich um deren Ursachen zu kümmern). So stiegen die Ärzte, die früher auf der sozialen Leiter ziemlich weit unten gestanden hatten, in ihre heutige Position als Hüter privilegierten Wissens auf.

Rein theoretisch beruht die Vorgehensweise des medizinischen Establishments auf »evidenzbasierter Medizin«: Schlussfolgerungen und Therapiealgorithmen, zu denen man aufgrund logisch konzipierter und stringent durchgeführter wissenschaftlicher Untersuchungen gelangt ist. Doch in Wirklichkeit steckt die wissenschaftliche Literatur, wie Richard Horton, Chefredakteur der medizinischen Fachzeitschrift *The Lancet*, festgestellt hat, voller Kontroversen: »Die Argumente, die gegen die Wissenschaft sprechen, liegen klar auf der Hand: Ein Großteil – vielleicht die Hälfte – der wissenschaftlichen Literatur könnte schlicht und einfach falsch sein.«[2] Der frühere Chefredakteur der renommierten Fachzeitschrift *New England Journal of Medicine* kam zu einem ähnlichen Fazit: »Es ist einfach nicht mehr möglich, einem

Großteil der publizierten klinischen Untersuchungen Glauben zu schenken oder sich auf das Urteil anerkannter Ärzte und maßgeblicher medizinischer Richtlinien zu verlassen. Ich bin alles andere als glücklich über diese Schlussfolgerung, zu der ich in meinen zwei Jahrzehnten als Herausgeber dieser Zeitschrift langsam und widerstrebend gelangt bin.«[3]

Die Finanzierung durch die Industrie stellt ein großes Hindernis für objektive Forschungsergebnisse dar: Analysen zufolge berichten industriegesponserte Studien signifikant häufiger positive Ergebnisse als Studien, die von der Regierung, gemeinnützigen oder nicht-staatlichen Organisationen finanziert worden sind.[4] Dafür gibt es sogar einen Fachbegriff: »Publikationsbias« oder »Publikationsverzerrung« bedeutet, dass Studien, die keine oder für ein Medikament ungünstige Ergebnisse erbracht haben, in wissenschaftlichen Veröffentlichungen eher totgeschwiegen werden.[5] Auch bewusste Manipulation und statistische Tricks, mit deren Hilfe Studienergebnisse aufgrund kommerzieller Interessen verfälscht werden, sind keine Seltenheit.[6] Hinzu kommt das Problem der Bestechung von Zeitschriftenredakteuren durch die Industrie. Eine retrospektive Beobachtungsstudie hat ergeben, dass 50,6 Prozent aller Zeitschriftenredakteure Zahlungen von der Industrie annehmen, wobei diese Bestechungsgelder im Durchschnitt 28 136 Dollar, manchmal sogar fast eine halbe Million Dollar betragen. Das bedeutet, dass die Redakteure der einflussreichsten Zeitschriften der Welt, die den wissenschaftlichen Dialog bestimmen, eindeutig käuflich sind.[7] Außerdem hat eine im Jahr 2007 im *New England Journal of Medicine* veröffentlichte nationale Umfrage ergeben, dass 94 Prozent der Ärzte Beziehungen zur Pharmaindustrie hatten, in deren Rahmen diese Ärzte kostenlos bewirtet wurden und Kostenerstattungen für medizinische Fortbildung oder Fachtagungen, Beratungstätigkeit, Vorträge und die Aufnahme von Patienten in klinische Studien erhielten.[8]

Auch der Einfluss der Pharmavertreter, die die ärztliche Verschreibungspraxis nachweislich stark bestimmen, darf nicht unterschätzt werden. Wenn viele Ärzte und Wissenschaftler gekauft werden, wenn Manipulation und Verfälschung von Forschungsergebnissen an der Tagesordnung sind und vielversprechende Arzneimittelkandidaten in Publikationen von Studien begünstigt werden,[9] beginnt das Gebäude der evidenzbasierten Medizin zu bröckeln. Wenn Richter und Geschworene gekauft sind, kann man den etablierten Therapiestandards nicht mehr trauen.

Angesichts dieser Taktiken braucht man schon einen sehr kritischen Blick, um sich durch die Katakomben der wissenschaftlichen Datenbanken hindurchzumanövrieren, Studienmethoden zu analysieren, die Qualität von Studien zu beurteilen, Interessenkonflikte richtig einzuschätzen und die sprichwörtliche Spreu vom Weizen zu trennen. Meine Mutter, die als Bibliothekarin tätig war, und mein Vater, ein Biologieprofessor, haben mich schon frühzeitig mit Informationsquellen wie MEDLINE (der staatlichen Datenbank mit über 30 Millionen biomedizinischen Literaturangaben) vertraut gemacht. Diese Datenbank bot mir einen ersten Einblick in qualitativ hochwertige, von Fachleuten begutachtete wissenschaftliche Artikel zu meinen persönlichen Gesundheitsproblemen. Vielleicht dank dieser Einflüsse aus meiner Kindheit entwickelte ich ein fast schon unheimliches Talent dafür, in dem riesigen Meer medizinischer Fachpublikationen jene Perlen zu entdecken, die nicht von der Industrie finanziert worden waren und vielversprechende Informationen enthielten, von denen die Schuldmedizin nichts wusste oder die sie sogar bewusst unterdrückte.

Letztendlich habe ich mir diese kritische Untersuchung und Hinterfragung der medizinischen Literatur zur Lebensaufgabe gemacht: Ich investierte Tausende von Stunden, um mir das für meine Arbeit als Anwalt und Aktivist für die Gesundheit der Menschen nötige Wissen anzueignen, und sichtete Hunderttausende von Studien, um Informationen zu finden, zu indexieren und weiterzugeben und mich und andere Menschen auf diese Weise zu mündigen Patienten zu machen. Mein Ziel war es stets, die Wissenschaft der Naturheilkunde zu entdecken, zu erforschen und anderen Menschen nahezubringen. Dazu gehört auch, die als Iatrogenese bezeichneten ungewollten unerwünschten Nebenwirkungen schulmedizinischer Medikamente und Verfahren zu beleuchten und gleichzeitig evidenzbasierte natürliche Alternativen aufzuzeigen, die mit der menschlichen Physiologie in harmonischem Einklang stehen.

Letztendlich will ich den Menschen helfen, das Vertrauen in die Selbstheilungskräfte ihres Körpers zurückzugewinnen, und ihnen vor Augen führen, dass die Heilmittel, die sie für die Behandlung der meisten ihrer Beschwerden brauchen, schon immer vorhanden waren – und zwar in ihrem eigenen Körper. Die meisten Menschen, mit denen ich zu tun habe, sind zumindest neugierig auf Alternativen zu den schulmedizinischen, von der Pharmaindustrie propagierten Medikamenten. Aber sie wollen weder meine Informationen noch die anderer Menschen einfach guten Glaubens akzeptieren; und das sollten sie auch nicht tun. So wie sie den Ratschlägen und Therapiealgorithmen der schulmedizinischen, medikamentenorientierten Ärzte mit zunehmender Skepsis gegenüberstehen, greifen sie auch nicht blindlings zum neuesten Nahrungsergänzungsmittel oder stürzen sich auf die neueste Modediät. Solche Menschen geben sich nicht mit sporadischen Einzelfallberichten zufrieden, sondern suchen nach seriösen wissenschaftlichen Erkenntnissen und Strategien, die ihnen wirklich weiterhelfen.

Ein Großteil der heutigen medizinischen Literatur ist für Laien aufgrund ihres extrem fachlichen Medizinjargons unverständlich. Ich möchte den Lesern helfen, diese Barriere zu überwinden. Auf GreenMedInfo.com finden Sie eine Datenbank mit biomedizinischer Literatur zu über 10 000 verschiedenen Gesundheitsthemen und über 50 000 Zitate aus qualitativ hochwertigen wissenschaftlichen Fachartikeln. Diese Artikel stammen von anerkannten Experten; um sie leichter auffindbar und zugänglich zu machen, habe ich sie (unter anderem nach Erkrankungen, Arzneimittelsubstanzen und Behandlungsmaßnahmen) indexiert. Die Datenbank enthält auch ein Kompendium meiner eigenen Arbeiten, in denen ich innovative neue Forschungsergebnisse in eine allgemeinverständliche Sprache übersetze.

Es erstaunt mich immer noch, wie viele Menschen weltweit unsere Webseite seit ihren bescheidenen Anfängen im Jahr 2007 (als sie noch ein Steckenpferd war, dem ich in meiner Garage nachging) genutzt haben: Insgesamt wurde sie über 150 Millionen Mal besucht. Um diese Webseite möglichst frei von Interessenkonflikten zu halten, habe ich mich entschieden, sie werbungsfrei zu betreiben. Trotz der wachsenden Beliebtheit unabhängiger

Webseiten wie dieser sind die Menschen von der Flut häufig widersprüchlicher Gesundheitsinformationen im Internet überfordert. Heutzutage brauchen wir mehr denn je vertrauenswürdige Informationsquellen, die möglichst frei von »Hintergrundrauschen« sind und aus der Masse an Komplexität und Widersprüchen einfache Erkenntnisse herausdestillieren.

Sie halten nun mein Lebenswerk und meine Vision in Händen: das Ergebnis 20-jähriger unermüdlicher Forschung und Recherche und gründlicher Selbstbeobachtung. In diesem Buch finden Sie Kernkonzepte, die ich wirklich aufregend und revolutionär finde, einschließlich der wichtigsten Erkenntnisse der Neuen Biologie und Neuen Biophysik.

Einfach ausgedrückt, offenbart uns die Neue Biologie drei grundlegende und sehr ermutigende Erkenntnisse über unsere Gesundheit:

- **Ihr Schicksal hängt nicht von Ihrer DNA ab.** Für Ihre Lebensdauer und -qualität sind fast ausschließlich epigenetische Faktoren (Dinge, die sich der Kontrolle Ihrer Gene entziehen, wie beispielsweise Ernährung, Lebensstil, Umwelteinflüsse und innere Einstellung) ausschlaggebend.
- **Lebensmittel sind nicht nur Bausteine und Brennstoff für Ihren Körper, sondern auch eine Art Nachrichtenübermittlungssystem, das ihm wichtige Informationen liefert.** Bestimmte Nahrungsmittel und Lebensgewohnheiten können sogar enorme Energieressourcen zur Selbstregeneration in Ihren Zellen freisetzen und Ihre DNA-Expression optimieren. Damit spielen sie für Ihre Gesundheit eine wichtigere Rolle als jeder andere Faktor.
- **Ihre Zellen scheinen zu fast schon wunderbaren Leistungen imstande zu sein.** Sie haben Zugriff auf »kostenlose Energie« aus Ihrer Umwelt. Das erleichtert die energiesparende Umwandlung von Elementen und die radikale Selbstregeneration durch Rekrutierung von Stammzellen, die von einer uralten, fast unsterblichen Zelllinie abstammen. Wenn diese Zellen durch Ernährung und Lebensstil richtig gesteuert werden, können sie sowohl chronische Erkrankungen heilen als auch die Uhr Ihres biologischen Alters zurückdrehen.

Zunächst einmal wollen wir eine Idee, die uns allen schon seit der Grundschule eingeimpft worden ist, genauer unter die Lupe nehmen: nämlich dass Ihre DNA Ihre ganz persönliche Blaupause für Ihren Gesundheitszustand beziehungsweise Ihre zukünftige Krankheitsgeschichte darstellt.

Ihre DNA ist keine unumstößliche Blaupause

Seit Sie zum ersten Mal in einem Lehrbuch Abbildungen von der DNA-Doppelhelix aus zwei Strängen sahen, die sich in einer verdrehten Leiter umeinander herumwinden, haben Sie wahrscheinlich geglaubt, was man Ihnen schon in der Schule beibrachte: dass die DNA eine Blaupause ist (als wäre Ihr Körper ein Auto) und gewissermaßen Anleitungen für den Bau von Fahrgestell, Motor und Scheibenwischern enthält. In der westlichen Medizin zeigt der Finger der Kausalität und der Schuldzuweisungen auf unseren Körper: Er gilt als passiver Empfänger genetischer Anweisungen, und Krankheiten sind in erster Linie auf ungünstige Gene zurückzuführen.

Eine Frau mit Brustkrebs müsste sich also wohl oder übel mit der Erklärung abfinden, dass ihre Erkrankung durch »schlechte Gene« entstanden ist. Fernöstliche Kulturen und uralte Medizinsysteme wie der indische Ayurveda und die Traditionelle Chinesische Medizin wissen es besser: Sie haben intuitiv erkannt, wie Umweltfaktoren im Zusammenspiel mit unserer individuellen Konstitution und unseren persönlichen Entscheidungen zur Entstehung von Krankheiten führen. Aus Sicht dieser uralten Gesundheitslehren liegt der Ursprung von Krankheiten in einer Kombination aus Faktoren wie Temperament, Ernährung und Lebensgewohnheiten; sie sind ein Nebenprodukt größerer Ungleichgewichte – zum Beispiel von Schwankungen im Klima, in den Jahreszeiten und im Kosmos. Auch psychosoziale Faktoren (beispielsweise Konflikte in Familie und Gemeinschaft) spielen dabei eine Rolle. Dagegen untergräbt der Determinismus der modernen Wissenschaft mit seiner fatalistischen Vorstellung, dass die menschliche Biologie unserem genetischen Code auf Gedeih und Verderb ausgeliefert ist, unsere Bemühungen um Selbstheilung und Regeneration.

Als ich meiner Freundin Jennifer zum ersten Mal begegnete, war sie Ende 20, und aufgrund ihrer Mukoviszidose ging es ihr gesundheitlich immer schlechter. Da sie mit einer Mutation des CFTR-Gens (Cystic Fibrosis Transmembrane Conductance Regulator) zur Welt gekommen ist, geht man davon aus, dass sie an einer seltenen, verhängnisvollen erblichen Erkrankung leidet. Sie musste Antibiotika und Steroide einnehmen und litt unter Haut-, Atem- und Verdauungsproblemen und chronischem Untergewicht. Außerdem war sie nach einer Schädigung ihrer Bauchspeicheldrüse (einer Hauptkomplikation der Mukoviszidose) auch noch an Typ-1-Diabetes erkrankt.

Jennifer beschloss, ihre Ernährung radikal zu verändern und entzündungsfördernde Lebensmittel wie Weizen, Milch und Zucker von ihrem Speisezettel zu streichen. Stattdessen aß sie viel grünes Blattgemüse und gesunde Fette und nahm gezielt Nahrungsergänzungsmittel ein, darunter Breitspektrumenzyme und Probiotika, die ihren Körper von der für die Mukoviszidose symptomatischen vermehrten Schleimproduktion befreiten. Sie nahm blutzuckerstabilisierende Lebensmittel, Bewegung und Körper-Geist-Techniken in ihr Gesundheitsprogramm auf und aß funktionelle Nahrungsmittel wie Kurkuma, Soja und Cayennepfeffer. Studien an Nagetieren hatten nämlich gezeigt, dass es zu einer »wundersamen« teilweisen oder sogar vollständigen Korrektur der Fehlfaltung des CFTR-Genprodukts kommen kann, wenn man seinem Körper die in diesen Nahrungsmitteln enthaltenen sekundären Pflanzenstoffe zuführt.

Und dank dieser Lebensstiländerungen trotzt Jennifer ihrem Schicksal noch heute. Die durchschnittliche Lebenserwartung eines Menschen mit dieser genetischen Variation beträgt nur 37 Jahre. Heute – mit 49 Jahren – ist Jennifer immer noch am Leben, absolut einsatzfähig und gesünder als je zuvor. Und ihre Geschichte ist nur ein Beispiel von vielen.

Was ist an dem Krankheitsmodell, das unseren Genen die Schuld an allem zuschiebt, so problematisch?

Zehntausende von Menschen auf der ganzen Welt, bei denen chronische, fortschreitende oder unheilbare Krankheiten festgestellt worden sind, trotzen ihrer düsteren Prognose und stellen damit das Regenerationspotenzial des menschlichen Körpers unter Beweis. Und eigentlich sollte uns das auch gar nicht wundern: Wie die Neue Biologie zeigt, kann man nämlich nicht mehr so ohne Weiteres behaupten, dass unsere Gene Krankheiten verursachen – ebenso wenig wie alle Eiweiße (Proteine) im menschlichen Körper sich anhand von DNA erklären lassen. Ursprünglich ging die Prämisse der DNA als Blaupause davon aus, dass es für jedes Eiweiß ein Gen gibt; doch in den letzten Jahrzehnten haben Wissenschaftler im Rahmen des Humangenomprojekts nur 20 000 bis 25 000 proteinkodierende Gene entdeckt – angesichts der über 100 000 Proteine im menschlichen Körper eine verschwindend geringe Zahl. Die jüngsten Schätzungen haben diese Anzahl sogar auf rund 18 000 schrumpfen lassen. Angesichts dieser Erkenntnisse kann man beim besten Willen nicht mehr an dem vereinfachten Konzept festhalten, dass es eine lineare Einbahnstraße von Genen zu Erkrankungen gibt.[10]

An die Stelle des alten Narrativs vom Zusammenhang zwischen Gen und Krankheit ist die Epigenetik getreten: eine Denkschule, für die in erster Linie Faktoren »oberhalb« der Gene darüber entscheiden, wie unser Erbmaterial interpretiert, übersetzt und exprimiert wird. Die Epigenetik erklärt, warum eine Leberzelle sich von einer Gehirn- oder Muskelzelle unterscheidet: Alle drei Zellen teilen sich die gleichen drei Milliarden Basenpaare, aus denen unser genetischer Code besteht; doch epigenetische Mechanismen (zum Beispiel regulatorische Proteine und posttranslationale Modifikationen) haben ein großes Mitspracherecht dabei, welche Gene exprimiert und welche stillgelegt werden. Das führt zum unverwechselbaren Phänotyp oder äußeren Erscheinungsbild einer jeden Zelle.

Durch Beeinflussung komplexer biochemischer Prozesse können Umweltfaktoren bestimmte Gene entweder aktivieren oder hemmen, und diese Veränderungen können bei der Zellteilung auf die Tochterzellen übertragen werden.[11] Etwas so Einfaches wie eine ausreichende Zufuhr an B-Vitaminen aus der Nahrung hat direkten Einfluss darauf, ob bestimmte für Ihre Gesundheit notwendige Schlüsselgene stillgelegt werden oder nicht. Dabei handelt es sich um einen Prozess namens Methylierung: die Anbringung von »Etiketten« aus einem Kohlenstoff- und drei Wasserstoffatomen an DNA-Moleküle, durch die die Expression eines Gens »abgeschaltet« wird. Und auch viele andere Faktoren (die oft hundertprozentig unserer Kontrolle unterliegen) beeinflussen die epigenetische Expression. Ob Sie sich wenig bewegen, beten, rauchen, meditieren, Yoga praktizieren, sich pflanzlich ernähren, ein großes soziales Unterstützungsnetzwerk oder nur wenige zwischenmenschliche Kontakte haben – alle Lebensstilentscheidungen wirken sich über epigenetische Mechanismen auf Ihr Krankheitsrisiko aus. Tatsächlich waren die Schlussfolgerungen, die aus dem Humangenomprojekt gezogen wurden, der Startschuss für die »Nutrigenomik«, ein neues Forschungsgebiet, das die Wechselbeziehungen zwischen Genen und Nährstoffen auf molekularer Ebene untersucht. Bioaktive Substanzen aus der Nahrung können zum Beispiel zelluläre Signalwege modulieren und Schlüsselmoleküle wie den nukleären Faktor Kappa Beta (NFκB) regulieren, einen Transkriptionsfaktor, der gewissermaßen das Tor zur Bildung von Entzündungsbotenstoffen darstellt.[12]

In geringerem Ausmaß haben auch biochemische Prozesse – beispielsweise die Ausschüttung von Hormonen und anderen Zellbotenstoffen, oxidativer Stress (zu viele freie Radikale), Entzündungen, Lipidperoxidation (das »Rosten« von Fetten), Körpermorphologie (zum Beispiel die Ansammlung von Bauchfett) und die Vermehrung unserer Darmflora – Auswirkungen auf unsere genetischen Expressionsmuster. Andere epigenetische Einflüsse auf der Makroebene sind psychischer Stress, sozioökonomischer Status, geopolitische Faktoren, Bildungsniveau, berufliche Aspekte, Wohnumfeld (Stadt oder Land) und Klima. Diese Faktoren geben unserer DNA bestimmte Richtungen vor und tragen zu unserer Genexpression bei – in positivem oder negativem Sinn. In der Praxis bedeutet dies, dass kontrollierbare Faktoren wie Ernährung und Lebensweise, Exposition gegenüber Krankheitserregern, Strahlung und chemischen Schadstoffen, medizinische Interventionen, ja sogar unsere Lebenseinstellung und unsere Emotionen gemeinsam darüber entscheiden, wie epigenetische Faktoren zum Tragen kommen.[13]

Statt durch die Analysen einer Lähmung zu erliegen, lassen Sie sich durch diese Forschungsergebnisse lieber aus den Fängen eines angeblich genetisch vorherbestimmten Schicksals erretten! Laut einer vor Kurzem in *PLOS ONE* veröffentlichten Übersichtsarbeit tragen genetische Faktoren an vielen chronischen Krankheiten *nicht* die Schuld.[14] Studien bringen Krebserkrankungen fast aller Art, neurobehaviorale und kognitive Störungen, Atemwegs- und Autoimmunerkrankungen, Fortpflanzungsstörungen und Herz-Kreislauf-Leiden mit epigenetischen Mechanismen in Verbindung.[15] Das immer mehr an Bedeutung gewinnende Fachgebiet der Epigenetik liefert uns ein neues Paradigma, in dem nicht Erbanlagen, sondern Umweltfaktoren als wichtigster Einfluss auf die Genexpression in Betracht gezogen werden können.

Ihre heutigen Lebensgewohnheiten haben Einfluss auf Ihre Nachkommen: Mikro-RNA und Genexpression

Die Epigenetik hat eines der heiligsten Dogmen der modernen Genetik über den Haufen geworfen: die Weismann-Barriere, der zufolge Erbinformationen nur in einer Richtung – von den Genen zu den Körperzellen – wandern können: In die durch Ei- und Samenzellen an künftige Generationen weitergegebenen Erbinformationen fließen also keinerlei Erfahrungen der Eltern und auch keine Informationen aus unseren Körperzellen ein.

Tierversuche zeigen jedoch, dass elterliche Erfahrung auf epigenetischem Weg nicht nur an die Nachkommen der ersten Generation, sondern möglicherweise auch an unzählige zukünftige Generationen weitergegeben wird. In einer Studie wurden trächtige Ratten vorübergehend dem

Insektizid Methoxychlor (einer östrogen wirksamen Substanz) und dem antiandrogen wirkenden Fungizid Vinclozolin ausgesetzt. Die Exposition gegenüber diesen beiden Chemikalien führte bei 90 Prozent der männlichen Ratten aller vier Folgegenerationen zu Unfruchtbarkeit und einer verminderten Produktion und Lebensfähigkeit der Spermien.[16] Wissenschaftler vermuten, dass diese negativen Auswirkungen auf das Fortpflanzungssystem durch Veränderungen der DNA-Methylierungsmuster in den Keimzellen vermittelt wurden – was wiederum darauf hindeutet, dass epigenetische Veränderungen sich auf zukünftige Generationen übertragen. In einem Kommentar in der Zeitschrift *Science* kommen die Autoren dieser Untersuchung zu dem Schluss:

>> Die Fähigkeit eines Umweltfaktors (zum Beispiel eines endokrinen Disruptors), die Keimbahn umzuprogrammieren und einen generationsübergreifenden Krankheitszustand zu fördern, ist für die Evolutionsbiologie und die Ätiologie von Krankheiten von großer Tragweite.[17]

Die unmittelbare Folge davon ist, dass mit Duftstoffen angereicherte Körperpflegeprodukte und kommerzielle Reinigungsmittel, die voller endokriner Disruptoren stecken, gleich in mehreren zukünftigen Generationen zu Fruchtbarkeitsproblemen führen könnten. Man kann aus diesen wissenschaftlichen Untersuchungen aber auch weitreichendere und hoffnungsvollere Schlussfolgerungen ziehen: nämlich dass Keimzellen (Ei- und Samenzellen) eine dynamische Plastizität und Anpassungsfähigkeit an Umweltsignale besitzen, die an zukünftige Generationen weitergegeben werden kann. Mit anderen Worten: Was Sie heute tun, kann sich auf Ihre Nachkommen und auf die Zukunft der Menschheit auswirken – im positiven ebenso wie im negativen Sinn.

Andere Untersuchungen deuten darauf hin, dass auch Eigenschaften des sensorischen Umfelds der Eltern vor der Empfängnis (beispielsweise Traumata oder Hungersnöte) das sensorische Nervensystem und die Neuroanatomie der nachfolgenden Generationen auf epigenetischem Weg ummodellieren können. Dies zeigt sich am deutlichsten an einer Studie, in der Forscher den kirschähnlichen Geruch einer chemischen Substanz (Acetophenon) in die Behausungen von Mäusen hineinleiteten und ihnen dabei gleichzeitig Elektroschocks verabreichten, sodass die Mäuse darauf konditioniert wurden, Angst vor diesem Geruch zu haben: Auch die Mäuse der beiden nachfolgenden Generationen schauderten deutlich stärker zusammen als die Tiere der Kontrollgruppe, wenn ihnen der Kirschgeruch in die Nase stieg, obwohl sie noch nie zuvor mit dieser Chemikalie in Berührung gekommen waren.[18]

Es ist erwiesen, dass Hungersnot oder Unterernährung der Mutter um den Zeitpunkt der Empfängnis herum mit vielen Gesundheitsrisiken für die Nachkommenschaft einhergehen; dazu gehören unter anderem schwere affektive Störungen wie Schizophrenie, angeborene Anomalien im Zentralnervensystem, ein geringeres intrakranielles Volumen und ein erhöhtes Risiko für Fettleibigkeit, Bluthochdruck und Herz-Kreislauf-Erkrankungen im späteren Leben.[19] Auch bei Kindern von Holocaust-Überlebenden haben sich die generationsübergreifenden

Auswirkungen von Stress und tragischen Lebensereignissen gezeigt: Sie wiesen veränderte Stresshormonprofile auf, die sie anfälliger für Ängste, Depressionen und posttraumatische Belastungsstörungen (PTBS) machten.[20]

Wie lange diese epigenetischen Veränderungen anhalten, weiß man noch nicht; doch Tiermodelle deuten darauf hin, dass sie länger bestehen bleiben könnten, als man bisher geglaubt hat – in einer Studie an Nematodenwürmern hielten epigenetische Erinnerungen an Umweltveränderungen über mindestens 14 Generationen an.[21]

Diese Untersuchungen sind insofern bahnbrechend, als sie zeigen, dass der Fluss der genetischen Information, von dem man früher annahm, er laufe streng vertikal und von der Außenwelt isoliert ab, auch horizontal und in beide Richtungen fließt. Neue Studien widerlegen die herkömmliche Sichtweise, dass genetische Veränderungen nur über einen längeren Zeitraum von Hunderttausenden oder gar Millionen von Jahren ablaufen. Außerdem zeigen diese Untersuchungen, dass genetische Informationen durch die Keimzellen einer Spezies via Exosomen *in Echtzeit* übertragen werden können.

Wie hängen Mikro-RNAs und Exosomen mit der Genexpression zusammen?

Im Gegensatz zu den Boten-RNAs, deren Aufgabe darin besteht, Anweisungen von der DNA zu den Ribosomen zu tragen, wo sie zu Proteinen transkribiert werden, schalten Mikro-RNAs die Expression vieler unserer Gene an und aus, indem sie Boten-RNAs zum Schweigen bringen.[22] Mikro-RNAs werden in virusgroßen Exosomen oder spezialisierten, von Membranen umschlossenen Vesikeln in Nanogröße transportiert, die von allen Pflanzen-, Tier-, Bakterien- und Pilzzellen abgesondert werden. Sie überleben den Verdauungsprozess in intakter Form und fungieren wie eine Art Software: Sie verändern die Expression der Hardware (unserer proteinkodierenden Gene). Mikro-RNAs sind nicht nur für die Regulation der Genexpression von entscheidender Bedeutung; auch den Unterschied in der Differenziertheit zwischen höheren Lebensformen wie dem Menschen im Vergleich zu – beispielsweise – dem Regenwurm (mit dem wir ungefähr die gleiche Anzahl an proteinkodierenden Genen, etwa 20 000, gemeinsam haben) hat man der höheren Komplexität der RNAs in der sogenannten dunklen Materie des Genoms zugeschrieben. (Diese dunkle Materie macht diejenigen zirka 98,5 Prozent des menschlichen Genoms aus, die nicht für Proteine kodieren.) Die wichtigste Erkenntnis im Hinblick auf diese Biomoleküle besteht jedoch darin, dass unsere genetische und epigenetische Integrität möglicherweise vollständig von den genregulatorischen Mikro-RNAs in unserer Nahrung abhängt.

In einem bahnbrechenden Experiment hat man menschliche Melanom-Tumorzellen genetisch so verändert, dass sie Gene für ein fluoreszierendes Tracer-Enzym exprimierten, und diese Zellen in Mäuse transplantiert.[23] Dabei stellten die Versuchsleiter fest, dass informationsspeichernde Moleküle, die diesen Tracer enthielten (einschließlich Exosomen), ins Blut der Tiere ausgeschüttet wurden. Außerdem zeigte sich, dass die Exosomen RNAs an Spermatozoen (reife Spermien) abgeben und dort gespeichert bleiben. Demnach kann RNA, die von Exosomen zu Spermien transportiert wird, die Genexpression so stark beeinflussen, dass beobachtbare Merkmale und das Krankheitsrisiko, aber auch Morphologie, Entwicklung und Physiologie der Nachkommen sich dadurch verändern. Diese in Exosomen enthaltene Mikro-RNA könnte der Weg sein, über den sowohl schädliche Umweltfaktoren als auch gesundheitsfördernde Einflüsse epigenetisch an zukünftige Generationen weitergegeben werden.

Radikales Verantwortungsbewusstsein als Schlüssel zu guter Gesundheit

Die Erforschung der Mikro-RNA/Exosom-Genetik stellt die traditionellen Mendel'schen Gesetze und ihre chromosomenzentrierte Vererbungstheorie infrage, die besagt, dass genetische Vererbung ausschließlich durch sexuelle Fortpflanzung erfolgt und dass Merkmale nur durch die in Keimbahnzellen enthaltenen Chromosomen, aber niemals durch somatische (Körper-) Zellen an die Nachkommenschaft weitergegeben werden. Diese Forschungsarbeiten bestätigen nämlich, dass bestimmte Merkmale, die ein Nebenprodukt unserer Lebensweise, unserer Erfahrungen und Expositionen sind, sich von den in Chromosomen enthaltenen Genen trennen und auf Nachkommen übertragen werden können, was zu persistenten Phänotypen (beobachtbaren Merkmalen, Eigenschaften oder Krankheiten) führt, die über Generationen hinweg bestehen bleiben.[24]

Die wissenschaftliche Literatur weiß oder vermutet, dass die Gefahren der modernen Agrarkultur, der industriellen Revolution und unseres heutigen Lebens (Radioaktivität, Schwermetalle, Pestizide, Tabakrauch, polyzyklische aromatische Kohlenwasserstoffe aus Fahrzeugabgasen, Hormone, Infektionen und Mangel an lebenswichtigen Nährstoffen) als treibende Kraft hinter epigenetischen Prozessen stehen.[25] Zum Glück gibt es jedoch ein Heilmittel dafür, und zwar im Arzneibuch der Natur: Bewegung, Achtsamkeit und bioaktive Substanzen in Obst und Gemüse (zum Beispiel Sulforaphan in Kohlgemüse, Resveratrol in roten Weintrauben, Genistein in Soja, Diallylsulfid in Knoblauch, Curcumin in Kurkuma, Betain in Roter Bete und Katechine in grünem Tee) können die angeborene Resilienz Ihres Körpers stärken.

Die Luft, die wir atmen, die Nahrung, die wir zu uns nehmen, die Gedanken, die uns durch den Kopf gehen, die toxischen Substanzen, mit denen wir in Berührung kommen, und die Erfahrungen, die wir machen, können noch lange nach unserem Tod in unseren Nachkommen nachwirken. Durch diese Erkenntnis gewinnt das Sieben-Generationen-Prinzip der amerikanischen Ureinwohner, nach dem wir bei all unseren Entscheidungen das Wohlergehen der nächsten sieben Generationen berücksichtigen sollten, neue Relevanz: Wir sollten dieses Prinzip nicht nur im Umgang mit unserer Umwelt beherzigen, sondern auch bedenken, dass alle Lebensbedingungen, denen wir unseren Körper aussetzen, sich auf die Gesundheit und Lebensqualität einer ganzen Reihe nachfolgender Generationen auswirken können.

Unsere Gene haben ein Gedächtnis; und wie schon Deepak Chopra gesagt hat: Unsere Zellen belauschen ständig unsere Gedanken. Angesichts dieser bahnbrechenden Erkenntnis müssen wir all unsere Beziehungen, inneren Monologe, Narrative und Lebensgewohnheiten neu gestalten. Oder wie der britische Genetiker Marcus Pembrey es ausgedrückt hat: »Wir sind alle Hüter unseres Genoms.«[26]

Das Problem der evolutionären Fehlanpassung

Die Epigenetik erklärt, warum unsere vielen evolutionären Fehlanpassungen – die Tatsache, dass wir auf vielfältige Weise von der Umgebung abgewichen sind, an das unsere Physiologie sich im Laufe der Evolution angepasst hat – so problematisch sind. Mit der auch unter der Bezeichnung »Naturdefizit-Störung«[27] bekannten *evolutionären Fehlanpassung* ist der kollektive Mangel an Einflüssen aus der Welt unserer Vorfahren in unserem modernen industrialisierten Lebensumfeld gemeint. Das Spektrum dieser Naturdefizit-Störung ist sehr breit: Es reicht von zu wenigen Möglichkeiten, uns in unsere Privatsphäre oder in die Einsamkeit zurückzuziehen, über verringerte taktile Kontakte mit der Vielfalt der natürlichen Vegetation bis hin zu verminderter Exposition gegenüber Vogelgesang, Tageslicht und Phytonziden (den allelochemischen, flüchtigen organischen Substanzen, die von Pflanzen an die Umgebung abgegeben werden und dem Wald seinen charakteristischen Duft verleihen).[28] Es ist kein Zufall, dass unser beruflicher Stress, unsere sitzende Schreibtischtätigkeit, unser Schlafdefizit, unsere verarbeitete und verfälschte Nahrung, unsere Exposition gegenüber Industriechemikalien und Arzneimitteln, unser Mangel an sozialer Unterstützung und unser minimaler Kontakt mit der Natur die Hauptrisikofaktoren für die Entstehung von Krankheiten darstellen.[29] Diese Faktoren des Lebensstils, die wir weitgehend selbst beeinflussen können, entscheiden darüber, ob unsere genetische Blaupause sich in Form von Gesundheit oder Krankheit exprimiert.

Warum die Hypothese »Ein Gen – eine Krankheit« hinfällig ist

Wir müssen unsere Sichtweise von Genvarianten, die unter dem Oberbegriff »Mutationen« zusammengefasst werden, ändern. Bestimmte Genmutationen – sogenannte Einzelnukleotid-Polymorphismen (SNP) – sind kein katastrophales Verhängnis, sondern Veränderungen des genetischen Codes, die bei mindestens einem Prozent der Bevölkerung auftreten und oft als Selbstschutzmaßnahme entstanden sind. Ihre ziemlich große Häufigkeit deutet darauf hin, dass es sich dabei um einen neutralen oder positiven Effekt handelt; sonst hätten sie sich nicht so lange in unserem Genpool gehalten.[30] Zum Beispiel sind sich viele Wissenschaftler darüber einig, dass die Genanomalien, die zu bestimmten Störungen der roten Blutkörperchen (Hämoglobinopathien) wie beispielsweise Thalassämie und Sichelzellanämie führen, gleichzeitig auch eine Resistenz gegen Malariainfektionen bewirken können.[31] Träger dieser Mutationen haben in Gebieten, in denen Malaria vorkommt, also einen Überlebensvorteil; deshalb hat sich diese genetische Signatur im menschlichen Genom gehalten.

Aus evolutionsmedizinischer Sicht könnte das CFTR-Gen bei Mukoviszidose in ähnlicher Weise vor Cholera schützen: nämlich indem es den molekularen Signalweg blockiert, den das Choleratoxin nutzt, das schwere Durchfälle verursachen kann.[32] Das würde erklären, warum ein scheinbar todbringendes Gen überleben konnte und nach wie vor bei 5 Prozent aller Weißen vorkommt: Es hilft den CFTR-Trägern nämlich, bis zum Eintritt des Reproduktions-Zeitfensters zu überleben, das sie für die Weitergabe ihrer Gene brauchen.

Doch solche Genvariationen entstehen nicht in einem leeren Raum. Unsere Umwelt hat eine ganze Menge damit zu tun, wie unser genetisches Erbe sich manifestiert. So kann die pathologische Expression des CFTR-Gens etwa durch Nährstoffmangel (beispielsweise Selenmangel) im Mutterleib oder in früher Kindheit ausgelöst werden.

Außerdem hat man festgestellt, dass etwa 20 bis 30 Prozent der Weltbevölkerung den HLA-DQ-Locus auf Chromosom 6 tragen, der uns genetisch für Zöliakie anfällig macht; doch nur ein kleiner Prozentsatz (ungefähr 1,4 Prozent aller Menschen weltweit[33]) weist tatsächlich die klassischen Symptome einer Zöliakie auf. Wissenschaftliche Untersuchungen deuten darauf hin, dass Virusinfektionen des Darms (zum Beispiel durch Rotaviren) und die Zusammensetzung der Darmbakterien Auslöser für die Expression der Zöliakie-Gene sein können.[34] Eine Konstellation veränderbarer Lebensstilfaktoren wirkt sich auf unser Mikrobiom, unser Immunsystem und somit auch auf die Fähigkeit »pathogener Faktoren« aus, diese latenten Zöliakie-Gene zu aktivieren. Zu diesen Lebensstilfaktoren gehören:

- Ernährungsmuster
- Stressniveau
- Wohnumfeld (Stadt oder Land)
- Zusammenleben mit Haustieren
- Antibiotikatherapien
- Benutzung einer Spülmaschine, statt das Geschirr von Hand zu waschen, und
- Expositionen in frühester Kindheit (zum Beispiel Geburt im Krankenhaus oder zu Hause und Stilldauer)

Das größte Missverständnis betrifft jedoch die Rolle, die die Brustkrebsanfälligkeits-Gene BRCA1 und BRCA2 für das Brustkrebsrisiko und die Prognose der Patientinnen spielen. Die Populärwissenschaft und das medizinische Establishment haben BRCA1 und BRCA2 (Gene, die die Reparatur strahleninduzierter DNA-Schäden behindern) als Vorboten einer unvermeidlichen Brustkrebserkrankung ins Visier genommen. Diese Behauptung hat manche Frauen (zum Beispiel die berühmte Schauspielerin Angelina Jolie) dazu veranlasst, sich prophylaktisch Brüste und Eierstöcke entfernen zu lassen in der Hoffnung, dadurch einem frühzeitigen genetisch bedingten Tod zu entgehen. Die Hauptrechtfertigung für die präventive Mastektomie und Entfernung von Eierstöcken und Eileitern (Salpingo-Oophorektomie) ist die Vorstellung, dass unser Risiko von unserer Vererbung abhängt – ein Gedanke, in dem sich ein eiserner Glaube an die Unvermeidbarkeit genetisch bedingter Krebserkrankungen widerspiegelt, denen wir im Grunde machtlos ausgeliefert sind. Doch in der medizinischen Fachliteratur ist die Bedeutung des *BRCA*-Status längst nicht so klar.

Der renommierten britischen medizinischen Fachzeitschrift *The Lancet Oncology* zufolge sterben Frauen mit einem dieser beiden Gene nicht häufiger an therapieresistentem Brustkrebs (beispielsweise dreifach negativem Krebs) als andere Brustkrebspatientinnen. In Wirklichkeit trifft sogar das Gegenteil zu: Sie haben höhere Überlebensraten als Frauen ohne *BRCA*-Mutationen, die gegen Brustkrebs behandelt wurden.[35] Außerdem wurden bereits Tausende von Polymorphismen im *BRCA1*- und *BRCA2*-Gen identifiziert und auf molekularer Ebene beschrieben, von denen manche sogar in umgekehrter Korrelation zum Brustkrebsrisiko stehen. Dadurch wird das Bild des statistischen Risikos und sinnvoller Therapien sehr viel komplexer, als das medizinische Establishment es zurzeit darstellt. Außerdem wird die Aussage »*BRCA* verursacht Brustkrebs« durch die Entdeckung von Polymorphismen wie dem *BRCA1*-Subtyp *K1183R* (der die Überlebenschancen bei Brustkrebs paradoxerweise erhöht) infrage gestellt.[36] Es ist durchaus möglich, dass einige dieser *BRCA*-Polymorphismen Sie sogar widerstandsfähiger und gesünder machen und Ihr Mortalitätsrisiko aufgrund von Brustkrebs verringern – trotz der herkömmlichen Sichtweise, dass *BRCA* eine unausweichlich todbringende »Mutation« ist, die man entweder hat oder nicht hat.

Durch diese Darstellung der *BRCA*-Gene gegenüber krebsphobischen Patientinnen mit gehäuftem Krebsvorkommen in der Familie verstärkt sich die Angst dieser Frauen nur noch mehr; und das führt wiederum zu einer vermehrten Ausschüttung von Stresshormonen, die ihr Krebsrisiko noch weiter ansteigen lassen – ein Teufelskreis.

Symptome sind kein Todesurteil

Das Positive an diesen wissenschaftlichen Untersuchungen ist, dass Sie das Schicksal Ihres Körpers großenteils selbst in der Hand haben – unabhängig von Ihrer erblichen Veranlagung. Die Neue Biologie weist uns auf die Realität hin, dass unsere DNA nicht unsere Krankheitsrisiken beherbergt. Ganz im Gegenteil: Wir verdanken unserer DNA die individuellen Faktoren, die uns widerstandsfähig gegen Erkrankungen machen. Wenn wir Krankheit aus dieser Perspektive betrachten, können wir Trost aus der Tatsache schöpfen, dass jedes Symptom, jede genetische Variante, ja sogar jeder in unserem Körper ablaufende Krankheitsprozess einem sinnvollen Zweck dient. So sind Husten, Niesen und Schnupfen bei einem Atemwegsvirus beispielsweise der Versuch unseres Körpers, sich von toxischen Substanzen zu befreien und diese aus-zuscheiden. Durch das Fieber, das Ihr Körper als Reaktion auf etwas erzeugt, das wir als krank machende Infektion bezeichnen, entsteht eine Körpertemperatur, in der potenziell aggressive Mikroorganismen sich nicht allzu stark vermehren können. Fieber ist also in den meisten Fällen ein Zeichen für ein gesundes Immunsystem, stellt die Medizin dar.

Genvarianten halten sich deshalb im menschlichen Genom, weil sie sich positiv auf unsere evolutionäre Fitness auswirken. Manche Gene, die an der Entstehung von Autoimmunkrank-heiten wie der Zöliakie beteiligt sind, stammen zum Beispiel von Neandertaler-Linien, die sich mit dem *Homo sapiens* kreuzten, als primitive Hominiden aus Subsahara-Afrika über Westasien nach Nordeuropa einwanderten.[37] Als Ergebnis dieser Kreuzung wurden im Rahmen eines Pro-zesses namens Haplotyp-Introgression viele Neandertaler-Gene ins menschliche Erbgut auf-genommen. Genau diese von den Neandertalern ererbten genetischen Vorlieben, die das Risiko für Autoimmunerkrankungen erhöhen, fördern wahrscheinlich auch die Entstehung von Fett-polstern und andere metabolische und immunologische Anpassungen, dank denen wir in kal-ten Klimazonen besser überleben können. So können selbst ungünstige Genprofile eine schüt-zende Wirkung haben, wenn man sie in einem größeren Zusammenhang betrachtet.

Machen Sie sich Ihre angeborene Regenerationsfähigkeit zunutze!

Für die meisten Menschen ist der Körper kaum mehr als ein Vehikel, das sich in seiner Mate-rie von dem darin wohnenden Geist unterscheidet, sie passiv durchs Leben trägt und erst gegen Lebensende das Eingreifen eines »Mechanikers« (Arztes) erfordert, um Leid verursachende Symptome mithilfe verschiedener Diagnosen und Medikamente zu beheben oder zumindest erträglich zu machen. Dieser Reduktionismus ist ein fatalistisches Relikt der Sichtweise des französischen Philosophen und Mathematikers René Descartes aus dem 17. Jahrhundert, der Körper und Seele als voneinander getrennte Entitäten betrachtete und unsere Seele auf einen bloßen »Geist in der Maschine« reduzierte. Diese dualistische, mechanistische Sichtweise weist unseren Gefühlen und Wahrnehmungen und unserer Sehnsucht nach Sinn lediglich eine untergeordnete Bedeutung zu. Auch im Newton'schen Modell physischer Objekte sind unsere »Körpermaschinen« aufgrund ihrer Neigung zu wachsender Unordnung zwangsläufig für Ver-fall, Schwäche und Gebrechlichkeit prädestiniert.

Aber wir sind keine leblosen Objekte, sondern lebende Organismen. Die Neue Biologie zeigt, dass unser Körper eine wahre Fundgrube an Selbstheilungsmechanismen ist, die sich stän-dig regenerieren und zu Ordnungszuständen tendieren, welche sich der Abwärtsspirale der En-tropie entgegenstellen.

Nehmen Sie zum Beispiel Ihren Dünndarm: Alle vier bis fünf Tage erhält er eine neue Epithelzellauskleidung. Dieser Vorgang wird von Stammzellen orchestriert, die die Fähigkeit besitzen, den gesamten Darmtrakt neu zu besiedeln.[38] Ungefähr alle zwei Monate wird die ganze Epithelschicht Ihrer Haut (Epidermis) vollständig erneuert, weil die Stammzellen in der tiefsten Baselzellschicht sitzen.[39] Selbst die Hoffnung auf eine Regeneration der Herzzellen ist mittlerweile zur Realität geworden, da man endogene Herzvorläuferzellen in Herz, Blut und Knochenmark entdeckt hat, die in der Lage sind, die Herzzellen (einschließlich Herzendothel-zellen, Myozyten und glatten Muskelzellen) zu regenerieren.[40] Außerdem konnte gezeigt wer-den, dass Neuronen im Gehirn sich nach Verletzungen wieder regenerieren.[41]

Nahrung ist Information:
die Magie der Ko-Evolution von Mensch und Pflanze

Mehr oder weniger alles, was wir sind, stammt von dem, was wir essen, einatmen, auf unsere Haut auftragen oder trinken. Aber Nahrung liefert mehr als nur Bausteine für die »Körper-maschine« und Treibstoff für deren Motoren. Die materialistische Sichtweise, dass Nahrung nichts anderes ist als Kaloriengehalt inklusive Makro- und Mikronährstoffen, ist ein weite-res biologisches Atomismus-Relikt des *Cartesianisch-Newton'schen* Weltbilds, das Nahrung und Leben aus einer epistemologischen analytischen Perspektive betrachtet, wobei der Schwerpunkt auf den unteilbaren Elementen und nicht auf den Beziehungen zwischen diesen Elementen liegt. Leider macht diese Sichtweise das Studium von Systemen und Dynamiken und jeglichen Fokus auf die Synergie und die Wechselwirkungen zwischen den Elementen sehr schwierig.

Die Neue Biologie hat gezeigt, dass der Wert unserer Nahrung weit über unseren rein physischen Lebensunterhalt hinausgeht. Diese Sichtweise berücksichtigt die Vernetzung und Proportionalität innerhalb unseres Körpers und der Biosphäre als Ganzem. Nahrung hat nicht nur etwas mit Kalorien zu tun; sie ist ein wichtiger Überbringer biologisch notwendiger In-formationen, die über Mikro-RNAs vermittelt werden und von denen die Gesundheit und Vitalität Ihrer Zellen abhängt. Nach jahrtausendelanger Ko-Evolution mit Pflanzen, die unse-rer Spezies Nahrung geliefert haben, sind unsere biologischen Systeme inzwischen eng mit-einander verflochten. Das ist eine Erkenntnis von ungeheurer Tragweite, denn sie zeigt, wie wichtig eine unserer Evolution entsprechende, auf vollwertigen Lebensmitteln beruhende Er-nährung ist, die sich an die Kost unserer Jäger-Sammler-Vorfahren anlehnt. Das reibungs-lose Funktionieren sämtlicher Abläufe in unserem Körper hängt von den Mikro-RNAs ab, die in Obst, Gemüse und anderen Lebensmitteln, von denen sich schon unsere Vorfahren er-nährt haben – beispielsweise Fleisch von grasgefütterten Tieren –, vorkommen. (Sowohl aus ethischen als auch aus physiologischen Gründen halte ich es zwar nicht für unbedingt not-wendig, Fleisch zu essen. Doch qualitativ hochwertiges Fleisch von Tieren, die nach ethischen Grundsätzen aufgezogen und geschlachtet wurden, besitzt unbestreitbar therapeutische Eigen-schaften; in Maßen und in einem Gefühl der Dankbarkeit verzehrt, kann es manchen Men-schen buchstäblich das Leben retten.) Unsere heutige industrialisierte Esskultur beraubt uns der tief verwurzelten evolutionären Symbiose zwischen Tier- und Pflanzenreich und der biologischen Informationen, die Pflanzen liefern, und setzt uns dadurch einem höheren Risiko für viele Krankheiten aus.

Der Baum des Lebens ist in Wirklichkeit ein Netz

Diese Erkenntnisse über Mikro-RNAs sollten unsere bisherige Denkweise über Lebensmittel drastisch verändern. Einer Humanstudie zufolge wirken exosomale Mikro-RNAs aus Reis auf Cholesterinrezeptoren ein.[42] Dies deutet darauf hin, dass Lebensmittel unser Blutfettprofil und unsere Herz-Kreislauf-Gesundheit tiefgreifend beeinflussen können (und zwar auf eine Art und Weise, von der wir bisher nichts ahnten) und dass Mikro-RNAs zu einer die Tier- und Pflanzenwelt umfassenden Regulation der Genexpression in der Lage sein könnten: Das heißt, Pflanzen und Tiere können mit den Genen des jeweils anderen taxonomischen Reichs »kommunizieren« und auf diese Weise einen tiefgreifenden Einfluss auf deren Expression nehmen. Im Grunde entzieht diese Erkenntnis der Vorstellung, dass die menschliche Spezies hermetisch vom Tier- und Pflanzenreich abgeschottet ist, ihre Basis. Die Mikro-RNA-vermittelte Kommunikation zwischen verschiedenen taxonomischen Reichen, die Informationsaustausch und wechselseitige Beeinflussung zwischen Bakterien und Archaeen (beides Prokaryoten) und Pflanzen und Tieren (beides Eukaryoten) umfasst, bestätigt, was fernöstliche Kulturen schon seit jeher wissen: Wir sind mit allen Lebewesen *eins*. Wenn wir von unserer Natur abweichen, zerstören wir uns selbst.

In der Neuen Biologie verschmelzen die verschiedenen taxonomischen Kategorien zu einer unendlichen Spirale mutualistischer und wechselseitiger Interaktionen. Die traditionelle Auffassung vom Baum des Lebens mit voneinander getrennten Zweigen (= Arten) wird dem wahren Charakter des Lebens auf der Erde, in dem alles mit allem vernetzt ist, nicht gerecht. Wenn Pflanzen über Mikro-RNAs mit Tieren, Pilze mit Bakterien und so weiter kommunizieren können, lösen sich die Grenzen dieser verschiedenen Abteilungen auf, was auf einen radikalen Holismus sämtlicher existierender Lebensformen hindeutet.

Diese neue Sichtweise von Nahrung als Kette, die alle Lebewesen miteinander verbindet und uns *informationell* im eng verflochtenen Netzwerk des Lebens nährt, hat elektrisierende Konsequenzen: Sie besagt, dass unsere tiefsten biologischen Bedürfnisse und unsere Gesundheit von der Art und Qualität der Nahrungsmittelinformationen abhängen, die wir erhalten. Der Unterschied zwischen einer genetisch veränderten, mithilfe von Jauche oder petrochemischen Düngemitteln kultivierten, mit Agrochemie besprühten und bestrahlten Tomate und einer auf natürlichem Boden ohne Pestizide und synthetische Düngemittel biologisch-dynamisch angebauten Tomate ist nicht auf den ersten Blick erkennbar – zumindest nicht im Hinblick auf ihren Gehalt an Eiweiß, Kohlenhydraten, Vitaminen oder Mineralstoffen. Doch wenn man diese beiden Tomaten unter dem Gesichtspunkt ihres Informationsgehalts und ihrer Qualität miteinander vergleicht, liegen Welten dazwischen. Wir können die Funktionsweise unserer genomischen Hardware so verändern, dass sie unsere Gesundheit entweder fördert oder beeinträchtigt – und zwar in Abhängigkeit von den Software-Veränderungen unseres RNA-Profils, die sich aus den von uns konsumierten Lebensmitteln ergeben. In der Neuen Biologie ist Nahrung nichts anderes als eine epigenetische Modifikation der Genexpression, die einen wichtigen Beitrag dazu leistet, welche Gene an- und welche ausgeschaltet werden. Das bedeutet auch, dass signifikante Veränderungen an den Grundnahrungsmitteln innerhalb unserer Nahrungskette starke Auswirkungen auf unser physiologisches Schicksal haben.

Die Gefahren transgener RNA-Interferenz (RNAi)

Im Jahr 2017 erhielt die Dow Chemical Company in Partnerschaft mit Monsanto, dem damals mächtigsten landwirtschaftlichen Biotechnologieunternehmen der USA, von der amerikanischen Umweltbehörde EPA (Environmental Protection Agency) die Erlaubnis, genetisch modifizierten Mais zu produzieren. Auf diese Weise wollte Dow Chemical einen RNA-basierten Pestizidwirkstoff herstellen, der auf einen Stoffwechselweg des (wegen der durch ihn erzeugten schweren Schäden in der Branche auch »Billion Dollar Bug« genannten) Maiswurzelbohrers abzielt, und ihn auf diese Weise abtöten. Die von Monsanto und Dow neu entwickelte, firmeneigene gentechnisch veränderte Maispflanze namens SmartStax PRO bildet eine kleine, doppelsträngige RNA, die ein wichtiges Gen im Erbgut des Maiswurzelbohrers blockiert, sodass er abstirbt. Obwohl diese Technologie Spezifität verspricht (eine RNAi-Molekülveränderung entspricht einem unterdrückten Gen), ignoriert sie die unendlichen Möglichkeiten unbeabsichtigter Off-Target-Auswirkungen transgener RNAi, die die Gesundheit und Vitalität der Menschen beeinträchtigen könnten. Sogar von der Industrie gesponserte Untersuchungen zeigen, dass Hunderte von Pflanzen-RNAs eine perfekte Komplementarität zu menschlichen Genen und den Genen anderer Säuger aufweisen. Die schlimme Folge davon ist, dass der Verzehr von RNAi-Mais Dutzende wichtiger Gene ausschalten könnte, die für die Erhaltung der Gesundheit von Mensch und Tier eine wichtige Rolle spielen.[43]

Wie die Pflanzen, von denen Sie sich ernähren, Ihnen helfen

Die Mikro-RNA und die sekundären Pflanzenstoffe vollwertiger Nahrungsmittel unterscheiden sich oft stark von denjenigen industriell hergestellter Lebensmittel, aus denen unsere westliche Ernährung hauptsächlich besteht. Eine Pflanze aus biologischem Anbau, die natürlichen Stressfaktoren ausgesetzt ist, hat oft einen sehr viel höheren Gehalt an schützenden Polyphenolen wie Resveratrol und Quercetin als ihr industriell hergestelltes Pendant.

Das kann man zum Beispiel sehr gut an wild wachsenden Walderdbeeren beobachten, die immer wieder Dürreperioden durchmachen: Sie haben eine stärkere antioxidative Wirkung und einen höheren Phenolgehalt[44] und schmecken auch besser als Erdbeeren aus industriellem Anbau. Denn in Dürrezeiten müssen Pflanzen innere Abwehrmechanismen gegen Fressfeinde, krankhafte Mikroorganismen und andere Umweltbedrohungen entwickeln. Dadurch wird in ihnen ein ganzes Repertoire an Antioxidanzien aktiviert, die sich sehr positiv auf unseren Körper auswirken, wenn wir diese pflanzlichen Lebensmittel essen.[45] Eine im *Journal of Agricultural and Food Chemistry* veröffentlichte Studie hat zum Beispiel gezeigt, dass Tomaten aus biologischem Anbau im Vergleich zu konventionell angebauten Sorten statistisch signifikant höhere Mengen an gesundheitsfördernden Phenolverbindungen enthalten. »Je größerem Stress Pflanzen ausgesetzt sind, umso mehr Polyphenole produzieren sie«, schreibt Studienautorin Rosa Maria Lamuela-Raventós dazu.[46] Da in der ökologischen Landwirtschaft keine stickstoffhaltigen Düngemittel verwendet werden, bilden die auf diese Weise angebauten Pflanzen größere Mengen an Antioxidanzien.[47]

Eine mögliche Erklärung für dieses Phänomen liefert die Xenohormesis-Hypothese, nach der Tiere und Pilze im Lauf ihrer Evolution die Fähigkeit entwickelt haben, stressbedingte Signalmoleküle in den Pflanzen wahrzunehmen, von denen sie sich ernähren, die diese als vorbeugende Abwehrmechanismen gegen ungünstige Umweltbedingungen aufbauen, um so ihre Überlebenschancen zu erhöhen.[48] Pflanzen, die als Reaktion auf einen drohenden Mangel an Ressourcen oder gefährliche Umweltbedingungen (beispielsweise Dürre oder andere klimatische Extreme) bestimmte chemische Substanzen produzieren, geben den Tieren, die sie fressen, auf diese Weise chemische Signale, die Resilienzfaktoren und -wege in ihrem Körper aktivieren. Von gestressten Pflanzen gebildete nicht-nahrhafte Polyphenole aktivieren Sirtuin-Enzyme in Pilzen und Tieren, die die Lebensdauer des Organismus verlängern, der die betreffende Pflanze verzehrt. Das deutet darauf hin, dass sich auch menschliche Sirtuin-Enzyme als Reaktion auf pflanzliche Stressmoleküle entwickelt haben könnten.[49] So entsteht ein artenübergreifendes Signalsystem – ein wechselseitiges Geben und Nehmen, eine elegante evolutionäre Symbiose zwischen dem scheinbar so unterschiedlichen Pflanzen- und Tierreich.

Kumulativ gesehen rollen diese innovativen wissenschaftlichen Entdeckungen einer Neuen Biologie, die unser Denken in ganz andere Bahnen lenkt, den roten Teppich aus. Die Erkenntnis, dass unser Körper Informationen aus seiner Nahrung erhält (einschließlich den sehr realen genregulatorischen Mikro-RNAs, die in all unseren Lebensmitteln enthalten sind), hat bahnbrechende Konsequenzen für unser Verständnis der Qualität von Lebensmitteln und den Anforderungen des menschlichen Körpers an seine Nahrung, die weit über unsere uralte Fixierung auf den Kaloriengehalt und den messbaren Gehalt an bestimmten Nähr- und Mineralstoffen und Vitaminen hinausgehen. All das bedeutet auch, dass Sie Ihrer Gesundheit durch den Verzehr bestimmter Lebensmittel mit hohem Informationsgehalt etwas Gutes tun können.

Diese Idee rückt traditionelle Essgewohnheiten und Familienrezepte in ein ganz neues Licht. Obwohl sie oft als Aberglaube oder Volksmedizin abgetan werden, stellen diese uralten Rezepte und Zubereitungsmethoden in Wirklichkeit eine sehr fortschrittliche Methode der Selbstfürsorge dar, die sorgfältig gepflegt und in verfeinerter Form als Weisheit unserer Vorfahren an uns weitergegeben wurde. Diese über Generationen überlieferten Rezepte sind ein epigenetisches Erbgut – kulturell kodierte, bewährte Anweisungen dafür, was wir essen sollten und was nicht – und liefern uns vielleicht ebenso viele wichtige biologische Informationen wie die Sequenz der Basenpaare in unserem Genom. Wenn wir die traditionellen vegetarischen Kochrezepte und indigenen medizinischen Praktiken unter dem Aspekt ihrer Informationsbeiträge zu unserer Gesundheit betrachten, ist es kein Wunder, dass die Ernährungsmedizin und Pflanzenheilkunde die Grundlage für Heilsysteme auf der ganzen Welt bilden. Laut einem Bericht der britischen Kew Gardens aus dem Jahr 2017 sind 28 187 verschiedene Pflanzenarten bekannt, die weltweit als Arzneimittel verwendet werden[50] – und das aus gutem Grund: Diese Pflanzen sind nicht nur wirksam, sondern auch leichter zugänglich, bei richtiger Anwendung sicherer und von Natur aus mit unserem Körper biokompatibel, da sie in harmonischem Einklang mit unseren eigenen Biomolekülen arbeiten – im Gegensatz zu synthetischen Medikamenten, bei denen es sich größtenteils um petrochemische Derivate handelt, die unser Organismus als körperfremd erkennt.

Natürlich liefern Pflanzen schon seit Langem das Rohmaterial für die Entwicklung von Medikamenten: Von allen seit dem Jahr 1981 eingeführten Arzneimitteln sind 63 Prozent (537 von 847 niedermolekularen Medikamenten) von Naturprodukten abgeleitet oder hatten ein von Naturprodukten inspiriertes Design.[51] In gewisser Hinsicht könnte man sagen, dass die pharmazeutische Medizin »auf pflanzlicher Basis« beruht, obwohl das patentbasierte Modell der Pharmaindustrie durch unnatürliche Veränderung von Substanzen fast ausnahmslos Toxizität erzeugt. Und die biomedizinische Wissenschaft dürfte wohl eine erhebliche Rolle bei der Validierung altbewährter Naturheilmittel gespielt haben, die von Generation zu Generation weitergegeben wurden – so sehr, dass das immense volksmedizinische Wissen nach wie vor die Basis für einen Großteil der primären Gesundheitsversorgungssysteme der Welt bildet. Darüber hinaus gewinnen die Behandlungsmethoden der »alternativen Medizin« (die die ursprünglichen medizinischen Praktiken umfassen, denen unsere Spezies ihr Überleben bis zum heutigen Tag verdankt) immer mehr an Zugkraft, selbst innerhalb der Mauern des patentierten, synthetisch und chemisch orientierten westlichen medizinischen Establishments.

Die evolutionäre Fehlanpassung unserer typisch westlichen Ernährung

Wir alle wissen, dass der menschliche Körper bestimmte Lebensmittel braucht, um richtig zu funktionieren, und dass ein Mangel an Nährstoffen zu ernsthaften Gesundheitsproblemen führen kann. Ohne die an Informationen reichen Beeren, Gemüse, Wurzeln, Knollen und Lebensmittel aus unter natürlichen Bedingungen aufgezogenen Tieren, die schon seit vielen Jahrtausenden zu unserer Ernährung gehören, wird uns der biologische Teppich unter den Füßen weggezogen, und unser Gesundheitszustand wird sich rasch verschlechtern. Die Wissenschaft spricht in diesem Zusammenhang von »evolutionärer Fehlanpassung«: Genau wie ein Fisch nicht auf dem Trockenen überleben kann, kann man von einem Menschen auch nicht erwarten, dass er überlebt, wenn ihm plötzlich das Ernährungsumfeld entzogen wird, das von seiner Evolution her mit seinem Körper kompatibel ist.

Weizenkonsum als Beispiel für evolutionäre Fehlanpassung

Weizen ist einer der schlimmsten Übeltäter in unserer westlichen Ernährung. Nicht genug, dass man modernen Weizen hybridisiert hat, um ihm einen höheren Gehalt an Gluten und der Stärke Amylopektin (einem endokrinen Disruptor) anzuzüchten, und dass er mit Agrochemikalien wie Pestiziden und Glyphosat kontaminiert ist – aus evolutionärer Sicht haben die Samen der Getreidegräser, aus denen Weizen gewonnen wurde, erst vor 500 Generationen oder 20 000 Jahren in die menschliche Nahrung Eingang gefunden. In den Zeitmaßstäben der Evolution betrachtet, ist das höchstens ein Bruchteil einer Sekunde – nicht annähernd genug Zeit für unseren Körper, um sich auf gesunde Weise an den Verzehr dieses Getreides anzupassen.

Wir erfahren erst jetzt immer mehr über das empfindliche biologische System unseres Mikrobioms – der Darmbakterien, die unseren Stoffwechsel regulieren und uns gesund erhalten. Die Einführung von Körnern aus der Familie der Süßgräser in seine Ernährung wäre dem anatomisch modernen Menschen, der nach der Out-of-Africa-Hypothese aus den tropischen Regenwäldern des afrikanischen Subkontinents stammt und sich von Insekten, Knollen, Früchten und dem Fleisch gejagter Tiere ernährte, fremd gewesen. Vor etwa 60 000 Jahren wanderten diese Menschen aus Afrika in die nördlichen Breitengrade ein, wo es in den Wintermonaten nur spärliche oder gar keine Vegetation gab. Es dauerte weitere 40 000 Jahre, um die für den Verzehr von Grassamen erforderlichen Koch- und Verarbeitungstechnologien zu entwickeln.

Einem zufälligen Beobachter mag diese Ernährungsumstellung unbedeutend erscheinen. Man könnte mutmaßen, dass Getreide für diese Menschen einfach eine leichter zugängliche alternative kalorische Brennstoffquelle darstellte, die sich in großen Mengen kultivieren ließ und Kohlenhydrate, Eiweiß, Fette, Mineralstoffe und Vitamine lieferte. Doch in Wirklichkeit erforderte die Umstellung von den Wurzeln, Knollen und sammelbaren Pflanzen des Paläolithikums auf die Getreidekörner des Neolithikums eine tiefgreifende physiologische Anpassung.

In dem Bemühen, Fressfeinde abzuschrecken und den Fortbestand der Pflanzenarten zu sichern, entwickelte man Grassamen mit einem riesigen Arsenal an Antinährstoffen: toxischen Lektinen, Phytaten, Alpha-Amylase- und Trypsin-Inhibitoren und Phytochemikalien, die die Physiologie der Säugetiere durcheinanderbrachten. Obwohl Getreide schon seit Menschengedenken als »unser tägliches Brot« gepriesen wurde, könnte man es vielleicht treffender als eine Art Notbehelf für den menschlichen Körper bezeichnen, dem nährstoffdichte, stärkearme Obst- und Gemüsearten, Nüsse und Kerne, Fisch, Meeresfrüchte und Fleisch in zunehmendem Maß entzogen und durch diese Kulturpflanzen ersetzt wurden. Infolge dieser Umstellung von der paläolithischen Ernährung unserer Vorfahren auf unsere heutige westliche Kost haben wir nun das falsche Ernährungs-Betriebssystem für unsere natürliche, altbewährte biologische Hardware.

Unsere heutige westliche Ernährung – ein Todesurteil

Kulturell stehen wir nach wie vor im Bann des Weizens. Dieses Getreide hat in vielerlei Hinsicht Ähnlichkeit mit einer Droge: Durch seinen Verzehr entsteht ein Teufelskreis aus heftigem Verlangen und Entzugserscheinungen, die häufig mit Hunger einhergehen. Man kann tatsächlich sagen, dass Weizen aufgrund seiner pharmakologisch wirksamen, narkotisch wirkenden Peptide süchtig macht und einen ständigen Kreislauf aus Verlangen und Abhängigkeit erzeugt. Der deutsche Rohkostverfechter und Philosoph aus dem 20. Jahrhundert, Arnold Ehret, kann durchaus Recht gehabt haben, als er sagte, dass wir uns unser Grab mit den Zähnen schaufeln.[52]

Als Beweis dafür, wie katastrophal diese evolutionäre Fehlanpassung für die Gesundheit unserer Spezies war, braucht man nur die Häufigkeit chronischer Erkrankungen in unserer heutigen Zeit heranzuziehen. Schauen Sie sich einmal die Statistiken über Krankheiten an der Wende vom 19. zum 20. und vom 20. zum 21. Jahrhundert an! Laut einem im *New England Journal of Medicine* erschienenen Artikel waren die häufigsten Todesursachen im Jahr 1900 Infektionen wie Lungenentzündung, Grippe und Tuberkulose. Im Jahr 2010 dagegen führten Herzkrankheiten und Krebs die Liste der häufigsten Todesursachen an. Mit der Verbesserung unserer Hygiene und Ernährung, unserer Lebensbedingungen und sanitären Infrastruktur ging die Sterblichkeit durch Infektionskrankheiten zurück, während die Sterblichkeitsrate aufgrund chronischer Erkrankungen drastisch in die Höhe geschnellt ist. Zeitgleich mit der Zunahme dieser von Entzündungsprozessen begleiteten chronischen Krankheiten wurde unsere Ernährung immer stärker von verarbeiteten, manipulierten, mit Zusatzstoffen vollgestopften und im Labor hergestellten synthetischen Substanzen beherrscht. Diese übermäßig schmackhaften Lebensmittel mit ihren im Labor getesteten Kombinationen aus salzigen, pikanten und süßen Aromen setzen die normalen homöostatischen Signalwege außer Kraft und setzen stattdessen hedonistische oder belohnungsbasierte Regulationssysteme in Gang,[53] was den Anreiz, zu viel zu essen, erhöht und uns letztendlich von diesen Nahrungsmitteln abhängig macht.

Die schlimmsten Übeltäter:
Was Sie auf gar keinen Fall essen sollten

Auf rudimentärer Ebene wird Nahrung verdaut, assimiliert und in die elementaren Bausteine unseres Körpers – die biochemische Maschinerie unserer Zellen – »umverpackt«. Was wir essen, trinken und einatmen, spielt für die strukturelle und funktionelle Integrität unseres Körpers also eine ganz entscheidende Rolle. Samen, die in fruchtbare Erde gelegt werden, wachsen zu schönen Blumen heran; Samen, die in erodiertem, nährstofffreiem Boden keimen müssen, werden anfällig für Infektionskrankheiten und Schädlinge. Unser Körper reagiert genauso empfindlich auf das Substrat, in dem er wächst, wie jede Pflanze.

Typische Merkmale unserer westlichen Ernährung und dadurch verursachte Erkrankungen

Unsere schädliche moderne westliche Ernährung ist durch den Verzehr folgender toxischer Lebensmittel gekennzeichnet:

- Verarbeitete tierische Lebensmittel, die aus Massentierhaltung und von Tieren stammen, die mit genetisch veränderten Organismen gefüttert wurden
- Konventionelle Milchprodukte von getreidegefütterten, mit Antibiotika und Hormonen behandelten Kühen
- Stark verarbeitete, oft glutenhaltige und mit Agrochemikalien kontaminierte Getreideprodukte
- Industriell hergestellte Pflanzenöle aus Mais, Baumwollsamen, Raps und Sojabohnen, die gentechnisch verändert wurden
- Transfetthaltige Desserts, die raffinierten Zucker und Weißmehl enthalten
- Verpackte Lebensmittel mit chemischen Zusatzstoffen (beispielsweise Konservierungs- und Farbstoffen)
- Raffinierter Zucker und fruktosereicher Maissirup

Diese westliche Ernährung trägt zur Entstehung vieler chronischer Krankheiten bei. Genau untersucht wurde ihr Beitrag zu über 20 verschiedenen Erkrankungen (darunter auch tödliche Krebsarten). Tatsächlich leistet diese westliche Kost einen so wirksamen Beitrag zur Ausbreitung von Erkrankungen und Degenerationserscheinungen, dass Laborforscher mit ihrer Hilfe sogar Krankheiten bei Versuchstieren auslösen. Hier nur ein paar der Erkrankungen, die mit unserer heutigen westlichen Ernährung in Verbindung gebracht werden:

- Akne
- Aufmerksamkeits-Defizit-Störung
- Knochenbrüche
- Brustkrebs
- Kardiale Hypertrophie (krankhafte Vergrößerung des Herzens)
- Kolonkarzinom
- *Escherichia-coli*-Infektionen
- Insulinresistenz
- Lipidperoxidation (durch die die Fette im Körper ranzig werden)
- Lebererkrankungen
- Geringe Spermienzahl und -qualität
- Neurodegenerative Erkrankungen
- Osteoporose
- Oxidativer Stress
- Bauchspeicheldrüsenkrebs
- Prostatakrebs
- Sepsis
- Typ-1- und Typ-2-Diabetes

Aber wie können wir all die widersprüchlichen Ernährungsempfehlungen, mit denen wir ständig bombardiert werden, ausblenden und vielleicht tatsächlich den Weg zu einer optimalen Ernährung finden? Diese Frage ist inzwischen zum Tummelplatz für eine Multimilliarden-Dollar-Industrie miteinander konkurrierender Egos, Interessen und Ideale geworden, die uns eine nicht enden wollende Prozession neuer Modediäten und anderer Strategien zu einer möglichst schnellen Gewichtsabnahme präsentieren. Die meisten dieser Strategien haben nichts mit dem altbewährten Erbe unserer Vorfahren, mit unserer biochemischen Individualität oder physiologischen Landschaft zu tun. Ob keto oder kohlenhydratarm, vegan oder makrobiotisch – das Problem ist stets das gleiche: Die Befürworter gehen von dem aus, was bei ihnen selbst oder bei einer ausgewählten Kohorte von Probanden gut funktioniert hat. Die Nuancen, Komplexitäten, Ausnahmen und Eventualitäten unterschiedlicher menschlicher Bevölkerungsgruppen bleiben dabei auf der Strecke. Der beste Weg besteht somit im altbewährten Selbstversuchsverfahren, oft in Form einer »Eliminationsdiät«, bei der man seinen Lebensmittelkonsum für ungefähr einen Monat auf eine Blaupause altbewährter, kaum allergen oder antigen wirksamer Lebensmittel (bei denen das Risiko einer Immunreaktion besonders gering ist) beschränkt. Anschließend führt man die nicht diesen Kriterien entsprechenden Lebensmittel der Reihe nach wieder ein, um seine individuelle Toleranz dafür zu ermitteln. Durch die Ausschaltung von problematischen Produkten und Substanzen wie Gluten, Milcherzeugnisse, Soja, Mais, Alkohol und raffinierter Zucker aus Ihrer Ernährung schalten Sie sämtliche »Störgeräusche« aus, sodass die Botschaften, die Ihr Körper in Form von Lebensmittelreaktionen aussendet, klar und deutlich zu hören sind.

Abgesehen davon gibt es eine allgemeine Vorgehensweise, die, wenn man sich daran hält, bei den meisten Menschen positive Ergebnisse liefern kann. Der erste Schritt besteht darin, alle Lebensmittel, die nicht zu einer traditionellen Ernährungskultur gehören (einschließlich genetisch veränderter Lebensmittel und Produkte, die mithilfe von agrochemischem synthetischem Input – beispielsweise petrochemisch gewonnenen Düngemitteln und Pestiziden – hergestellt worden sind), von Ihrem Speisezettel zu streichen.

Als zweiten Schritt sollten Sie Kuhmilch weglassen oder deren Verzehr zumindest einschränken. Obwohl die Geschichte der Viehzucht in bestimmten Bevölkerungsgruppen (beispielsweise Nordeuropa) mindestens ein Jahrtausend zurückreicht, ist der Konsum von Kuhmilchprodukten für die meisten anderen Ethnien noch neu. Das erklärt, warum so viele Menschen afrikanischer oder indianischer Herkunft das Enzym Laktase für den Abbau von Milchzucker (Laktose) im Erwachsenenalter nicht mehr bilden. Ein besonders heimtückischer Übeltäter, der hinter vielen negativen Stoffwechselsymptomen steckt, ist ein klebriges Protein: das *A2-β-Kasein* und die toxischere A1-Form. Beide kommen in Kuhmilchprodukten weltweit vor. Selbst in dem seltenen Fall, dass man irgendwo natürliche A2-Rohmilch von einer Kuh finden sollte, enthält diese immer noch Exosomen, die eigentlich für ein Kalb bestimmt sind und daher die normale Zell-Zell-Kommunikation und epigenetische Regulation beim Menschen stören können.[54] Aufgrund dieser bovinen Mikro-RNA-haltigen Exosomen ist Kuhmilch ein trojanisches Pferd: Sie trägt eine immunregulatorische Fracht, die das Gleichgewicht in unserem Körper zugunsten von Entzündungsreaktionen kippt.

Der letzte Schritt besteht darin, keine oder zumindest nur wenige Getreideprodukte zu essen. Die glutenhaltigen Getreidearten Weizen, Roggen und Gerste sind besonders schädliche Einfallstore für das »Leaky-Gut-Syndrom«, ein Zustand, der durch die Erosion der Schleimhautbarriere des Darms entsteht. Diese biologisch inkompatiblen Nahrungsmittel sollten Sie aus Ihrer Ernährung streichen, um ideale Bedingungen für einen Heilungs- und Regenerationsprozess zu schaffen.

Zum Glück liefern traditionelle Nahrungsmittel, die man schon lange vor dem Aufkommen moderner kultureller Erfindungen wie Landwirtschaft und Viehzucht sammeln oder erjagen konnte, uns die architektonische Blaupause, die unser Körper braucht, um unser kompliziertes physiologisches Ökosystem von Grund auf neu aufzubauen. In ethnografischen Untersuchungen heute noch existierender Jäger-und-Sammler-Stämme, die vom Einfluss der Globalisierung unberührt und mehr oder weniger von den Problemen unseres modernen Lebens frei geblieben sind, können wir die Erhaltung dieser gesundheitsfördernden Nahrungsmittel und Praktiken durch viele Generationen hinweg beobachten.

Was soll man essen? Fangen Sie mit Hühnersuppe an!

Ein Beispiel für unsere evolutionäre Weisheit, die uns zu bestimmten Lebensmitteln hinzieht, ist die natürliche Sehnsucht nach einer dampfend heißen Schüssel Hühnersuppe, die uns überkommt, wenn wir Grippe haben. Dieses hochgeschätzte bäuerliche Essen – eine auf traditionelle Art aus einer Karkasse (mit Knochen, Gemüse und Kräutern) zubereitete Hühnersuppe – ist die ursprüngliche treibende Kraft hinter der neuen Popularität der Knochenbrühwürfel. Auch wenn sie oft als reines »Wohlfühlessen« abgetan wird, ist Hühnersuppe doch das archetypische, traditionelle Hausrezept, das einen idealen, einfachen Ausgangspunkt für eine Optimierung Ihrer Ernährung darstellt.

Das Wort *Rezept* hat uralte lateinische Wurzeln und bedeutete ursprünglich »nehmen« – eine Ermahnung des Arztes an den Apotheker, dass die Patienten ihre Medizin wie angeordnet einnehmen sollten. Im Mittelalter wurde das Wort *Rezept* für eine ärztliche Anweisung oder Verordnung verwendet; daraus ist später die pharmazeutische Abkürzung Rx entstanden.

Hühnersuppe ist ein gutes Beispiel für ein altbewährtes Hausmittel, und zwar gleich in mehrfacher Hinsicht: Sie trägt dazu bei, unsere Genexpression zu unterstützen und zu optimieren. Ein Artikel in der pneumologischen Fachzeitschrift *Chest* zeigt, dass Hühnersuppe bei Patienten mit Pneumokokken-Pneumonie eine therapeutische Wirkung haben kann;[55] außerdem konnte gezeigt werden, dass Hühnersuppe schleimverdünnend wirkt und Entzündungen in den oberen Atemwegen lindert, die Fieber, Schüttelfrost, Gliederschmerzen, Müdigkeit und Abgeschlagenheit verursachen können.[56] Ihr japanisches Pendant ist eine gelierte Suppe namens Hühner-Nikogori, ein starkes Antioxidans mit der Fähigkeit, freie Radikale zu bekämpfen, die an der Entstehung der unangenehmen Symptome akuter und chronischer Erkrankungen beteiligt sind. Wenn man diese Suppe mit weizenfreier Sojasauce anreichert, ist sie noch wirksamer.[57] Oder man gibt Ingwer hinein – eines der wirksamsten entzündungshemmenden Hausmittel, das die Bildung von Prostaglandinen, Leukotrienen und Tumornekrosefaktor-α (TNF-α) hemmt. (Diese Biomoleküle stecken hinter den Hauptsymptomen einer Entzündung, beispielsweise Schmerzen, Hautrötung, Hitzeentwicklung und Schwellung.[58]) Ingwer enthält außerdem Mikro-RNAs, die das Wachstum nützlicher Lactobacillus-Bakterien im Darm und den Stoffwechsel anregen und Entzündungsprozesse eindämmen.[59]

Wie mehr oder weniger alle Lebensmittel mit medizinischer Wirkung verursacht Hühnersuppe normalerweise keine unerwünschten, sondern nur positive Nebenwirkungen: Sie hat einen regenerativen Effekt, der in krassem Gegensatz zu der Degeneration steht, die durch die synthetischen Chemikalien der Pharmaindustrie hervorgerufen wird. Hühnersuppe enthält leicht assimilierbares Eiweiß aus Sehnen, Bändern und anderen flexiblen Geweben, die sich während des Kochvorgangs häufig zersetzen, und ist eine gute Quelle leicht resorbierbarer Mineralstoffe wie Magnesium, Kalzium, Kalium, Silizium, Schwefel und Phosphor. Darüber hinaus hat sie einen hohen Gehalt an Kollagen und Glykosaminoglykanen wie Hyaluronsäure, Glukosamin und Chondroitinsulfat, die allesamt regenerative Effekte in Gelenken, Sehnen, Bändern und anderen Bindegeweben haben.

Dank ihrem hohen Gehalt an Glutamin – der bevorzugten Brennstoffquelle der Zellen, die den Magen-Darm-Trakt auskleiden – trägt Hühnersuppe zur Heilung des Leaky-Gut-Syndroms bei. Die Knochenbrühe, die durch mehrstündiges Kochen der Karkasse entsteht, enthält Glycin, eine Aminosäure, die für die Synthese unserer Nukleotide, Neurotransmitter und unseres wichtigsten körpereigenen Antioxidans Glutathion erforderlich ist. Außerdem liefert sie einen wichtigen Bestandteil von Gallenflüssigkeit und Magensäure, die zur Emulgierung von Nahrungsfetten beziehungsweise Aufspaltung von Eiweißen benötigt werden. Eine weitere aus der Gelatine in der Knochenbrühe freigesetzte Aminosäure (Prolin) braucht der Körper für die Wundheilung und den fein abgestimmten Aufbau Ihres Bindegewebes sowie Ihrer Haut, Knorpel, Knochen und Ihres Gefäßsystems.[60]

Bei akuten Erkrankungen können funktionelle Nahrungsmittel wie Hühnersuppe unserem Körper dabei helfen, die Krankheit zu bekämpfen und den Heilungsprozess zu unterstützen. Bei chronischen Erkrankungen können sie die Voraussetzungen für eine Umkehrung des Krankheitsprozesses schaffen. Andere Lebensmittel können Ihren Genen das Äquivalent einer heilenden »SMS« senden und ihnen ein Schema – eine Art Landkarte – dafür liefern, was Ihr Körper eigentlich schon immer gekonnt hat: *sich selbst zu heilen*.

In diesem Buch erfahren Sie alles über diese regenerativen Nahrungsmittel. Sie erhalten aber auch Informationen über Lebensmittel, die gezielt auf die Regeneration bestimmter Organe wie Herz, Gehirn, Darm, Bauchspeicheldrüse und Leber zugeschnitten sind. Außerdem werde ich Sie mit den degenerativen Lebensgewohnheiten, Aktivitäten und Umweltfaktoren vertraut machen, die Sie vermeiden sollten, und Ihnen zeigen, wie Sie Ihr Genom und Epigenom stabilisieren können. Dank dieser Informationen wird es Ihnen zur zweiten Natur werden, die Verantwortung für Ihren Körper zu übernehmen – und den Weg zu sich selbst zurückzufinden.

KAPITEL 2

NAHRUNGSMITTEL ALS INFORMATION

Lebendiges Wasser, epigenetische Signalwege und die Weisheit der Ernährung unserer Vorfahren

Lebensmittel besitzen starke Heilkräfte, die die Wissenschaft schon seit Jahrzehnten genau analysiert. Nehmen Sie zum Beispiel einen Apfel. Diese erstaunliche Frucht steckt voller pharmakologisch (oder besser gesagt: nutrigenomisch) wirksamer Substanzen wie beispielsweise Ascorbinsäure, auch unter dem Namen Vitamin C bekannt. Außerdem enthalten Äpfel Phlorizin, über ein Dutzend Polyphenole – hochwirksame Antioxidanzien, die sich vor allem in der Schale dieser Frucht konzentrieren und in Tiermodellen gleich auf mehrerlei Weise die negativen Auswirkungen eines zu hohen Blutzuckerspiegels abmildern.[1] Doch diese rein materielle Ernährungsanalyse ist weit davon entfernt, den komplexen Informationsgehalt von Lebensmitteln zu erfassen.

Äpfel enthalten Wassermoleküle mit hexagonal-kristalliner Struktur (H_3O_2), eine Art Zwischending zwischen Flüssigkeit und Kristall. Das von Professor Dr. Gerald Pollack von der Washington University als »vierte Phase des Wassers« bezeichnete Mikrocluster-Muster strukturierten Wassers kann sowohl Energie als auch Informationen speichern und übertragen.[2] Tatsächlich enthalten alle rohen Pflanzen-, Tier-, Pilz- und Bakterienzellen dieses strukturierte Wasser, und zwar jeweils in einer Konfiguration, die so einzigartig ist wie eine Schneeflocke – vorausgesetzt, es wurde nicht durch Kochen, Verarbeitung oder einen auf Gammastrahlung beruhenden Lebensmittelkonservierungsprozess namens Kaltpasteurisation ausgetrocknet und denaturiert. »Roh« ist in diesem Zusammenhang also ein wichtiges Kriterium. Roher Frucht-saft hat eine hohe Konzentration an natürlich strukturiertem Wasser, das einen guten Teil der Einzelfallberichte und wissenschaftlichen Beweise im Hinblick auf seine heilende Wirkung er-klärt. Verarbeiteter Saft hingegen soll Dys-Informationen enthalten (die Vorsilbe *Dys-* bedeutet so viel wie »schlecht, krank; hart, schwierig; abnormal, unvollkommen«), die die Expression unserer Gene in die falsche Richtung lenken und unserem Körper schaden können.[3]

Mehr oder weniger das ganze Wasser in ungekochten und unverarbeiteten pflanzlichen Nahrungsmitteln beinhaltet gesundheitlich wertvolle, die Genexpression modifizierende Infor-mationen. Das ist eine grundlegende Abkehr von der jahrhundertelang vorherrschenden Sicht-weise von Wasser als im Grunde aus reiner Materie bestehende, in biologischen Systemen in-aktive »Nebensache«. Außerdem enthalten alle Lebensmittel in dem biologischen Gewebe, aus dem sie bestehen, nicht-kodierende RNA-Moleküle namens Mikro-RNAs, die die Expression der meisten Gene in unserem Körper beeinflussen und biologische Signalwege stimulieren, wel-che sich positiv auf die Gesundheit und das Wohlbefinden unserer Spezies auswirken. Verpackt in Exosomen, die ungefähr die Größe eines Virus (circa 65 Nanometer) haben, überleben diese Mikro-RNAs den Verdauungsprozess, gelangen in den systemischen Körperkreislauf und beein-flussen die Struktur und Funktion all unserer Gewebe.

Ein Beispiel für das Heilungspotenzial von Mikro-RNAs verdanken wir einer wissenschaft-lichen Untersuchung über das Japanische Geißblatt *(Lonicera japonica)*, ein traditionelles Heil-mittel gegen Grippe und Erkältungen. Wie ein Tierversuch gezeigt hat, gelangt eine aus diesem Geißblatt isolierte Mikro-RNA über den Blutkreislauf direkt in die Lungen – die Region der aktiven Grippe-Infektion – und hemmt dort die Replikation des Influenza-A-Virus.[4] Die Au-toren der Studie empfehlen, einen Absud aus dem Japanischen Geißblatt zu trinken, der außer-dem auch noch weitere gesundheitliche Vorteile bringt, weil er die Aufnahme anderer Mikro-RNAs über die Nahrung fördert.

Mit jedem Bissen Essen, den Sie zu sich nehmen, treffen Sie eine bewusste Entscheidung darüber, welche Botschaften Sie Ihrem Genom übermitteln möchten. Durch einen achtsamen, bewussten Umgang mit Lebensmitteln können Sie Störungen der in Ihrem Körper ständig ab-laufenden Regeneration Ihrer Zellen beheben, zu der es naturgemäß kommen sollte *und auch wird*.

In diesem Kapitel erfahren Sie, wie Lebensmittel mit regenerativer Wirkung auf Mikro-Ebene (durch Mikromoleküle und über Ihr Mikrobiom) mit Ihrem Körper kommunizieren. Um die wichtige Bedeutung dieser winzig kleinen Akteure besser zu verstehen, wollen wir nun noch einmal zu Ihrer DNA zurückkehren und deren Rolle als Code im Zentrum des Lebens ein bisschen genauer unter die Lupe nehmen.

Eine neue Sichtweise der Rolle,
die die DNA für unsere Gesundheit spielt

Seit dem 19. Jahrhundert, als Charles Darwin die Sichtweise unserer evolutionären Vergangenheit, Gegenwart und Zukunft revolutionierte, hat man uns gelehrt, dass alle Organismen getrennt voneinander in einem rücksichtslosen System existieren, in dem nur der Stärkste überlebt. Dieser Wettkampf um Ressourcen, Reviere und Selbsterhaltung führt zur Entstehung von zwei verschiedenen Gruppen: Gewinner und Verlierer. Aus dieser Sicht sind unsere Gene unabhängige Akteure – hermetisch in Chromosomen eingeschlossen und nur mit der einsamen Aufgabe beschäftigt, sich an die nächste Generation zu vererben. Dirigent dieser abstrakten Sinfonie des Lebens, in der unser Platz – und unser Schicksal – vorherbestimmt ist, ist die DNA (Desoxyribonukleinsäure).

Ähnlich wie die kopernikanische Revolution, die im 16. Jahrhundert die Erde aus dem Zentrum des Universums verdrängte und starre soziale und politische Konventionen bedrohte, entthront die Neue Biologie nun die DNA als Zentrum des Lebens und läutet ein ganz anderes Weltbild ein. Aus dieser neuen Sicht befinden unsere Moleküle, Zellen, Gewebe und Organe sich in einem dynamischen Zustand des Flusses, der Kommunikation und Rückkoppelung. Sie sind zu ständiger Veränderung in der Lage und wirken harmonisch in einer miteinander vernetzten Biosphäre, die jedes Individuum mit dem großen Ganzen vereint. Am wichtigsten ist jedoch die bahnbrechende Idee der Neuen Biologie, dass der Körper direkt auf biologisch wertvolle Energie aus dem Quantenvakuum zugreifen kann. Aus dieser neuen Sicht haben biologische Strukturen Zugang zu einer allgegenwärtigen Vakuumenergie, die man früher als Äther bezeichnete; und dieses Quantenergiefeld operiert auf subatomarer, atomarer, molekularer und supramolekularer Ebene.

Ein besonders bahnbrechender Aspekt der Neuen Biologie ist die Bedeutung unserer Nahrungsmittel als Quelle unentbehrlicher Informationen. Damit reicht ihre Funktion weit über ihre ernährungsphysiologische Zusammensetzung aus verschiedenen Makro- und Mikronährstoffen hinaus und leistet einen wichtigen Beitrag zur epigenetischen Modifikation der Expression eines großen Teils unseres Genoms.

Mastermoleküle der Vererbung versus
interdependentes Systemmodell

Welches menschliche Organ spielt Ihrer Meinung nach für das Leben die wichtigste Rolle? Manche Menschen würden auf diese Frage instinktiv antworten, dass das Gehirn das wichtigste Organ ist, denn ohne dieses gäbe es keine Kognition. Wieder andere sagen, am wichtigsten sei das Herz, das unseren Kreislauf in Gang hält, oder die Leber, die unser Blut so sorgsam filtert.

Doch *keine dieser Antworten* ist richtig: *Alle* genannten Organe sind für das intelligente Design und die Funktionsfähigkeit unserer somatischen Gestalt unabdingbar. Diese Organe sind wechselseitig voneinander abhängige Bestandteile sich überlappender, überlagernder Systeme, die in den verschlungenen Teppich unserer Physiologie eingewoben sind. So wie eine Komposition von Bach aus lauter einzelnen Noten besteht, ergibt sich die Schönheit dieser Systeme aus ihrer Zusammensetzung und ihrem synergistischen Zusammenwirken.

Bedenken Sie dies: In anderen Bereichen der Wissenschaft – zum Beispiel bei der Untersuchung von Ökosystemen im Wasser, im Meer und an Land – akzeptieren wir stillschweigend, dass es eine fein ausgeklügelte Vernetzung zwischen Tier- und Pflanzenarten gibt. Doch sobald wir uns tiefer (bis auf die Makromolekülebene) in den menschlichen Körper hineinwagen, nimmt dieses Bewusstsein immer mehr ab. Im Hinblick auf die DNA haben Biologen die Vorstellung eines Modells aus verschiedenen interdependenten Systemen aufgegeben und konstruieren stattdessen einen hierarchischen, linearen Prozess der Entstehung des Lebens. In diesem »zentralen Dogma der Biologie« entsteht die RNA aus der DNA und bildet wiederum die Bauanleitung für Proteine. Die DNA als oberstes Biomolekül des Lebens überwacht also die Entstehung aller anderen biologischen Bestandteile in einem streng von oben nach unten ablaufenden Prozess. Nach diesem Modell führt eine Einbahnstraße von der DNA über die RNA zu den Proteinen.

Ein genaueres Modell dieser Vorgänge müsste jedoch ganz anders aussehen: Es entspräche eher einer in ein Netzwerk eingebetteten, in zwei Richtungen verlaufenden Schlaufe. Die Neue Biologie zeigt, dass die DNA eigentlich gar nicht im Zentrum des Lebens steht, sondern lediglich eine einzelne Facette einer komplexen biologischen Ökonomie darstellt, die aus verschiedenen Untersystemen besteht, von denen keines eine Vorrangstellung vor den anderen einnimmt oder von einer privilegierten Kausalitätsebene aus agiert. Und die Neue Biologie geht sogar noch weiter: Sie beweist nämlich auch, dass *es kein Zentrum gibt.* Die Naturwissenschaft belegt eindeutig, dass das Leben selbstorganisiert ist und aus einem Netzwerk einander durchdringender und voneinander abhängiger Beziehungen entsteht – einem Netz, in dem jedes Lebewesen seine eigene Nische hat, auf einen bestimmten Daseinszweck spezialisiert und für das große Ganze von grundlegender Bedeutung ist. Die traditionellen fernöstlichen Philosophien haben diese sorgfältig kalibrierte Organisation des Lebens schon vor Langem erkannt: Für sie stellen sämtliche Phänomene – von den infinitesimalen Vorgängen im menschlichen Körper bis hin zu den Klimaschwankungen auf Makroebene, dem Rhythmus der Jahreszeiten und den Planetenbewegungen – eine holofraktale Einheit dar. Keine Dimension ersetzt oder beherrscht die andere; das Leben ist ein oszillierender Tanz aus Geben und Nehmen, Ausdehnung und Kontraktion, Ebbe und Flut.

Wenn wir das Ganze ein kleines bisschen anders ausdrücken – wenn wir statt »Die DNA steuert die Herstellung von Proteinen« sagen: »Zellen nutzen die DNA zur Herstellung von Proteinen«; wenn wir aufhören, uns als Dauersklaven eines genetischen Erbes zu betrachten, das dazu prädestiniert ist, sich im Lauf unseres Alterungsprozesses zu manifestieren –, entsteht ein anderes Narrativ.

Die DNA und Ihr gesundheitliches Schicksal

Die Neue Biologie sieht die Zusammenhänge zwischen DNA, Krankheit und Alterungsprozess folgendermaßen:

- Nicht Ihre DNA, sondern *Sie selbst* haben Ihr gesundheitliches Schicksal in der Hand.
- Krankheitssymptome sind oft nichts anderes als eine intelligente Reaktion Ihres Körpers auf etwas für ihn Ungesundes oder Ungeeignetes. Es ist stets besser, nach der Ursache einer Krankheit zu suchen, als ihre Symptome zu unterdrücken.

Der beschleunigte geistige und körperliche Abbau, den wir mit dem Alterungsprozess assoziieren, ist nicht unbedingt durch unsere Gene vorbestimmt; und er ist auch weder normal noch unvermeidlich.

Es gibt einen besseren Weg für unseren Körper, auf die Energie um uns herum zuzugreifen. Wir müssen versuchen, *alle* Bestandteile des Systems zu verstehen, in dem wir leben – nicht nur die DNA. Dazu gehört auch unser wunderbares Mikrobiom, ein hochentwickeltes, lebenserhaltendes mikrobielles Reservoir, bei dessen Erforschung wir gerade erst am Anfang stehen.

Mikro-RNAs für die Regeneration

Nach Auffassung der Neuen Biologie hat das, was Sie essen und trinken, über die Maschinerie der Mikro-RNAs in *Echtzeit* tiefgreifende Auswirkungen auf Ihren Körper. Tatsächlich machen nicht-kodierende RNAs über 80 Prozent der Transkripte unseres Genoms aus.[5] Die RNA ist das einzige Biomolekül, das in sämtlichen Lebensformen vorhanden ist, und somit ein besserer Kandidat für ein universelles Biomolekül als die DNA selbst.

Die RNA ist schwierig zu untersuchen, weil man sie nicht so leicht aus Zellen extrahieren kann, da sie für deren Funktion eine so entscheidende Rolle spielt. Von ihrer Struktur her hat die RNA Ähnlichkeit mit der DNA. Sie ist jedoch nicht doppelsträngig, sondern meistens einzelsträngig und daher in chemischer Hinsicht viel reaktiver und instabiler. Noch wichtiger ist, dass sie im Vergleich zur DNA ein erweitertes Repertoire dreidimensionaler molekularer Formen annehmen kann und dadurch in ihrer Struktur und Funktion sehr vielseitig und anpassungsfähig ist.[6]

RNA- und DNA-Nukleotide setzen sich aus verschiedenen Zuckern (Ribose beziehungsweise Desoxyribose) zusammen. Auch ihre Basenpaare unterscheiden sich ein wenig voneinander, wobei die RNA die Pyrimidinbase Uracil (U) und die DNA Thymin (T) enthält. In
den meisten Zellen können nur zwei chemische Modifikationen der DNA ablaufen: Azetylie-
rung und Methylierung. Das sind die epigenetischen Mechanismen, die – wie Sie sich vielleicht
noch erinnern – zur Aktivierung oder Stilllegung von Genen aufgrund von Umwelteinflüssen
wie beispielsweise Ernährung und Lebensstil führen. An der RNA dagegen können mindestens
66 verschiedene chemische Modifikationen vorgenommen werden;[7] welche Rolle diese Modifikationen spielen, ist bisher noch weitgehend ein Rätsel.

Wie sind diese molekularen Unterschiede zwischen DNA und RNA zu erklären? Ganz einfach: Die RNA ist zuerst auf der Bildfläche erschienen. Das Leben hat also tatsächlich mit
der RNA begonnen – wahrscheinlich sogar schon vor der Entstehung der ersten Zellen. Die
herkömmliche Meinung umkehrend könnte sich die DNA also als eine spezialisierte Form der
RNA entwickelt und einen Charakter chemischer Beständigkeit und struktureller Rigidität angenommen haben, um als sichereres Reservoir für Erbinformationen zu dienen.

Im Rahmen dieses Buches werden wir uns vor allem auf die Mikro-RNAs konzentrieren – die
wichtigsten Regulatoren der Genexpression und Kanäle für einen ungehinderten Informationsaustausch zwischen Pflanzen-, Tier- und Mikrobenreich, ähnlich wie Mobilfunkmasten, die
Signale von einer scheinbar weit entfernten Region in die nächste senden. Wie Professor Jan
Lötvall von der Universität Göteborg beschrieben hat, kann Mikro-RNA innerhalb der blasen-
ähnlichen Exosomen (nanopartikelgroße Vesikel, die entstehen, wenn sich die Membranen von
Zellkompartimenten abschnüren) blitzschnell von Zelle zu Zelle huschen.[8] Diese Exosomen,
die eine Mischung aus Proteinen, bioaktiven Lipiden und nicht-kodierender RNA enthalten,
könnten ursprünglich als eine Methode für Pflanzenzellen entstanden sein, miteinander zu
kommunizieren und eine konzertierte Immunabwehr der ersten Linie aufzubauen, wenn sie
bedroht werden.[9] Die Exosomen, die von essbaren Pflanzen freigesetzt werden, wenn wir sie zu
uns nehmen, können auch als Portal dienen, durch das unser eigener Verdauungstrakt seine externe Umgebung wahrnehmen und mit ihr kommunizieren kann.

Aus herkömmlicher Sicht tauschen Zellen durch Sekretion von Hormonen, Zytokinen
und Neurotransmittern Botschaften miteinander aus, die von einer Zelle kommen und an Rezeptoren auf benachbarten Empfängerzellen andocken, um bestimmte physiologische Effekte
zu erzeugen. Eine neu entdeckte Form exosomenvermittelter Kommunikation deutet allerdings darauf hin, dass die von Exosomen transportierte Fracht ohne Vermittler direkt auf die
Empfängerzellen übertragen werden kann.[10]

Die Vorstellung, dass Mikro-RNAs die Expression eines Großteils unseres Genoms[11] beeinflussen und auch als Kanal für die artenübergreifende Kommunikation[12] dienen können,
ist in biologischer Hinsicht höchst plausibel, weil tagtäglich Billionen von verdauten pflanzlichen Exosom-Nanopartikeln durch unser Verdauungssystem wandern und mit der Schleim-
hautauskleidung unseres Magen-Darm-Trakts in Interaktion treten.[13] Außerdem hat man
in früheren Untersuchungen aus der Nahrung stammende Mikro-RNAs, die huckepack auf

Exosomen sitzen, im Blut und Gewebe von Tieren gefunden.[14] Mikro-RNAs in Pflanzen weisen eine »molekulare Homologie« mit menschlichen RNAs auf: Das heißt, sie sehen wie menschliche RNAs aus und können deren Auswirkungen nachahmen. Die Bedeutung dieser winzig kleinen nicht-kodierenden RNAs sollte nicht unterschätzt werden. Da sie die Genexpression von Säugetiergenen stilllegen oder aktivieren können, sind sie möglicherweise auch in der Lage, unsere Entwicklung, unseren Alterungsprozess und verschiedene Krankheitszustände zu beeinflussen.[15]

Das Konzept, dass Exosomen und die darin enthaltenen Mikro-RNAs Instrumente der artenübergreifenden Kommunikation sind, konnte im Tiermodell validiert werden.[16] Exosomenähnliche Nanopartikel aus Weintrauben, die man an Mäuse verabreichte, gelangten in die Därme der Nagetiere und lösten eine vermehrte Produktion von Darmstammzellen aus.[17] Das ist insofern von Bedeutung, als Stammzellen eine »einfache Fahrkarte« zur Regeneration darstellen. Die auch als »multipotente Vorläuferzellen« bekannten Stammzellen können sich im Rahmen eines internen Reparatursystems durch einen Prozess namens Mitose oder Zellteilung in spezialisierte Zelltypen differenzieren und diese ersetzen. Diese Fähigkeit steht in krassem Gegensatz zu den endgültig ausdifferenzierten Herzzellen, Blutzellen des Kreislaufsystems und Neuronen des Nervensystems, die sich normalerweise nicht vermehren oder vervielfältigen – und sich von den Stammzellen außerdem dadurch unterscheiden, dass nur letztere zu einer langfristigen Selbsterneuerung fähig sind.

In einer in der Zeitschrift der *American Society of Gene and Cell Therapy* erschienenen Untersuchung verabreichten Forscher Mäusen eine toxische Substanz, die bekanntermaßen Colitis ulcerosa (eine Autoimmunerkrankung des Dickdarms) verursacht. Dann gaben sie den Tieren exosomenähnliche Partikel aus Weintrauben. Unter normalen Bedingungen hätten Mäuse, die die toxische Substanz fraßen, schnell eine Colitis entwickelt; doch bei diesen Tieren war das nicht der Fall: Sie lebten doppelt so lange wie die Mäuse, die die Substanz aus den Trauben *nicht* erhalten hatten. Das deutet darauf hin, dass die Verabreichung der aus Trauben gewonnenen Partikel sie vor der Entstehung einer chemisch induzierten Colitis ulcerosa geschützt hatte und dass das auf die Aktivierung dieser Stammzellen zurückzuführen war. Die Partikel schützten die normale Histologie oder Mikroanatomie des Darms also vor diesen toxischen chemischen Substanzen, »förderten eine drastische Proliferation von Darmstammzellen und führten zu einer intensiven Beschleunigung der Regeneration des Schleimhautepithels und einer raschen Wiederherstellung der intestinalen Architektur über die gesamte Darmlänge hinweg.«[18]

Diese Untersuchung hat ein wunderbares Phänomen offenbart: nämlich dass Exosomen, die in vielen unserer pflanzlichen Nahrungsmittel enthalten sind, additive oder synergistische Effekte bewirken können, durch die sie den Kurs unserer eigenen Biologie korrigieren, behutsam zur Normalität zurücklenken oder durch Aktivierung körpereigener Stammzellenreserven die Geweberegeneration anregen. Umgekehrt könnten viele akute und chronische Krankheiten durch einen Mangel an Exosomen aus jenen altbewährten Lebensmitteln verursacht werden, von denen sich schon unsere Vorfahren ernährt haben. Exosomen sind aus einer ganzen Reihe essbarer Pflanzen isoliert und beschrieben worden, beispielsweise aus der Mohrrübe, der Grapefruit und der Ingwerwurzel. Sie alle besitzen die Fähigkeit, abnormale biochemische Prozesse auf sanfte, behutsame Weise wieder in die richtige Richtung zu lenken.[19]

So hat man beispielsweise festgestellt, dass eine aus Brokkoli stammende Mikro-RNA in menschlichen Seren vorhanden war und aufgrund ihrer Wirkung auf das Gen *TCF7* das Brustkrebswachstum hemmte.[20] Exosomenähnliche Nanopartikel aus Ingwer dagegen erhöhen den Spiegel des stark entzündungshemmenden Signalmoleküls Interleukin 10 (IL-10), das eine Überreaktivität des Immunsystems eindämmt.[21] Anthocyanidine – Flavonoidverbindungen aus Beeren, die unserem Körper über von Milch abgeleitete Exosomen zugeführt werden – unterdrückten sowohl das Wachstum als auch die Vermehrung chemotherapieresistenter Eierstockkrebszellen signifikant, was darauf hindeutet, dass gesundheitsfördernde Phytonährstoffe und andere in Pflanzen enthaltene chemische Substanzen wirksamer sind, wenn sie durch Exosomen transportiert werden.[22]

Obwohl Anthocyanidine aus Beeren per se eine krebshemmende Wirkung haben, ist ihre Bioverfügbarkeit (oder der Anteil, der aus der Nahrung in den Körperkreislauf gelangt und dort eine aktive Wirkung auslöst) gering, und ohne Bindung an Exosomen sind sie von Natur aus instabil.[23] Exosomen könnten also der Lieferservice von Mutter Natur sein, der heilsame nichtkodierende RNAs und bioaktive Pflanzenstoffe an ihren endgültigen Bestimmungsort bringt.

Exosomen und die von ihnen transportierten Mikro-RNAs gehören zu den Gründen, warum Obst, Gemüse, Kräuter und Gewürze, die direkt von der Erde in Ihre Küche oder Ihren Arzneischrank kommen, die besten Voraussetzungen für eine Heilung bieten. Da Mikro-RNAs in horizontaler Richtung durch verschiedene Arten wandern können – von Obst zur Maus oder von Gemüse zum Menschen –, können sie Genen Botschaften darüber vermitteln, wann sie sich exprimieren sollen und wann nicht. Solche Veränderungen nehmen auch gar nicht viel Zeit in Anspruch: Mikro-RNAs können Ihre Gene in Echtzeit verändern, und diese Veränderungen können an Ihre Nachkommen und von diesen wiederum an nachfolgende Generationen weitergegeben werden.

Mikro-RNAs, die in ihren vor Umwelteinflüssen geschützten extrazellulären Vesikeln hin und her transportiert werden, liefern eine plausible wissenschaftliche Erklärung für die Kommunikation von Art zu Art und für die Vernetzung zwischen sämtlichen Domänen des Lebens auf der Erde. Die Entdeckung dieser Mikro-RNAs zeigt, dass die Systeme des Körpers – ebenso wie die Domänen des Lebens und die Ökosysteme unseres Planeten – allesamt nach den Prinzipien der Harmonie und Symbiose, des Gleichgewichts und Holismus funktionieren. Wir sind keine Inseln, sondern zu einer großen, ehrfurchteinflößenden Ganzheit miteinander vereint.

Ihr Mikrobiom – ein echtes Wunder der Natur

Seit dem späten 19. Jahrhundert, als Robert Koch und Louis Pasteur das Problem lebensmittelbedingter Infektionen angingen, wurden Mikroorganismen von der Wissenschaft als einzige Krankheitsursache verteufelt. Noch bis vor Kurzem bestand das bleibende Vermächtnis der

Keimtheorie, die die Idee propagierte, dass bestimmte Keime die alleinige Ursache für bestimmte Erkrankungen sind, darin, dass wir das Gefühl hatten, uns in einem ständigen Kriegszustand gegen das Eindringen feindlicher Mikroorganismen zu befinden. So wurden wir darauf konditioniert, die Welt der Kleinstlebewesen als Übeltäter zu betrachten, der hinter sämtlichen Seuchen und Pandemien steckt, die immer wieder große Teile der Menschheit ausgelöscht haben. Aus dieser Sicht ist das Immunsystem die militante Streitkraft gegen diese Invasion, und Impfstoffe und Antibiotika sind unser einzig wahrer Schutz vor dem sicheren Untergang.

Doch die noch relativ neue Entdeckung des Mikrobioms definiert die Rolle von Mikroben in unserem Körper völlig neu und verändert gleichzeitig auch den Bezugsrahmen für die Selbstdefinition unserer Spezies. Denn wie sich gezeigt hat, stehen manche Mikroben uns gar nicht so feindlich gegenüber; sie leisten sogar einen wichtigen Beitrag dazu, uns vor Krankheiten und Funktionsstörungen zu schützen.

Dass wir von diesem faszinierenden Phänomen im Singular (*das* Mikrobiom) sprechen, ist eigentlich irreführend, denn in Wirklichkeit ist es ein undurchschaubar komplexes Arrangement aus mikroskopisch kleinen Bewohnern, die insgesamt nur drei oder vier Pfund wiegen – und doch besitzt dieses Mikrobiom eine ungeheure Macht, denn es enthält 99,9 Prozent unseres Genmaterials. Es besteht aus Bakterien, Viren, Pilzen und Archaeen, die ihre jeweiligen Nischen auf und in unserem Körper bewohnen. Dieses Mikrobiom ist maßgeblich an verschiedensten Aufgaben in unserem Körper beteiligt:

- der Verdauung und Assimilation von Nährstoffen,
- der Entgiftung von Zellen und Organen,
- der Steuerung unseres Immunsystems,
- der kompetitiven Hemmung von Krankheitserregern,
- der Stärkung unserer gastrointestinalen Schleimhautbarriere und
- der Herstellung von Neurotransmittern.[24]

Vertrauensvoll übertragen wir diesen freundlichen Bakterien lebenserhaltende Funktionen wie beispielsweise den Abbau extrem toxischer chemischer Substanzen.[25]

Die Entdeckung des Mikrobioms ist ein Meilenstein von enormer Tragweite, der die Theorie, dass Mikroben eine der Hauptursachen für Krankheit und Tod sind, ad absurdum führt. Dabei war die Sterblichkeit durch Infektionskrankheiten (Masern, Scharlach, Keuchhusten, Diphtherie und Kinderlähmung) aufgrund verbesserter Lebensbedingungen, Ernährung, Hygiene und sanitärer Infrastruktur bereits vor der Verbreitung von Antibiotika und Impfungen – medizinischer Maßnahmen, die damals als Allheilmittel in der Bekämpfung von Krankheitserregern und als Hauptursache für die Verlängerung des menschlichen Lebens und die spürbare Eindämmung menschlichen Leidens durch übertragbare Krankheiten galten – in der Mitte des 20. Jahrhunderts stark zurückgegangen. Diese aufgrund der Keimtheorie entwickelten medizinischen Interventionen wurden zum Fundament des schulmedizinischen Paradigmas, das bis heute als das A und O der menschlichen Gesundheit gepriesen wird.

Und doch haben Milliarden von Jahren unseren Körper darauf vorbereitet, sich mit mehr oder weniger endlosen mikrobiellen Herausforderungen auseinanderzusetzen, und unsere Gewebe auf engen Kontakt mit allen möglichen Mitbewohnern – Bakterien, Pilzen, Protozoen, Würmern und Viren – programmiert. Dank unserer evolutionären Vergangenheit als Jäger und Sammler hat unser Körper eine jahrmillionenlange immunologische Ko-Evolution mit den Elementen, dem Boden und dem Prozess der Fermentierung durchlaufen. Diese Entwicklung hat uns auf eine Vielfalt an Interaktionen mit der Welt der Mikroben eingestimmt, zukünftige Immunreaktionen in entsprechende Bahnen gelenkt und unsere Abhängigkeit von Mikroben als einem unserer größten Verbündeten gefördert.

Unser Körper hat insofern Ähnlichkeit mit Pflanzen, als unsere Anfälligkeit für Schädlinge oder opportunistische Infektionen drastisch zunimmt, wenn wir nicht den richtigen Input erhalten – zum Beispiel, wenn unsere Ökosysteme sich in disharmonischem Zustand befinden, wenn der mikrobielle Nährboden unseres Körpers ausgelaugt ist und wenn es uns an wichtigen Mikronährstoffen fehlt. Diese Probleme sind auf die Stressfaktoren unseres modernen Lebens zurückzuführen:

- Sitzende Lebensweise
- Pharmazeutische Medikamente
- Beruflicher Stress
- Stark verarbeitete, nährstoffarme Lebensmittel
- Elektrosmog
- Von Menschen geschaffene Giftstoffe
- Blaues Licht, das unseren zirkadianen Rhythmus stört

Unter all diesen Stressfaktoren leidet unsere mikrobielle Vielfalt, was wiederum Krankheiten Tür und Tor öffnet.

Je nachdem, in welcher Richtung wir von unserer evolutionären Blaupause abweichen, werden unsere Mikrobiome dadurch in Mitleidenschaft gezogen. Wenn wir zum Beispiel auf die wichtige Impfung durch Mikroben verzichten, die das Kind bei einer vaginalen Geburt erhält, und uns stattdessen ohne triftigen Grund für einen Kaiserschnitt entscheiden, muss unser Baby ohne die postnatal übertragene mütterliche Flora auskommen, die zur Keimzelle für sein eigenes späteres Mikrobiom wird – und das, obwohl diese Exposition für die Zusammensetzung des kindlichen mikrobiellen Ökosystems eine ganz entscheidende Rolle spielt. Wenn wir unser Baby mit der Flasche ernähren, statt es zu stillen und ihm auf diese Weise mütterliche Darmbakterien, genregulatorische Mikro-RNAs und präbiotische Zucker zu liefern, die das Bakterienwachstum beim Säugling fördern, schaffen wir die ersten Voraussetzungen für ein bakterielles Ungleichgewicht namens Dysbiose – die Vorstufe eines gestörten Immunsystems, das wiederum ein guter Nährboden für Infektionen ist. Muttermilch enthält spezielle Zucker, sogenannte Oligosaccharide, wie beispielsweise Laktose und 1000 andere unverdauliche Moleküle, die ein Substrat für bakterielle Fermentierung bieten[26] – mit anderen Worten: Sinn und Zweck der

Muttermilch bestehen unter anderem darin, unser Mikrobiom zum Gedeihen zu bringen. Säuglinge mit unterentwickeltem Mikrobiom haben ein erhöhtes Risiko für Autoimmunreaktionen, Allergien, Asthma, allergische Rhinitis, koronare Herzkrankheit[27] und Fettleibigkeit. Eine Störung oder ein völliges Ausbleiben dieser frühzeitigen Übertragung des mütterlichen Mikrobioms auf das Kind kann Babys sogar anfällig für Impfschäden machen, wobei bestimmte Formen einer Dysbiose – vor allem das Fehlen von Bifidobakterien – zu systemischen Entzündungen führen und das Risiko für unerwünschte Impfnebenwirkungen erhöhen.[28]

Auf den Weg unserer Geburt und auf die Art unserer Fütterung in den ersten Lebensmonaten haben wir zwar keinen Einfluss (manchmal führt an einem Kaiserschnitt kein Weg vorbei, und Muttermilch steht nicht immer zur Verfügung); aber es gibt auch noch andere Aspekte, die sich entweder positiv oder negativ auf unsere mikrobielle Vielfalt auswirken und die wir durchaus beeinflussen können: zum Beispiel die Vermeidung von Antibiotika, die die Darmflora durcheinanderbringen, der Verzehr von Obst und Gemüse aus biologischem Anbau, richtiger Umgang mit Stress und die Verringerung unserer Exposition gegenüber Giftstoffen in unserem häuslichen Umfeld.

Wenn wir alle Bakterien als schädliche Mikroorganismen verteufeln, die man fürchten und ausrotten muss, scheren wir kommensale und bösartige Mikroben über einen Kamm – wie dies zum Beispiel durch die Einnahme/Anwendung von Antibiotika, Händedesinfektionsmitteln, chemischen Reinigungsmitteln, mit Triclosan belasteten antibakteriellen Seifen und den Darm angreifenden Medikamenten wie Säureblockern und bestimmten rezeptfreien Schmerzmitteln geschieht. Obwohl sie uns angeblich heilen sollen, zerstören solche Arzneimittel unweigerlich das System, das sich im Lauf der Evolution zu unserem Schutz entwickelt hat.

Wenn wir die Gesundheit zukünftiger Generationen zur Priorität erheben wollen (was vielleicht unser wichtigstes evolutionäres Gebot ist), müssen wir zu standhaften Hütern unseres Mikrobioms werden. Und da unsere Mikroflora aus einer Selektion kommensaler Mikroorganismen besteht, die letztendlich aus unserer Umwelt stammen – der Luft, die wir atmen, dem Boden, mit dem wir in ständiger Wechselbeziehung stehen, und dem Wasser und der Nahrung, die wir zu uns nehmen –, muss unsere schützende Tätigkeit sehr weit gefasst sein, wenn wir unser Mikrobiom vor dem sicheren Untergang bewahren möchten.

Das Mikrobiom als Schlüssel zu evolutionärem Überleben

Immer mehr Mikrobiomforscher stellen die gängige genomzentrische Sichtweise der menschlichen Evolution infrage – nämlich dass wir das jahrtausendelange Überleben unserer Spezies in erster Linie allmählichen Veränderungen in den proteinkodierenden Nukleotidsequenzen unserer DNA verdanken. Das zeigt zum Beispiel eine in der Zeitschrift *Nature* erschienene Untersuchung: Japanische Probanden hatten einen Bakterienstamm im Darm, der jede Menge Gene und Enzyme beinhaltete, die für die Verdauung der in Meerespflanzen vorkommenden (und für Menschen normalerweise unverdaulichen) Polysaccharide erforderlich sind.[29] Diese Gene kommen im menschlichen Genom nicht vor; wie sich zeigte, stammten sie von dem Meeresbakterium *Zobellia galactanivorans*, das sich von den roten Meeresalgen ernährt, die in Ostasien unter dem Namen Nori bekannt sind: getrocknetes, geröstetes Meeresgemüse, das zu einem Blatt geformt und als grüne Hülle für Sushi-Rollen verwendet wird. Diese bakteriellen Gene gehören nicht zum menschlichen Genom und sind in den Darmbakterien von Nordamerikanern nicht zu finden.

Das menschliche Genom enthält eine Informationsblaupause, die lediglich 17 kohlenhydrataktive Enzyme produzieren kann[30] – ein kleines, über einen Zeitraum von Jahrmillionen entwickeltes Arsenal, das uns bei der Verdauung von Landpflanzen hilft. Das durchschnittliche menschliche Mikrobiom übertrifft unsere eigenen Fähigkeiten zur Verdauung von Kohlenhydraten bei Weitem: Es enthält bis zu 16 000 verschiedene kohlenhydrataktive Enzyme. Mit anderen Worten: Unser Mikrobiom ist eine wahre Fundgrube an kohlenhydratverdauenden Enzymen, die uns zusätzliche Biosynthesewege zur Verarbeitung neuer Nahrungsmittel ermöglichen.

Die erstaunliche Vielfalt an kohlenhydrataktiven Enzymen, die sich in Stämmen wie dem menschlichen Darmsymbionten *Bacteroides thetaiotaomicron* findet – der allein 261 verschiedene kohlenhydratverdauende Enzyme (sogenannte Glykosid-Hydrolasen und Polysaccharid-Lyasen) enthält –, wirft die Frage auf, wie diese immense Vielfalt denn eigentlich entstanden ist. Die in *Nature* veröffentlichte wissenschaftliche Untersuchung liefert eine ganz neue Erklärung dafür: Die menschliche Darmflora erwirbt neue Gene von Mikroben, die *außerhalb* des Darms leben – vermutlich auf dem Weg des horizontalen Gentransfers. Speziell konnten die Forscher zeigen, dass Gene, die für Porphyranasen, Agarasen und assoziierte Proteine kodieren, welche zum Abbau von Meerespflanzen notwendig sind, auf das aus den japanischen Probanden isolierte Darmbakterium *Bacteroides plebeius* übertragen worden waren.

Das bedeutet, dass, wenn eine bestimmte Population ein Nahrungsmittel wie beispielsweise Nori lange genug isst, nützliche Gene von Meeresbakterien, die sich auf Nori-Algen befinden, in bereits existierende Bakterienstämme im Darm dieser Menschen einwandern können. Die Bakterienvielfalt in unseren Därmen kann sich also vergrößern; unsere Darmflora kann sich weiterentwickeln und Defizite in unseren »fest verdrahteten« genetischen Fähigkeiten ausgleichen. Durch solche Verschiebungen in unserem Mikrobiom kann sich unsere gesamte Physiologie an Veränderungen und Herausforderungen in unserer Umwelt und unserem Ernährungsmilieu anpassen. Die enorme Plastizität unseres Mikrobioms erhöht somit unsere Fähigkeit, zu überleben und mit unserer natürlichen Umgebung in harmonischem Einklang zu bleiben.

Bei einem weiteren Beispiel geht es um die Fähigkeit unserer kommensalen Darmflora, bestimmte negative Auswirkungen des Verzehrs von glutenhaltigem Getreide abzumildern. Diese in der westlichen Ernährung so beliebten Nahrungsmittel stellen unter anderem deshalb ein Problem dar, weil sie eine Substanz enthalten, die umgangssprachlich als »Gluten« bezeichnet wird – eine Mischung aus süchtig machenden, schwer verdaulichen und in immunologischer Hinsicht problematischen Proteinen mit hohem Gehalt an Prolin, die nicht nur in Weizen, sondern auch in Roggen, Dinkel und Gerste vorkommt.[31] Das Hauptproblem dieser Getreidearten zeigt sich bereits in dem Wort *Gluten*, das auf Lateinisch »Leim« bedeutet. Unsere heutigen

Bezeichnungen für *Pasteten* und *Pasta* leiten sich also tatsächlich von »Weizenpaste« her, jenem Kleister aus Weizenmehl und Wasser, der schon in der Antike als Leim so beliebt war. Die Klebrigkeit und schwere Verdaulichkeit des Glutens rührt von seinem hohen Gehalt an Disulfidbindungen her. Diese starken Bindungen auf Schwefelbasis, die auch in menschlichem Haar und vulkanisiertem Kautschuk vorkommen, halten der Verdauung und Zersetzung stand und verströmen beim Verbrennen einen schwefelartigen Geruch.

Pflegen Sie Ihr Mikrobiom!

Praktiken zum Schutz und zur Ernährung unseres Mikrobioms sind genauso wichtig wie unsere Bemühungen, unsere Exposition gegenüber genotoxischen Chemikalien und Strahlen, die unser Erbmaterial schädigen, zu verringern. Außerdem sollten wir uns klarmachen, dass Antibiotika (ein Begriff, der wörtlich übersetzt »gegen das Leben« bedeutet) – in Form von verschreibungspflichtigen Medikamenten und Tausenden allgegenwärtiger, vom Menschen hergestellter Chemikalien, die mikrobielles Leben abtöten – verheerende und vielleicht irreparable Folgen für unsere nützlichen Mikroben haben, wenn man sie wahllos oder unbewusst einsetzt, wie dies beispielsweise bei der Fluoridierung und Chlorierung von Stadtwasser oder der großflächigen bakterienzerstörenden Anwendung des Breitbandherbizids »Roundup« auf Glyphosatbasis geschieht.

Jeder Mensch nimmt mit jedem Bissen Essen hundert Billionen Mikroorganismen zu sich.[32] Besonders wichtig ist die Aufnahme von Ballaststoffen in Form von Kohlenhydraten oder Präbiotika, die für Mikroorganismen verdaulich sind und in Lebensmitteln wie Topinambur, Zwiebeln, Knoblauch, Lauch, Spargel, grünen Bananen, Kakao, Jicama, Mandeln, Blaubeeren, Mohrrüben, Maniok, Kürbis und Taro in großen Mengen enthalten sind.[33] Präbiotika sind eine ganz besondere Klasse von Ballaststoffen, die die Hydrolyse durch Magensäure und Säugetierenzyme überstehen und stattdessen selektiv von der Darmflora fermentiert werden. Dadurch verstärkt sich das Wachstum oder die Aktivität dieses Mikrobioms, was sich wiederum positiv auf unsere Gesundheit auswirkt.[34] Außerdem ist es wichtig, Nahrungsmittel zu meiden, die unser Mikrobiom stören, wie beispielsweise synthetische Zusatz-, Farb- und Aromastoffe, künstliche Zucker, Fleisch von getreidegefütterten Tieren, oxidierte oder gentechnisch veränderte Pflanzenöle, hybridisierter Weizen, glyphosathaltige Nahrungspflanzen und verarbeitete Milchprodukte, deren Konsum parallel zum starken Anstieg der Häufigkeit von »Wohlstandskrankheiten« wie metabolisches Syndrom, koronare Herzkrankheit, Osteoporose und Krebs zugenommen hat.

Weizen ist eine hexaploide Spezies – das Nebenprodukt von drei uralten Nahrungspflanzen, die zu einer einzigen verschmolzen sind – und enthält nicht weniger als sechs Chromosomensätze und 6,5-mal so viele Gene wie das menschliche Genom. Daher kann er 23 788 verschiedene Proteine bilden.[35] Der vereinheitlichte Begriff »Gluten« ist eindeutig irreführend, da jedes dieser Eiweiße eine antigene Reaktion auslösen kann, bei der das Immunsystem das Protein als fremd erkennt und eine angeborene oder adaptive Immunreaktion dagegen in Gang setzt. Dabei kann es auch zu Autoimmunreaktionen kommen, bei denen das Immunsystem körpereigene Strukturen angreift.

Ein Rettungsanker, der einige negative Auswirkungen des Weizenkonsums abmildert, sind unsere Darmbakterien. Die Forschung zeigt, dass ein breites Spektrum an Bakterien im Darm von Menschen in der westlichen Welt in der Lage ist, Tausende von schwer oder gar nicht verdaulichen Proteinen aus modernem Weizen abzubauen.[36] Ohne die Hilfe dieser Glutenpeptid abbauenden Mikroben hätte die plötzliche Einführung glutenhaltiger Getreidesorten in die menschliche Nahrung im Neolithikum womöglich noch katastrophalere gesundheitliche Folgen für uns gehabt.

Insgesamt betrachtet schält die Mikrobiomforschung die Schichten unserer wahren Identität ab wie bei einer Zwiebel und fördert eine wichtige Tatsache ans Tageslicht: Wir dürfen uns nicht mehr länger selbst im Weg stehen, sondern müssen bewusst daran arbeiten, uns unsere Beziehung zur Natur zu bewahren und sie zu unserem Vorteil zu nutzen. Wir existieren weder von unserer Umwelt getrennt noch von ihrer Ökologie losgelöst, noch sind wir ihr in irgendeiner Weise überlegen. Durch den Verzehr biologisch adäquater Nahrungsmittel, die unserer wechselseitigen Interdependenz mit allen Pflanzen, Tieren und Mikroben auf der Erde entsprechen, können wir unser genetisches Potenzial optimieren.

Die fast schon übermenschlichen genetischen Fähigkeiten unseres Darmmikrobioms könnten der entscheidendste Faktor für die Überlebensfähigkeit unserer Spezies gewesen sein, weil wir uns dadurch schnell an Veränderungen in unserem Umfeld und den zur Verfügung stehenden Nahrungsmitteln anpassen konnten. Die Wissenschaft ist gerade erst dabei, aufzuklären, wie grundlegend dieses Mikrobiom unsere genetischen Fähigkeiten erweitert.

Die enge Verbindung zwischen Mutter und neugeborenem Kind

Die neuesten Untersuchungen über die Rolle des Mikrobioms bei der Aufrechterhaltung unserer physiologischen Resilienz untergraben die Keimtheorie und stellen gleichzeitig auch die traditionelle Geschlechterdynamik infrage.

Wir wissen schon seit Langem, dass sowohl Männer als auch Frauen nukleäre DNA in Form von Chromosomen an ihre Nachkommen weitergeben. Doch nur Frauen können DNA weitervererben, die sich in den Mitochondrien befindet – jenen Organellen, die traditionell als Energiefabriken unserer Zellen gelten.

Da wir alle darauf ausgelegt sind, im Mutterleib heranzuwachsen und durch den Geburtskanal, der die ersten Impulse für die Entstehung des Neugeborenenmikrobioms gibt, in die Welt zu gelangen, ist ein Großteil unserer genetischen Information mütterlichen Ursprungs. Auch wenn unsere ursprüngliche mikrobielle Besiedlung sich im Lauf der Zeit verändert und im Säuglings-, Kindes-, Jugend- und Erwachsenenalter durch Mikrobenstämme aus unserer Umwelt verdrängt wird, stammen die ursprüngliche Zusammensetzung unseres Mikrobioms und die Richtung späterer mikrobieller Veränderungen doch aus dem Terrain der Mutter. Wie eine Gärtnerin, die die Samen in den Boden legt, ihre Beete pflegt und die richtigen Wachstumsbedingungen schafft, ist die Mutter die treibende Kraft, die darüber entscheidet, welche Arten im Inneren ihres Babys heranwachsen und gedeihen wird. Insofern bildet das Mikrobiom der Mutter die Basis für das Mikrobiom des Babys.

Die während der Schwangerschaft und Geburt herrschenden Bedingungen spielen eine wichtige Rolle: Wie man inzwischen weiß, haben der Austausch zwischen mütterlichem und fetalem Mikrobiom im Mutterleib, die Ernährung der werdenden Mutter und der Geburtsmodus eine sehr viel größere Bedeutung als bisher angenommen.

Reich doch bitte mal das Genom weiter, Liebling!

Dank all dieser wissenschaftlichen Fortschritte sind wir nun an einem entscheidenden Punkt angelangt, an dem bestimmte, lange Zeit verborgene Schätze unserer Physiologie ans Tageslicht kommen und sich nun in schimmerndem Glanz vor unseren Augen entfalten. Die wichtigste (und vielleicht auch schockierendste) dieser Erkenntnisse lautet, dass wir mehr Mikroben als Menschen sind. Wir sind nicht nur Metaorganismen, in denen der größte Teil der genetischen Information mikrobieller Natur ist; vielmehr zeigt sich, wenn wir den genetischen Beitrag unserer eigenen Zellen genauer untersuchen, dass auch das menschliche Genom selbst fast zu einem Zehntel retroviralen Ursprungs ist.[37]

Sogar unsere Mitochondrien, die im Schulunterricht stets gemeinverständlich als »Kraftwerke« unserer Zellen dargestellt werden, sind fremden Ursprungs. Nach der endosymbiotischen Theorie waren diese Mitochondrien einst freischwebende Proteobakterien, die ihre Unabhängigkeit aufgaben und zu subzellulären Organellen wurden. Das hat zur Entwicklung der eukaryotischen Zellen geführt, aus denen unser heutiger Körper besteht.

Die ferne Vergangenheit lebt also bis in die Gegenwart hinein fort; unsere Zellen enthalten biologische Informationen aus Milliarden von Jahren, und abhängig davon, was wir essen oder nicht essen, bleiben diese Informationen entweder latent erhalten oder werden in einem fachgerecht ausgeführten Schema aktiviert. Jede Zelle unseres Körpers und sämtliche Zellen aller heutigen Lebewesen auf unserem Planeten stammen von einem letzten gemeinsamen Vorfahren (LUCA) ab, der vor schätzungsweise 3,5 bis 3,8 Milliarden Jahren im Urozean gelebt hat. Charles Darwin, der Vater der Evolution, hat gesagt, dass »wahrscheinlich alle organischen Wesen, die jemals auf dieser Erde gelebt haben, von einer einzigen

Urform abstammen, der das Leben zuerst eingehaucht wurde«. Der vietnamesische buddhistische Mönch, Friedensaktivist und weltweite spirituelle Führer Thích Nhâ't Hạnh hat diese Erkenntnis folgendermaßen formuliert: »Wenn du tief in deine Handfläche hineinschaust, kannst du dort deine Eltern und sämtliche Generationen deiner Vorfahren sehen. Sie alle sind jetzt in diesem Augenblick lebendig. Jeder von ihnen ist in deinem Körper anwesend. Du bist die Fortsetzung all dieser Menschen.«[38]

Unsere Fähigkeit, etwas für unsere Gesundheit zu tun und Krankheiten zu widerstehen, wird von der Erreichung eines harmonischen Einklangs mit unserer evolutionären Vergangenheit – und damit auch vom Grad unserer Ausrichtung an dem molekularen und energetischen Stoff, aus dem wir sind, der Essenz unseres wahren Seins – abhängen. Einer der Grundpfeiler dieser Rückbesinnung auf unser authentisches Selbst besteht darin, uns so zu ernähren, wie unser Körper es von uns erwartet – ihm den Brennstoff zu liefern, auf den er jahrtausendelang konditioniert worden ist. Hippokrates' Aussage, dass »wir das sind, was wir essen«, trifft nicht nur in physischer Hinsicht (insofern, als unsere Nahrung uns die molekularen Bausteine liefert, aus denen unser Körper aufgebaut wird), sondern auch in mikrobieller Hinsicht zu.

Die große Frage lautet nun natürlich: Was haben unsere Vorfahren eigentlich gegessen? Den Klischeevorstellungen zufolge war die Ernährung des Höhlenmenschen ziemlich fleischlastig. Tierische Produkte haben in unserer evolutionären Vergangenheit zwar tatsächlich eine wichtige Rolle gespielt – aber nicht so, wie Sie vielleicht denken. Ein Wendepunkt in der Evolution unserer hominiden Vorfahren war die Einführung hochwertiger, leicht verdaulicher Nahrung aus Fischen und Meeresfrüchten von Küsten- und Binnengewässern, die mit einer raschen Zunahme der grauen Substanz in der Hirnrinde einherging. Süßwasser- oder Meeresproteinquellen stellten im mittleren bis späten Paläolithikum ein Grundnahrungsmittel dar: Sie machten 10 bis 50 Prozent der Ernährung des frühen modernen Menschen aus. Die Aufnahme dieses Proteins und Fetts in unsere Ernährung fiel zeitlich mit vielen typischen Errungenschaften zusammen, die nur durch abstraktes Denken möglich sind, wie beispielsweise Herstellung von Keramikfiguren, geknoteter Textilien, Grabschmuck und persönlicher Ornamentik.[39] Unsere großen menschlichen Gehirne (vor allem die Frontallappen) bildeten nun die Fähigkeit zu exekutivem und kritischem Denken, Problemlösung, Merkfähigkeit, Herstellung von Werkzeugen, Sprache und Lernen aus. All dies lässt sich unmittelbar auf die in Fisch und Meeresfrüchten enthaltene, leicht assimilierbare langkettige Fettsäure namens Docosahexaensäure (DHA) zurückführen, die für das membranreiche Hirngewebe eine wichtige Rolle spielt.

Aber der Mensch aus der Altsteinzeit ernährte sich auch von einer Vielfalt anderer sammelbarer Lebensmittel wie beispielsweise Honig. Laut Alyssa Crittenden – Verhaltensökologin und Ernährungsanthropologin an der University of Nevada (Las Vegas) – war Honig für die frühen Menschen ein sehr wichtiges Nahrungsmittel. Auf der ganzen Welt zeigen ausgegrabene Felsmalereien Darstellungen früher Menschen, die auf Leitern kletterten, um Bienenstöcke auszuräuchern und den Honig daraus zu entnehmen. Crittenden weist auch darauf hin, dass Honig und Bienenlarven ein wichtiger Bestandteil traditioneller Jäger-Sammler-Populationen in Afrika, Australien, Asien und Lateinamerika sind.

Die Vorstellung, dass Honig die mikrobielle Gesundheit unserer Spezies eine wichtige Rolle spielen könnte, wird durch eine in der Zeitschrift *PLOS ONE* erschienene wissenschaftliche Untersuchung untermauert, die das Vorhandensein von Lactobacillus-Spezies bei Honigbienen entdeckte, was auf eine mindestens 80 Millionen Jahre zurückreichende Assoziation hindeutet.[40] Durch unsere uralte ko-evolutionäre Beziehung zu Honig ist dieses Nahrungsmittel zu einer wichtigen Facette unserer mikrobiellen Identität geworden, in der unser eigenes Immunsystem und unsere mikrobiellen Populationen möglicherweise beide von Mikroben aus Honig abhängig sind.

Honig enthält eine ganze Reihe nützlicher mikrobieller Lebensformen, die von Bienen und von dem Nektar der Insekten stammen, die diese Pflanzen besuchen – einschließlich der Milchsäure produzierenden Lactobacillen, die sich positiv auf das Immunsystem und die Verhaltensmuster einzelner Bienen und des Bienenstocks als Ganzem auswirken. Roh verzehrt, kann Honig gesundheitsfördernde Bakterienstämme in unseren Körper einbringen. Milchsäurebakterienstämme können beispielsweise chronische Verstopfung bessern,[41] das Auftreten von Karies[42] und Ekzemen im Kindesalter verringern,[43] nosokomiale (im Krankenhaus erworbene) Infektionen reduzieren,[44] infektiöse Komplikationen bei Leber-Lebendspendern reduzieren,[45] die Dauer von Atemwegsinfektionen bei älteren Menschen verkürzen,[46] die Symptome eines Reizdarmsyndroms lindern[47] und Häufigkeit und Schweregrad einer lebensbedrohlichen nekrotisierenden Enterokolitis bei Säuglingen mit sehr niedrigem Geburtsgewicht verringern.[48]

Honig heilt nachweislich auch Wunden[49] und Verbrennungen,[50] lindert strahlungsbedingte Schmerzen bei Krebspatienten, verbessert das Cholesterinprofil[51] und fördert die DNA-Reparatur bei Menschen, die an ihrem Wohnort chronisch Pestiziden ausgesetzt sind.[52] Als eine der ultimativen medizinisch wirksamen Substanzen der Natur reduziert er die Plaque-Bildung genauso stark wie das in Mundwassern enthaltene Chlorhexidin,[53] hilft besser gegen nächtlichen Husten als der rezeptfreie hustenreizlindernde Wirkstoff Dextromethorphan,[54] ist in der Behandlung venöser Geschwüre wirksamer als die standardmäßige Hydrogeltherapie[55] und wirkt außerdem gegen Harnwegsinfektionen.[56] Sogar gegen eine Methicillin-resistente *Staphylococcus-aureus*-Infektion (MRSA-Infektion) kann Honig helfen.[57]

Seit dem Paläolithikum ist die Topographie unserer inneren mikrobiellen Landschaft völlig verwüstet. In jüngster Zeit hat uns die tägliche Flut synthetischer Nahrungsmittel und antimikrobieller Giftstoffe in eine postindustrielle chemische Suppe gestürzt. Es ist jedoch durchaus plausibel, dass Honig zur Heilung dieser Wunden beitragen und dass die ebenso alten, symbiotische Bakterien enthaltenden Nahrungsmittel unserer Vorfahren uns helfen könnten, uns wieder von dieser negativen Entwicklung zu erholen und in der biologischen Zeit zu einem sehr viel stabileren Gesundheitszustand »zurückzureisen«. Der Verzehr von Honig und anderen echten Mikrobiota-imprägnierten Lebensmitteln könnte für eine fortgesetzte gesunde Expression unserer DNA absolut notwendig sein und wichtige Anker für die informationelle Integrität unserer Speziesidentität bilden.

Die Lebensbrücke: Unsere Körper sind durch
Mikroben mit der Erde verbunden

Der amerikanische Pflanzenheilkundler Paul Schulick hat die interstitielle Schicht der Mikroben-gemeinschaften in der Erde und in unserem Darm treffend als »Lebensbrücke« bezeichnet. Tatsächlich kann man sie sich als eine Art Brücke vorstellen, die unseren Körper über Mikroben direkt mit der Erde verbindet, gleichzeitig auch ein Bindeglied zwischen Vorvergangen-heit und Gegenwart darstellt und alles zu einem untrennbaren Ganzen vereint. Man denke nur einmal an alte landwirtschaftliche Praktiken, die auf neueren Anbauflächen Urboden aus alten Wachstumssystemen als mikrobiellen Impfstoff verwenden, um Nahrungsmittel mit mög-lichst hohem Nährwert zu erzeugen. Diese uralten mikrobiellen Gemeinschaften, die vielleicht ein Nebenprodukt jahrmillionenlanger Ko-Evolution sind, könnten ein breites Spektrum an biotransformierten Bodenmetaboliten für den Nährstoffbedarf einer Pflanze liefern und die Nahrungspflanzen darüber hinaus mit Bakterien-, Pilz- und Virenstämmen anreichern, die für unsere eigene Gesundheit wichtig sind.

Wenn wir uns von unserem evolutionären Kompass zu uns selbst zurückführen lassen, fühlen wir uns naturgemäß zu bestimmten Nahrungsmitteln hingezogen und verspüren den Impuls, andere zu meiden. Im nächsten Kapitel werden wir einige neue Ufer in der Erforschung von Lebensmitteln und Energie betreten. Außerdem werden Sie lernen, neue Erfindungen zu be-urteilen, um denjenigen aus dem Weg gehen zu können, die uns krank machen, und sich statt-dessen für diejenigen zu entscheiden, die am besten dazu passen, was unser Körper auf zellulärer Ebene braucht und verlangt.

KAPITEL 3

DIE NEUE BIOPHYSIK
DER ENERGIESYNTHESE

Wie der Körper alternative Energiequellen der Natur nutzt, um seine zellulären Signalwege zu stärken, widerstandsfähiger und belastbarer zu werden und unseren evolutionären Entwicklungsvorsprung zu vergrößern

Nahrung ist eine wichtige Energiequelle für unseren Körper – aber nicht die einzige. Noch bis vor Kurzem hielt man den Körper in erster Linie für eine glukoseverbrennende oder -fermentierende Biomaschine mit einem zweckmäßigen Backup-System für die Fettverbrennung. Die meisten Menschen glaubten, dass der Großteil der Energie unseres Körpers von Mitochondrien in Form von ATP (Adenosintriphosphat) gespeichert und transportiert wird und dass sich letztendlich unser ganzer Energiebedarf durch unsere Nahrung decken lässt. Die Neue Biologie zeigt jedoch, dass es alternative Energiequellen in Form von Sonnenlicht, Melanin, Wasser und Chlorophyll gibt. Ebenso wie Pflanzen können auch Menschen Energie durch direkte Umwandlung von Umweltenergie in Stoffwechselenergie gewinnen. Außerdem gibt es faszinierende Hinweise darauf, dass der menschliche Körper direkt auf Nullpunktenergie aus dem Quantenvakuum zugreifen kann. In diesem Kapitel werde ich unter anderem erklären, wie bestimmte Ernährungs- und Lebensgewohnheiten unserem Körper den Zugang zu diesen alternativen Energieformen erleichtern können.

Wasser: die molekulare Batterie Ihres Körpers

Wir wissen, dass Zellen sich regenerieren können, dass Mikro-RNAs genetische Informationen aus Nahrungsmitteln an Ihren Körper übermitteln können und dass das Mikrobiom die genetischen Fähigkeiten unserer Zellen erweitert und ergänzt. Und wir wissen auch, dass unser Körper von Natur aus intelligent ist und dass die meisten Krankheitssymptome in Wirklichkeit kompensatorische Anpassungen darstellen, mit denen er ein verloren gegangenes Gleichgewicht wiederherzustellen versucht. Wasser spielt in diesem Paradigma eine sehr wichtige Rolle.

Wasser macht nach Gewicht zwei Drittel des menschlichen Körpers und nach Anzahl 99 Prozent der Moleküle unseres Körpers aus. Obwohl es für das Leben und für eine Vielzahl biologischer Funktionen – zum Beispiel für die Aktivität von Enzymen, die Dynamik der Proteinfaltung und unzählige in unseren Zellen ablaufende Reaktionen – unverzichtbar ist, betrachtet man Wasser oft als unbelebtes Hintergrundmaterial, während Nukleinsäuren und Proteine im zentralen Dogma der Biologie als die wertvollsten Akteure gelten. Die Wissenschaftler sind durch die Annahme, dass die Phänomenologie des Wassers sich durch die Prinzipien von Oberflächenspannung, Kapillarwirkung, Kondensation, Verdunstung, Sublimation und Brown'scher Bewegung (der ungerichteten Bewegung in Flüssigkeit schwebender Teilchen, die durch die Kollision mit Molekülen im umgebenden Medium entsteht) erklären lässt, in ihrem Denkhorizont eingeschränkt. Aber es gibt etliche noch ungeklärte Geheimnisse und Wechselfälle im Verhalten von Wasser, zum Beispiel:

- Wie die sogenannte Jesus-Eidechse es schafft, auf der Wasseroberfläche zu laufen,
- wie sich zwischen Elektroden, die in zwei nebeneinanderstehende Becher Wasser eingeführt werden, eine Wasserbrücke bilden und unbegrenzt bestehen bleiben kann (selbst wenn die Becher ein paar Zentimeter weit voneinander entfernt sind),
- oder auch der Mpemba-Effekt, ein Prozess, durch den heißes Wasser manchmal schneller gefriert als kaltes.

Da wir Wassermoleküle durch die Linse des Reduktionismus betrachteten und uns nur auf die molekulare Struktur von H_2O konzentrierten, haben wir das kollektive Verhalten von Wassermolekülen übersehen – wie sie miteinander interagieren, Informationen austauschen und zusammenwirken. Jedes Schulkind kann die drei Aggregatzustände von Wasser aufzählen, ohne nachdenken zu müssen: fest, flüssig und gasförmig. Doch schon vor rund einem Jahrhundert haben der Chemiker Sir William Hardy, Dr. Martin H. Fischer und Gertrude Moore[1] die Vermutung geäußert, dass es auch noch einen vierten (flüssigkristallinen) Aggregatzustand von Wasser geben könnte. Im 21. Jahrhundert interessierte sich Dr. Gerald Pollack, Professor für Biotechnik an der University of Washington, für diese Idee. Als er ein gelartiges hydrophiles (»Wasser anziehendes«) Material neben flüssiges Wasser stellte und dem Wasser Partikel hinzufügte, nahm das Wasser plötzlich andere Eigenschaften an: Die Partikel wanderten an der Stelle, wo das Gel auf das Wasser traf, bis zu einem Abstand, der in etwa der Breite eines menschlichen Haares entspricht, von dieser Grenzfläche weg, sodass das Wasser in der Nähe des Gels in einem gereinigten Zustand (ohne Schwebeteilchen und gelöste Stoffe) verblieb. Pollack führte weitere Untersuchungen zu den Eigenschaften dieser negativ geladenen und gereinigten Zone zwischen Gel und Wasser durch, die er treffend als Ausschlusszone oder EZ-Wasser (»Exclusion Zone Water«) bezeichnete, weil nach und nach alles daraus ausgeschlossen wurde, einschließlich der Mineralstoffe, die in normalem Wasser enthalten sein können.[2]

Diese vierte Phase des Wassers – auch als »geordnetes« oder »strukturiertes« Wasser bezeichnet – ist sowohl in der Natur als auch im menschlichen Körper allgegenwärtig. Der entscheidende Faktor dabei ist, dass durch die Trennung von positiven und negativen Ladungen, die bei EZ-Wasser auftritt, eine Batterie oder ein Energiedepot entsteht, das frei zugänglich ist. Man kann also biologisch nutzbare Energie aus Wasser gewinnen.

Pollack und sein Team rätselten immer noch darüber nach, woher die Energie zur Trennung der Ladungen kam. Die überraschende Antwort lieferte ihnen ein Student, der mit einer Lampe durch das Labor ging, wodurch sich die Menge des EZ-Wassers drastisch erhöhte. Dieser Effekt wurde durch die elektromagnetische Strahlung der Taschenlampe verursacht, die die EZ-Zone ausdehnte und das Wasser auflud wie eine Batterie. Obwohl jedes Strahlungsenergiespektrum einen Aufladungseffekt auf Wasser haben kann, scheint Infrarotlicht – für unsere Augen unsichtbares Licht, das wir aber als Wärme empfinden – in dieser Hinsicht am wirksamsten zu sein. In Wirklichkeit ist Infrarotenergie in unserer gesamten Umgebung vorhanden und wird von unserem Körper ständig abgestrahlt. Das ist vor allem darauf zurückzuführen, dass mehr als die Hälfte der von der Sonne abgegebenen Strahlung, die dem Spektrum der Temperaturstrahlung nahekommt, in den Infrarotbändern liegt. Während das Wasser in unserem Körper die Energie der Sonne aufnimmt, spaltet es sich naturgemäß in positiv und negativ geladene Bereiche auf, wobei letztere die EZ-Schicht bilden – was letztendlich zu einer deutlichen Verbesserung der Energieversorgung unseres Körpers führt.

Da 50 bis 75 Prozent unserer Körpermasse aus Wasser bestehen, das sich zu zwei Dritteln im intrazellulären Kompartiment befindet,[3] sind die Auswirkungen von EZ-Wasser auf die menschliche Gesundheit und als Energiequelle grenzenlos. Während konventionelle Überlegungen zu der Frage, woher der Körper den größten Teil seiner Energie bekommt, sich auf das ATP fokussieren, nehmen die EZ-strukturierten Wassermoleküle in unserem Körper enorme Mengen aus der Umgebung einfallender elektromagnetischer Strahlung auf. Und da sämtliche Elemente unserer Zellen quasi in EZ-Wasser schwimmen, dient jedes Biomolekül als Nukleationsort, an dem sich strukturiertes Wasser bilden kann. Dadurch entstehen Schalen aus EZ-Wasser, die Energie für Zellreaktionen liefern – zum Beispiel für die Billionen von Mitochondrien in unserem Körper. EZ-Wasser absorbiert spontan ultraviolette, sichtbare und infrarote Wellenlängen und wandelt sie in Ladungsentmischung um, die als Energie genutzt werden kann (zum Beispiel, um die Bewegung roter Blutkörperchen durch Kapillaren oder den Gefäßfluss in Pflanzen anzutreiben).

Dieser Prozess weist eine fast schon unheimliche Symmetrie zur Photosynthese auf, die auf der Nutzung von Sonnenenergie durch lichtauffangende pflanzliche Antennenstrukturen wie Bilinen, Chlorophyll und Karotinoiden beruht – Chromophoren, die Sonnenenergie effizient in Ladungsentmischung umwandeln.[4]

Wenn man ein hohes Rohr aus hydrophilem Material in Wasser taucht und mit Licht bestrahlt, trennen sich positive und negative Ladungen, was zu einem konstanten Wasserfluss durch das Rohr führt, solange das Licht darauf scheint.[5] Das erklärt, wie rote Blutkörperchen, die eigentlich zu groß sind, um bequem durch unsere engen Kapillaren zu passen, sich durch unser Kreislaufsystem hindurchnavigieren können. Der durch die Strahlungsenergie angetriebene Fluss macht hohe Druckgradienten, die ansonsten erforderlich wären, um die roten Blutkörperchen durch Kapillaren mit noch kleinerem Durchmesser zu treiben, überflüssig. Wie Pollack vermutet, ist es also vielleicht nicht das Herz allein, das die Pumpenenergie erzeugt, sondern von Licht angetriebenes Wasser. Pollacks bahnbrechende Arbeit stellt unsere frühere Sichtweise von Wasser als bloßem Träger wichtiger Moleküle infrage, da sich gezeigt hat, dass strukturiertes Wasser sämtliche Makromoleküle umhüllt und für den Ablauf der Prozesse in unseren Zellen eine wichtige Rolle spielt.[6]

EZ-Wasser könnte aber auch einen Beitrag zur Erklärung der legendären Heilkraft bestimmter Wässer wie beispielsweise der Lourdes-Quelle und des Ganges leisten – vor allem solcher, die aus Gletscherschmelze stammen oder aus unterirdischen Quellen entspringen. Da der Druck auf solche Quellen bekanntermaßen zur Umstrukturierung von Wasser zu EZ-Wasser führt, könnten diese Quellen große Mengen auf natürlichem Weg gereinigten EZ-Wassers enthalten. Das könnte erklären, warum Menschen schon seit Jahrtausenden bei solchen Quellen Heilung suchen.

Pflanzliche Intelligenz: Überbrückung der Kluft zwischen Pflanzen und Tieren

In diesen neu aufkommenden Theorien über Wasser, Licht und Energie spiegeln sich die wissenschaftlichen Erkenntnisse über Exosomen als Botenstoffe wider, die die Grenzen taxonomischer Reiche überwinden und einen plausiblen Erklärungsmechanismus dafür liefern, wie die Bewohner unserer Erde – Pflanzen, Pilze, Bakterien und Tiere – in einem alle Lebensformen umfassenden Informationsaustauschnetzwerk miteinander verbunden sind. Zum Nachdenken anregende neue Forschungsergebnisse, die in der Zeitschrift *Plant Signaling & Behavior* erschienen sind, deuten darauf hin, dass Pflanzen, die Umweltbelastungen ja nicht so einfach entfliehen können wie die Tiere, raffinierte Formen eines biologischen Quantencomputings und zellulären Lichtgedächtnisses entwickelt haben. So können sie in der Energie und Stärke des Lichts verschlüsselte Informationen auf eine Weise verarbeiten, die man nur als Pflanzenintelligenz bezeichnen kann.

Laut den Ergebnissen der oben erwähnten Untersuchung können Pflanzen Informationen in Form der spektralen Zusammensetzung von Licht sammeln, speichern und sich einprägen und auf diese Weise Umweltveränderungen voraussehen. Sie scheinen sogar eine gewisse Handlungskompetenz oder »Entscheidungsmöglichkeit« im Hinblick auf verschiedene Szenarien zu haben, zum Beispiel, was bei unterschiedlichen Licht-, Temperatur- und relativen Feuchtigkeitsbedingungen »zu tun ist«.[7] Außerdem stellen die Autoren der Untersuchung die Hypothese auf, dass Pflanzen mehr Lichtenergie absorbieren können, als sie für die Photosynthese benötigen. Dies könnte dem Training junger, noch »unerfahrener« Blätter für die Lichtakklimatisierung und Immunabwehr dienen, wobei ältere, »erfahrenere« Blätter die neu ausgetriebenen jungen Blätter mithilfe von photoelektrophysiologischen Signal- und zellulären Lichtgedächtnismechanismen instruieren. Fähigkeiten, die man zuvor ausschließlich dem Menschen zugeschrieben hat, wie beispielsweise Lernen, Gedächtnis, Denken und Vorwegnahme zukünftiger Ereignisse, sind also auch im Pflanzenreich allgegenwärtig.

Trotz ihrer Unbeweglichkeit haben Pflanzen hocheffiziente Methoden entwickelt, um Energie zu gewinnen, sich zu verteidigen, zu vermehren und mit ihrem Umfeld zu konkurrieren. Viele dieser Methoden haben Ähnlichkeit mit der kollektiven und einenden Intelligenz, die in Insektenkolonien entsteht und auf der Wissenschaft der Vernetzung und verteilten Intelligenz sowie der Dynamik des Schwarmverhaltens beruht. Dank ihres modularen Aufbaus (zum Beispiel mit eingebauter Redundanz und Dezentralisierung) können Pflanzen Gliedmaßen verlieren und trotzdem überleben. Ihr im Boden fixierter Lebensstil hat zur Entstehung hochsensibler Apparaturen geführt, mit deren Hilfe sie auf Hinweise und Reize aus der Umwelt reagieren und ein differenziertes Verständnis für ihre nähere Umgebung entwickeln können.

Zusätzlich zu den Analoga unserer fünf Sinne können Pflanzen Licht, Druck, Schwerkraft, Härte, Volumen, Feuchtigkeit, Salz und andere Mineralien, Mikroben und von benachbarten Pflanzen ausgesendete chemische Signale wahrnehmen. Sie treffen komplexe Entscheidungen über die Zuteilung von Ressourcen, das »Wegwachsen« von Konkurrenten und den Einsatz eines ganzen Arsenals an molekularer Munition, um Bestäuber anzulocken, Tiere für ihre Zwecke einzuspannen und Fressfeinde abzuschrecken. Das gerade erst entstehende Fachgebiet der Pflanzenneurobiologie wirft ein immer erstaunlicheres Licht auf die Intelligenz von Pflanzen: wie sie in einem unsichtbaren molekularen Vokabular chemischer Signale miteinander kommunizieren, rudimentäre Formen von Gedächtnis besitzen, anhand von Informationen aus biotischen und abiotischen Stimuli »Entscheidungen treffen« und als Reaktion auf Verletzungen oder Stress sogar Betäubungsmittel produzieren können. Diese Entdeckungen zwingen uns zum Umdenken im Hinblick auf Selbstwahrnehmung, Willensfreiheit und Intentionalität, die wir bisher ausschließlich dem Tierreich zugeschrieben haben.

Licht, Energie und Mitochondrien

So wie Pflanzen sensorische Fähigkeiten besitzen, die wir einst nur Tieren zugetraut hatten, zeigen neue Untersuchungen, dass auch der Mensch zu Dingen fähig ist, von denen wir einst glaubten, dass sie chlorophyllhaltigen Lebensformen vorbehalten sind. Zum Beispiel können Menschen möglicherweise Sonnenlicht direkt in biologische Energie umwandeln.[8] Diese Erkenntnis bringt die Grundfesten unserer eleganten taxonomischen Unterteilung zwischen Pflanzen- und Tierreich ins Wanken.

Traditionelle taxonomische Einteilungen unterscheiden Pflanzen als autotrophe Lebewesen (die ihre eigene Nahrung produzieren) von Tieren als heterotrophe Lebewesen (die sich von anderen Lebewesen ernähren). Obwohl man im Allgemeinen der Ansicht ist, dass diese beiden taxonomischen Kategorien sich nicht überlappen, lässt man doch ein paar wichtige Ausnahmen gelten. So können beispielsweise photoheterotrophe Organismen – Hybriden zwischen autotrophen und heterotrophen Lebewesen – Licht zur Energiegewinnung nutzen, aber nicht (wie Pflanzen es normalerweise tun) Kohlendioxid als einzige Kohlenstoffquelle nutzen; sie müssen also andere Dinge »fressen«. Einige klassische Beispiele für photoheterotrophe Organismen sind grüne und purpurne Nichtschwefelbakterien, Heliobakterien und eine spezielle Art von Erbsenblattläusen, die sich Gene von Pilzen »ausgeliehen« haben, um ähnlich wie Pflanzen Karotinoide zu produzieren. So können sie Lichtenergie als zusätzliche Energiequelle nutzen.[9]

Beispiele für Photoheterotrophie finden sich auch bei Würmern, Nagetieren und Schweinen (einem der Tiere, die dem Menschen physiologisch am nächsten stehen): Sie können Chlorophyllmetabolite in ihre Mitochondrien aufnehmen und so mithilfe von Sonnenenergie die Rate (um bis zu 35 Prozent schneller) und Menge (bis zum 16-Fachen) der Adenosintriphosphat-(ATP)-Produktion in ihren Mitochondrien erhöhen. Diese wirklich bahnbrechende Entdeckung von Forschern des Columbia University Medical Center, die im *Journal of Cell Science* veröffentlicht worden ist, wirft die klassische Definition von Tieren und Menschen als ausschließlich heterotrophe Lebewesen völlig über den Haufen.[10]

Dieses Kunststück wird durch ein Stoffwechselnebenprodukt von Chlorophyll namens Pyropheophorbid a (kurz: Ppa) ermöglicht, das in die Mitochondrien von Tieren aufgenommen wird. In Gegenwart des Chlorophyllmetaboliten in Kombination mit Licht beobachteten die Forscher einen auffälligen Anstieg der von Mitochondrien produzierten ATP-Menge. Bei Tieren, denen man Ppa verabreichte, die aber keinem Licht ausgesetzt waren, zeigte sich dieser Effekt nicht, ebenso wenig bei einer Kontrollgruppe, die kein Ppa erhielt. Aufgrund wohlbekannter Mechanismen, denen zufolge eine verbesserte Mitochondrienfunktion mit einer längeren Zelllebensdauer einhergeht, verlängerte die Verfütterung desselben Metaboliten an den Spulwurm *Caenorhabditis elegans* bei gleichzeitiger Lichtexposition dessen Lebensdauer signifikant – obwohl Sonnenlicht für die Würmer, die kein Chlorophyll erhielten, tödlich war. Daher ist es vernünftig, sich zu fragen, ob der Verzehr von »Pflanzenblut« vielleicht auch auf uns Menschen eine schützende Wirkung haben könnte. Diese Studie wirft auch Fragen im Hinblick auf unsere immer ambivalentere Einstellung zur Sonnenlichtexposition auf: Sonneneinstrahlung gilt in zunehmendem Maß als Ursache für die Entstehung von tödlichem Hautkrebs, und die Menschen haben sich daher angewöhnt, sich als Vorsichtsmaßnahme mit Sonnenschutzmitteln auf petrochemischer Basis einzucremen. Eine entscheidende, bisher allerdings noch ungeklärte Frage lautet, ob Sonnenlicht vielleicht nur dann eine toxische Wirkung hat, wenn es in unserer Nahrung und unseren Geweben an Chlorophyll fehlt, oder ob es in optimalen Dosen in Kombination mit einem angemessenen Chlorophyllkonsum gesund für uns ist.

Der biologische Imperativ der Sonnenlichtexposition geht also weit über die immun-modulierende, entzündungshemmende, die Darmbarriere stärkende Wirkung von Vitamin D, ja sogar über die Fähigkeit des Sonnenlichts hinaus, strukturiertes Wasser in unserem Körper zu erzeugen. Die erwähnte Untersuchung zeigt, dass sowohl Sonnenexposition als auch der Verzehr von grünem Gemüse positivere Auswirkungen auf unsere Gesundheit hat als diejenigen, die häufig Vitamin D beziehungsweise Antioxidanzien zugeschrieben werden. Doch den Ergebnissen dieser Untersuchung zufolge sind solche stark vereinfachten Aussagen möglicherweise unvollständig, weil unsere Evolution im Sonnenlicht stattgefunden hat und unsere Organe buchstäblich in der photonischen Energie der Sonne gebadet wurden. Das Fazit der Studie: Angesichts der engen Ko-Evolution zwischen *Homo sapiens* und der Sonne ist es nicht undenkbar, dass wir uns auch dazu entwickelt haben, diese Energiequelle zu nutzen und zwischen glukose- und sonnenlicht-abhängigen Prozessen zur Beschaffung unserer zellulären Energiewährung hin und her zu pendeln.

Diese Untersuchung ist von enormer Tragweite: Denn wenn tierische Zellen im Lauf ihrer Evolution die Fähigkeit erworben haben, sich über das »Blut« unserer pflanzlichen Verbündeten Sonnenlicht zu verschaffen, könnte man annehmen, dass wir unser biologisches Potenzial durch die Nutzung einer bestimmten Menge an Chlorophyll optimieren und das Sonnenlicht für die Deckung unseres metabolischen Energiebedarfs nutzen könnten. Somit könnte der regel-mäßige Verzehr von Pflanzenmaterial mit hohem Cholorophyllgehalt uns einen eindeutigen Überlebensvorteil bieten. Also sollten die Anhänger der Paleo-Diät vielleicht doch ein größeres Gewicht auf den Verzehr chlorophyllreicher Nahrungsmittel legen, um sich wirklich so zu ernähren wie unsere Vorfahren.

Bemerkenswerte Eigenschaften der Sonneneinstrahlung – einschließlich ihrer schmerz-stillenden Wirkung und ihrer Fähigkeit, die Wachheit zu verbessern und die Lebensspanne zu regulieren – ergeben im Kontext dieser Forschung mehr Sinn. Eine prospektive Studie an Patienten, die sich einer Wirbelsäulenoperation unterzogen hatten, untersuchte beispielsweise den Unterschied zwischen den Probanden, die auf der hellen Seite des Krankenhauses unter-gebracht waren, und denjenigen im sonnenabgewandten Bereich. Patienten, die während ihrer Genesungszeit im Krankenhaus im Durchschnitt 46 Prozent mehr natürlichem Sonnenlicht ausgesetzt waren, empfanden weniger Stress, hatten (wenn auch nur unwesentlich) weniger Schmerzen und benötigten weniger schmerzstillende Medikamente.[11] Hinsichtlich der posi-tiven kognitiven Auswirkungen von Sonneneinstrahlung hat eine in der Zeitschrift *Behavioral Neuroscience* veröffentlichte Untersuchung ergeben, dass Patienten, die sechs Stunden lang dem Sonnenlicht ausgesetzt waren, sich zu Beginn des Abends deutlich wacher und am Ende des Abends weniger schläfrig fühlten als diejenigen, die künstlichem Licht ausgesetzt waren.[12]

Die Frage, ob unsere Gesundheit direkt mit den Sonnenzyklen in Zusammenhang stehen könnte – ein Dogma, das fernöstliche Philosophien schon seit Langem für glaubwürdig halten –, wurde in einer in der Fachzeitschrift *Medical Hypotheses* erschienenen Untersuchung beleuchtet: Sie ging der Frage nach, ob Sonnenlicht das menschliche Genom direkt beeinflussen könnte. Die Ergebnisse deuten darauf hin, dass, wenn während der kritischen Entwicklungsphasen der Empfängnis oder frühen Schwangerschaft eine hohe Aktivität eines Sonnenzyklus auftritt, genetische Veränderungen beschleunigt werden könnten, die sich direkt auf die Expression von Krankheiten auswirken und die Länge unseres Lebens beeinflussen.[13]

Wissenschaftliche Untersuchungen deuten auf eine enge evolutionäre Beziehung zwischen unserer Physiologie und dem Verzehr von grünem Gemüse hin, das Antioxidanzien, Nähr- und Ballaststoffe und die mitochondrialen Kofaktoren liefert, die – in Kombination mit Sonnenlicht – unseren Körper mit Energie für Gesundheit und ein langes Leben versorgen können. Das Potenzial für eine erhöhte ATP-Produktion ohne begleitende Zunahme freier Radikale[14] bedeutet, dass diese chlorophyllhaltigen Nahrungsquellen den Alterungsprozess auf zellulärer Ebene sogar verlangsamen können. Aus praktischer Sicht bedeutet dies, dass wir alle besser daran täten, die Nahrungsbrücke zu überqueren und mehr grüne Säfte zu trinken und mehr grüne Lebensmittel zu essen, um auf diese Weise zu photoheterotrophen Lebewesen zu werden.

Doch Chlorophyll allein – egal aus welchen Quellen man es seinem Körper zuführt – reicht nicht aus. Wir brauchen gleichzeitig auch Sonnenlicht, um in den Genuss des vollen Spektrums an lebensspendenden, gesundheitsfördernden Wellenlängen von Chlorophyll zu kommen. Das erfordert Aktivitäten im Freien, wobei das Schwergewicht auf Sonnenexposition am frühen Morgen liegen sollte, um etwas für einen gesunden Schlaf-Wach-Rhythmus zu tun.

Diese Untersuchungsergebnisse, die vielleicht zu den phänomenalsten Entdeckungen unserer Zeit gehören, weisen auf die Fähigkeit des Tierreichs hin, Energie direkt von der Sonne zu beziehen – eine konstante tägliche Energiequelle, auf die wir uns verlassen können. Sie werfen ein Schlaglicht auf die neu entdeckte Fähigkeit von Säugetieren (einschließlich des Menschen), sich die Fähigkeit von »Pflanzenblut« (Chlorophyll und dessen Metaboliten) »auszuleihen« und diese zur Lichtenergiegewinnung für die Produktion von ATP in den Mitochondrien zu nutzen. Und sie entthronen die in der Wissenschaft weit verbreitete Meinung, dass der Mensch einfach nur ein glukose-, fett- und eiweißabhängiger Bioofen ist.

Melanin, Strahlung und die Umwandlung von Licht in Stoffwechselenergie

Melanin – das im ganzen Körper verteilte zentrale Pigment unserer Haut – ist eines der interessantesten bisher entdeckten Biomoleküle. Der erste bekannte organische Halbleiter[15] ist eine schwarze Substanz, die in Augen, Haut, Haaren, Schuppen und Federn vorkommt und auch im zentralen Nervensystem von Säugetieren zu finden ist. Von der Tinte des Tintenfischs bis hin zu den Schutzfarben von Bakterien und Pilzen – Melanin schützt vor einer Vielzahl biochemischer Bedrohungen, chemischer Stressoren und Fressfeinde; vor allem aber fungiert es als Lichtschutzfaktor gegen ultraviolette Strahlung. Es absorbiert alle sichtbaren Wellenlängen des elektromagnetischen Spektrums (daher seine dunkle Farbe) und wandelt vor allem potenziell schädliche ultraviolette Strahlung in Wärme um und leitet sie ab. Außerdem erfüllt Melanin auch noch viele andere physiologische Aufgaben: Bekämpfung von freien Radikalen, Ladungstransfer, Chelation von Giftstoffen, endokrine Funktionen[16] und Schutz unserer Gene. Wenn Melanin tatsächlich Sonnenlicht in Stoffwechselenergie umwandeln kann (ähnlich wie das in Pflanzen enthaltene Chlorophyll Sonnenlicht aufnimmt), bedeutet dies, dass unsere Spezies von heterotroph zu photoheterotroph umklassifiziert werden sollte – und was noch wichtiger ist: Das könnte darauf hoffen lassen, dass Melanin Schutz vor ionisierender Strahlung bietet und diese gleichzeitig in metabolisch nützliche Energie umwandelt.

Als für die Bestimmung der Hautfarbe entscheidendes Molekül hat Melanin die Art und Weise, wie wir ethnische und Herkunftsunterschiede und Stammeszugehörigkeiten wahrnehmen, grundlegend geprägt. Aufgrund seiner Funktion als evolutionär kodierte Heuristik, mit deren Hilfe das menschliche Gehirn gruppeninterne und -externe Dynamiken schnell erkennen kann, hat es bei Völkermord, Sklaverei und dem Aufstieg und Untergang von Zivilisationen eine Rolle gespielt – lauter Ereignissen, die zumindest teilweise auf falsche Vorstellungen darüber zurückzuführen sind, was es bedeutet, mehr oder weniger Melanin in der Haut zu haben.

Die Variationsbreite der menschlichen Hautfarbe – von dunkler, melaningesättigter afrikanischer bis hin zu heller, relativ melaninarmer kaukasischer Haut – ist vielleicht nur ein unmittelbarer Nebeneffekt der Tatsache, dass unsere letzten gemeinsamen Vorfahren vor 60 000 Jahren aus Afrika in sonnenlichtarme höhere Breitengrade wanderten. Der menschliche Körper hat sich schnell an die verminderte Verfügbarkeit von Sonnenlicht angepasst und als Ausgleich dazu möglicherweise den natürlichen »Sonnenschutz« Melanin aus seiner Haut eliminiert; denn Melanin beeinträchtigt die körpereigene Produktion von Vitamin D, einem Hormon, das an der Steuerung der Expression von über 2000 Genen beteiligt ist. Ohne ausreichendes Vitamin D würde unser Genom völlig destabilisiert werden und unser Immungleichgewicht durcheinandergeraten. Somit hat die Abnahme des Melanins in unserer Haut zum Zweck der Verbesserung unseres Vitamin-D-Status wahrscheinlich das Leben von Menschen gerettet, die in kühlere Klimazonen abwanderten. Doch vielleicht mussten wir für diese evolutionäre Anpassung einen ziemlich hohen Preis bezahlen: Menschen mit hellerer Hautfarbe haben sich die vermehrte körpereigene Vitamin-D-Produktion womöglich mit der Fähigkeit erkauft, Sonnenlicht in Stoffwechselenergie umzuwandeln.

Die Lösung für dieses Energieparadoxon könnte in der Entdeckung liegen, dass Melanin von Natur aus die Fähigkeit besitzt, Lichtenergie durch Hydrolyse in chemische Energie umzuwandeln, eine Funktion, die früher dem Pflanzenreich vorbehalten war. Die chemische

Energie, die durch die Dissoziation und anschließende Ladungsentmischung des Wasser-molekuls durch Melanin freigesetzt wird, deckt Schätzungen zufolge über 90 Prozent des zellu-lären Energiebedarfs.[17]

Die Forschung über das melaninreiche intraokulare Organ Pecten bei Vögeln erklärt viele Phänomene, die sich zuvor einer wissenschaftlichen Erklärung entzogen – beispielsweise den Stoffwechsel der Vögel, ihre Bioenergetik und Flugmechanik –, und gibt uns Hinweise auf die Fähigkeit unseres eigenen Körpers, Melanin zur Energiegewinnung zu nutzen. Der Albatros ist zum Beispiel in der Lage, innerhalb eines einzigen Flugs 10 000 Kilometer zurückzulegen – eine bioenergetische Leistung, die die Wissenschaft schon seit Langem verblüfft. Eine teilweise Erklärung für diese scheinbar übernatürliche Fähigkeit besteht darin, dass der Pecten (der bei Zugvögeln, die Stressfaktoren wie Hunger, Durst, Hypoxie und Schwerkraft ausgesetzt sind, vergrößert ist) den Albatros im Kampf gegen die Elemente unterstützt, indem er die melanin-gesteuerte Umwandlung von Licht in Stoffwechselenergie vermittelt. Dies ist nur eines von vie-len Beispielen, die die weit verbreitete Annahme infrage stellen, dass Tiere nicht in der Lage sind, Lichtenergie direkt zu nutzen.[18]

Haarlosigkeit, Sonnenlicht und unsere Naturdefizitstörung

Melanin erklärt vielleicht auch noch eine andere merkwürdige Tatsache: nämlich dass der Mensch unter Hunderten verschiedener Primaten die einzige fast völlig unbehaarte Spezies ist (weshalb man uns auch als »nackten Affen« bezeichnet). Vor etwa sechs Millionen Jah-ren wurde die Mutation für menschliche Haarlosigkeit in das Genom eingeführt, wodurch wir uns von den behaarten Schimpansenlinien unterscheiden. Der evolutionäre Grund dafür ist jedoch schwer erkennbar: Die Haarlosigkeit machte uns anfällig für Witterungs-schwankungen, da wir im Vergleich zu anderen Primaten erheblich mehr Energie zur Er-zeugung von Körperwärme aufwenden müssen, um unseren Körper warm zu halten. Außer-dem sind wir aufgrund der fehlenden Behaarung stärker dem ultravioletten Licht ausgesetzt, das im menschlichen Körper Folsäure abbaut, sodass Feten ein höheres Risiko haben, mit einem Neuralrohrdefekt zur Welt zu kommen. Welche Vorteile könnte uns die Haarlosig-keit also bringen?

Die Antwort darauf findet sich vielleicht in einem Artikel aus dem *Journal of Alternative and Complementary Medicine*, in dem Geoffrey Goodman und Dani Bercovich die Hypo-these aufstellen, dass Melanin für die vor zwei Millionen Jahren eingetretene Abnahme der Körperbehaarung verantwortlich sein könnte, und zwar im Rahmen eines evolutionären Kompromisses, bei dem der endotherme Schutzmantel der Haare gegen die Vorteile aus-getauscht wurde, die die melaninvermittelte Aufnahme von Sonnenlicht uns bringt. Die menschliche Haarlosigkeit trat nämlich zeitgleich mit einer Zunahme des Melaningehalts der Haut auf und ebnete einem Prozess namens Photo-Melanin-Metabolismus den Weg.[19] Im Rahmen einer sogenannten »ultraschnellen inneren Umwandlung« kann Melanin 99,9 Prozent des potenziell genschädigenden ultravioletten Lichts in harmlose Wärme umwandeln und erfüllt damit sowohl eine Sonnenschutz- als auch eine energieerzeugende Funktion.[20]

Wie ein von dem pensionierten Arzt Iain Mathewson in der Zeitschrift *Medical Hypotheses* veröffentlichter Artikel erklärt, könnten neue wissenschaftliche Untersuchungen zur Photobiomodulation (Low-Level-Light-Therapie) den unmittelbaren Nutzen der Haarlosigkeit erklären: Sie zeigen nämlich, dass die Exposition gegenüber der bei Sonnenuntergang vorhandenen Strahlung im roten und nah-infraroten Spektralbereich die Aktivität der mitochondrialen Atmungskette erhöht und zu einer zusätzlichen Synthese von ATP in sämtlichen oberflächlichen Geweben (auch denen des Gehirns) führt.[21] Nach der Hypothese von Mathewson hätte eine zufällige Mutation für Haarlosigkeit, die bei einem unserer afrikanischen Vorfahren vor Jahrmillionen aufgetreten ist, ihm einen sofortigen Überlebensvorteil gegenüber seinen behaarten Verwandten gebracht, indem sie seinem Körper (vor allem seinem Gehirn) Zugang zu den roten und nah-infraroten Wellenlängen der damaligen Sonnenuntergänge ermöglicht hätte.

Die rasche Zunahme des Gehirnvolumens unserer Spezies (sogenannte Enzephalisierung) fand zur selben Zeit statt wie das adaptive Ereignis des menschlichen Haarausfalls: nämlich vor rund zwei Millionen Jahren. Haarlosigkeit hätte unsere Fähigkeit zur Produktion von Vitamin D erhöht, eine wichtige Voraussetzung für die neurologische Entwicklung, Neuroplastizität und Interkonnektivität, die für Intelligenz (von der Stabilität unseres gesamten Genoms ganz zu schweigen) unerlässlich sind. Dadurch hätte sich unser Gehirn im Hinblick auf seine Größe und die Komplexität seiner neuronalen Schaltkreise noch weiter entwickeln können. Am wichtigsten ist jedoch die daraus entstehende Notwendigkeit einer erhöhten Melaninproduktion – erstens als Sonnenschutz und zweitens, damit der Mensch elektromagnetische Strahlung ähnlich wie Chlorophyll für Stoffwechselenergie nutzen kann.

Die Fähigkeit, Melanin zur Absorption elektromagnetischer Strahlung und deren Energie zur Dissoziation von Wassermolekülen in unserem Körper zu nutzen (und auf diese Weise etwas zu produzieren, was, wie Gerald Pollack sagt, »auf eine lichtenergiebetriebene Protonenpumpe hinausläuft«),[22] könnte den für die Jagd und Nahrungssuche erforderlichen Energieaufwand verringert haben. Mit anderen Worten: Die durch diese neuartige Verwendung von Melanin freigesetzte Energie könnte die Zunahme von Hirngewebe mit hohem Energiebedarf wie der Großhirnrinde ermöglicht haben, dem wir die Fähigkeit zu höheren Denkprozessen wie Sprache, Informationsverarbeitung, Impulskontrolle und Entscheidungsfindung verdanken.[23]

Die Entwicklung dieser höheren kognitiven Prozesse ermöglichte den Aufbau hochentwickelter Technologien, die Agrarrevolution sowie unsere hierarchische Sozialstruktur und fortgeschrittene menschliche Zivilisationen. Diese Wende in unserer evolutionären

Entwicklung – zuerst Haarlosigkeit, dann Gehirnvergrößerung – lässt sich vielleicht unmittelbar auf das Melanin zurückführen; das zeigt, wie wichtig es für die Widerstandskraft und das Überleben unserer Spezies ist.

Melanin und der Heilige Gral radioprotektiver Nahrungsmittel

Melanin kann aber nicht nur Licht in Wärme umwandeln, sondern neuen wissenschaftlichen Untersuchungen zufolge vielleicht auch andere Strahlungsformen in metabolisch nützliche Energieformen umwandeln. Erste Hinweise auf dieses Phänomen entdeckten Wissenschaftler, als sie auf eine Gruppe von Pilzen stießen, die sich innerhalb der Mauern des immer noch heißen Schauplatzes der Kernschmelze von Tschernobyl angesiedelt hatten.[24] Pilze wurden in den 1960er-Jahren auch auf einem Atomtestgelände in Nevada gefunden, wo sie Strahlendosen von bis zu 6400 Gray überlebt hatten – ungefähr das 2000-Fache der für Menschen tödlichen Dosis.[25] Das deutet darauf hin, dass bestimmte Pilzarten sich durch Strahlung nicht abschrecken lassen, sondern ganz im Gegenteil sogar davon zu leben scheinen. Die Pilze in beiden Untersuchungen hatten eine dunkle Farbe und einen enorm hohen Gehalt an Melanin.

Und dann gibt es ja auch noch den Nachweis, dass Bakterien, die Pyomelanin (einen »Vetter« des Melanins) produzieren, in uranverseuchten Böden gedeihen,[26] und die Erkenntnis, dass eine Exposition gegenüber ionisierender Strahlung tatsächlich das Wachstum bestimmter melanisierter Pilzarten fördert, die in Kernreaktoren, Raumstationen und antarktischen Gebirgen leben. Angesichts dieser Tatsachen erscheint es durchaus plausibel, dass Melanin es bestimmten Organismen ermöglicht, Strahlung zu »fressen«.[27] Einer in *PLOS ONE* veröffentlichten Untersuchung zufolge wiesen melaninhaltige Pilzzellen nach Exposition gegenüber ionisierender Strahlung im Vergleich zu nicht-melanisierten Zellen ein vermehrtes Wachstum auf. Außerdem veränderte das bestrahlte Melanin dieser Pilze seine elektronischen Eigenschaften, was, wie die Autoren der Untersuchung feststellen, »spannende Fragen im Hinblick auf eine mögliche Rolle von Melanin bei der Energiegewinnung und -nutzung« aufwirft.[28]

Insgesamt deuten diese Untersuchungen darauf hin, dass Pilze dank ihrem Melaningehalt nicht nur Strahlenbelastungen überleben, die normalerweise für die meisten Lebensformen tödlich sind; für sie ist die anthropogene Radioaktivität sogar eine Art kostenloses Mittagessen. Da liegt es natürlich nahe, sich zu fragen, ob der Verzehr von Melanin aus Pilzen auch Lebewesen, die weiter oben in der Nahrungskette stehen (beispielsweise den Menschen), vor Strahlenbelastung schützen könnte.

Um zu untersuchen, ob Melanin aus der Nahrung Tieren solche Fähigkeiten verleihen könnte, verfütterten Wissenschaftler vom Albert Einstein College of Medicine Pilze mit hohem Melaningehalt (jene Art, die den meisten Menschen unter dem Namen Judasohr bekannt ist) an Mäuse. Eine zweite Gruppe von Mäusen wurde mit weißen, melaninarmen

Steinpilzen gefüttert; eine dritte Gruppe fraß weiße Steinpilze, denen Melanin zugesetzt worden war, und eine letzte Kontrollgruppe erhielt weder Pilze noch Melanin. Allen Mäusen wurden hohe Strahlendosen verabreicht, die weit über die für Menschen als gefährlich erachtete Dosis hinausgingen. Nach 13 Tagen waren alle Mäuse in der Kontrollgruppe gestorben. Die Mäuse, die die nicht melaninhaltigen Steinpilze gefressen hatten, starben fast ebenso schnell wie die Kontrollen. Beeindruckenderweise überlebten jedoch 90 Prozent der Mäuse, denen man Pilze mit natürlichem Melaningehalt oder Melaninzusatz verabreicht hatte.[29]

In einer weiteren interessanten wissenschaftlichen Untersuchung, die in der Zeitschrift *Toxicology and Applied Pharmacology* erschienen ist, extrahierten Forscher Melanin aus dem Pilz *Gliocephalotrichum simplex* und verabreichten es an Mäuse, kurz bevor sie sie einer Gammabestrahlung aussetzten, wodurch sich die 30-Tage-Überlebensrate dieser Tiere um 100 Prozent erhöhte. In einer in der Zeitschrift *Bioelectrochemistry*[30] veröffentlichten Untersuchung veränderte ionisierende Strahlung das Oxidationsreduktionspotenzial von Melanin; darin besteht wahrscheinlich der Wirkmechanismus. Während Strahlenbelastung bei den meisten anderen Biomolekülen zu einer zerstörerischen Form oxidativer Schädigung führt, blieb Melanin strukturell und funktionell intakt und scheint einen kontinuierlichen elektrischen Strom erzeugen zu können, der theoretisch zur Erzeugung von Stoffwechselenergie in lebenden Systemen genutzt werden könnte. Dies würde die erhöhte Wachstumsrate bei bestimmten gammabestrahlten Pilzarten – selbst unter nährstoffarmen Bedingungen – erklären.

In einem sehr aufschlussreichen Statement stellen die Forscher fest, dass diese Auswirkungen natürlich erst noch am Menschen untersucht werden müssen, dass aber bei nuklearen Notfällen »eine melaninreiche Ernährung vorteilhaft sein könnte, um Strahlentoxizität bei Menschen zu überwinden«.[31]

Krankheiten an ihrer Wurzel bekämpfen: Naturdefizit-Störung, Sonnenlicht und Erdung

Einst bestimmte das Sonnenlicht die sehr komplex strukturierten Schlaf-Wach-Zyklen der Menschen, denn die nah-roten und infraroten Wellenlängen des Sonnenaufgangs synchronisierten den zirkadianen Oszillator einer Hirnregion namens suprachiasmatischer Kern (SCN) und regulierten »Uhrengene«, die Lichtinformationen brauchen, um ihre Expression an die Sonnenzeit anpassen zu können. Dieser SCN – der zentrale Schrittmacher des Gehirns – wird durch Sonnenlicht, das in lichtempfindliche Ganglienzellen der Netzhaut des Auges einfällt, in Gang gebracht, wodurch wiederum verschiedene Aspekte der menschlichen Biologie (zum Beispiel zelluläre Bioenergetik, Immun- und endokrine Funktion, Körpertemperatur, Schlaf und Ernährung) überwacht und reguliert werden. Der zirkadiane Rhythmus ist geradezu ein Inbegriff der Intelligenz unserer menschlichen Lebensform, da er die Zuteilung zellulärer Energie optimiert und eine flexible Anpassung an die unvorhersehbaren, beständigen Schwankungen unterworfenen Lebensumfelder auf der Erde ermöglicht. Daher überrascht es auch nicht, dass Störungen der zirkadianen Rhythmik mit neurodegenerativen Erkrankungen, Krebs, Fettleibigkeit, Herz-Kreislauf-Erkrankungen, neuropsychiatrischen Störungen und einer verkürzten Lebensdauer in Verbindung gebracht werden.[32] Eine Hauptursache von Störungen der zirkadianen Rhythmik ist fehlendes Sonnenlicht; die andere ist unsere Abhängigkeit von menschengemachter Technologie und deren künstlichem Licht.

Ein zentrales Merkmal unserer modernen Gesellschaft besteht darin, dass wir unser Berufsleben in irgendeiner kleinen Arbeitsnische eines Büros verbringen und dabei mit künstlichem, blaue Wellen enthaltendem Licht bombardiert werden, das sich sehr negativ auf unseren zirkadianen Rhythmus auswirkt: Schätzungen zufolge verbringen 60 Prozent aller Menschen mehr als sechs Stunden pro Tag vor einem digitalen Gerät, inmitten von blauem Licht, das von der Elektronik ausgestrahlt wird. Blaue LED-Bildschirme stören den erholsamen Schlaf – eine für die Entgiftung unseres Körpers wichtige Phase –, indem sie die Melatoninproduktion beeinträchtigen und den Instinkt unseres Körpers, dem Sonnentag entsprechend zu schlafen und aufzuwachen, außer Kraft setzen. Außerdem stören sie unsere Fähigkeit, uns auf jahreszeitliche Veränderungen einzustellen und unsere Gene auf möglichst vorteilhafte Art und Weise zu exprimieren.

Dieser Mangel an Sonnenlicht ist die Hauptursache für die Entstehung dessen, was die Wissenschaftler Alan C. Logan, Martin A. Katzman und Vicent Balanzá-Martínez als Naturdefizit-Störung bezeichnet haben.[33] Damit ist gemeint, dass wir auf vielerlei Weise von den evolutionär angemessenen Inputs abgewichen sind, die unsere Gene erwarten – zum Beispiel, dass unser Körper von seiner Evolution her unbedingt Sonneneinstrahlung braucht. Ohne sie sind wir anfälliger für eine ganze Reihe von Krankheiten wie beispielsweise Hashimoto-Thyreoiditis (eine Autoimmun-Schilddrüsenerkrankung), multiple Sklerose, chronisch-entzündliche Darmerkrankungen, rheumatoide Arthritis, systemischer Lupus erythematodes, Herz-Kreislauf-Erkrankungen und 25 verschiedene Krebsarten (darunter Brust-, Blasen-, Gebärmutterhals-, Darm- und Lungenkrebs), aber auch Hautkrankheiten wie Akne, Rosazea, Ekzeme, Psoriasis und Dermatitis.

Der herrschende kulturelle Zeitgeist schreibt vor, uns zu bedecken und im Schatten aufzuhalten, unseren Körper mit Sonnencreme einzucremen und der Mittagssonne aus dem Weg zu gehen. Dieses Verhalten steht im Widerspruch zu den Ergebnissen einer prospektiven Studie, in der 38 000 schwedische Frauen 15 Jahre lang der Sonne ausgesetzt waren und Sonnenexposition mit einer signifikanten Abnahme der Gesamtsterblichkeit (Tod jeglicher Ursache) und Herz-Kreislauf-Sterblichkeit (Tod durch Herzinfarkt, Schlaganfall und koronare Herzkrankheit) einherging.[34] Während intermittierende Sonnenexposition mit einem um 60 Prozent erhöhten Melanomrisiko korrelierte, schützte chronische Sonnenexposition sogar vor dieser tödlichsten aller Hautkrebsformen.

Obwohl man Verbrennungen unbedingt vermeiden sollte, ist eine gewohnheitsmäßige Abschirmung vor der Sonne ebenfalls schädlich. Die Lösung besteht also aus zwei Strategien:

Erstens sollten wir uns nach Einbruch der Dämmerung nur noch möglichst wenig oder gar nicht mehr mit elektronischen Geräten beschäftigen oder (falls dies nicht möglich ist) Blaufilterbrillen tragen, um uns vor Lichtverschmutzung durch abends beziehungsweise nachts verwendete selbstleuchtende Geräte zu schützen, was nachweislich die Schlafeffizienz verbessert, die Schlaflatenz verkürzt und die Melatoninproduktion erhöht.[35] Zweitens sollten wir uns fest vornehmen, unseren Körper an mindestens einem Tag pro Woche dem gesamten Lichtspektrum von Sonnenaufgang bis Sonnenuntergang auszusetzen, also eine natürliche Photobiomodulation zu praktizieren – und zwar ohne Sonnenschutzmittel und ohne viel Kleidung oder Sonnenbrille –, damit unser Körper in den Genuss einer maximalen Sonnenlichtexposition kommt.

Um unsere evolutionäre Fehlanpassung zu korrigieren, sollten wir während dieser lebensspendenden Sonnenexposition außerdem mit unseren nackten Füßen fest auf dem Boden stehen, also etwas praktizieren, was man als Erdung oder Earthing bezeichnet. Im Lauf seiner Evolutionsgeschichte ist der Mensch immer wieder barfuß gelaufen oder hat Schuhe aus Tierhäuten getragen, die eine Äquilibrierung mit dem elektrischen Potenzial der Erde ermöglichten. Diese Praktiken wurden im Zuge dessen, was wir als lineare Entwicklungsbahn der Menschheit in Richtung Fortschritt empfinden, verworfen. Doch leider ist unser Abgekoppeltsein von der Erde in Wirklichkeit ein verhängnisvoller Rückschritt, der zum Verlust jener zentralen Energieübertragung vom Boden auf unseren Körper und der damit einhergehenden Neutralisierung freier Radikale führt.[36]

Das Aufkommen von Schuhen mit Plastik- oder Gummisohlen, Hochbetten und Hochhäusern hat unseren Körper vom elektrischen Feld der Erde isoliert und ist zeitlich mit einer noch nie da gewesenen Zunahme chronischer Krankheiten zusammengefallen. Darüber hinaus haben durch dieses Getrenntsein vom Boden auch unsere Abwehrkräfte gegen Elektrosmog abgenommen: Wissenschaftlichen Untersuchungen zufolge verringert Erdung die auf den Körper induzierte Spannung um den Faktor 70, wenn er einem elektrischen Wechselstrompotenzial ausgesetzt ist.[37] Dieser Elektronentransfer von der Erde in den Körper verhindert, dass elektromagnetische Frequenzen die elektrischen Ladungen und Aktivitäten unserer Körpermoleküle stören, was nicht unwichtig ist, da es laut einem im *Journal of Environmental and Public Health* erschienenen Fachartikel »außer Frage steht, dass der Körper auf das Vorhandensein von elektrischen Feldern in der Umwelt reagiert«.[38]

Das bedeutet, dass der Boden ein Reservoir freier beweglicher Elektronen darstellt – negativer Ladungen, die das Potenzial haben, die positiv geladenen freien Radikale oder reaktiven Sauerstoffspezies (ROS), die Zellbestandteile schädigen und zu Krankheit und Degeneration führen können, zu neutralisieren. Da ROS ein direktes Bindeglied zu Entzündungsprozessen darstellen und Entzündungen wiederum zu Krankheiten führen, sollten wir sie mithilfe eines evolutionär kompatiblen Instrumentariums auf Schritt und Tritt bekämpfen. Entzündungen sind positiv und die Erde ist negativ geladen, sodass das Aufsetzen unserer nackten Füße auf den Boden eine antioxidative Wirkung haben kann, die freie Radikale abfängt und die durch sie angerichteten Schäden mindert.[39]

Bei fehlendem Kontakt mit der Erde können sich aufgrund der ungleichmäßigen Verteilung der Ladungen verzerrte elektrische Gradienten anhäufen, die wiederum die Funktion von Enzymen beeinträchtigen können. Dies könnte erklären, warum Erdung wissenschaftlichen Untersuchungen zufolge verschiedene therapeutische Wirkungen hat, zum Beispiel:

- Normalisierung der zirkadianen Rhythmik und verbesserter Schlaf[40]
- Linderung chronischer Gelenk- und Muskelschmerzen[41]
- Bessere Blutzuckereinstellung
- Rasche Rückbildung von Entzündungen[42]
- Verringerte Blutgerinnselbildung[43]

Es hat sich sogar gezeigt, dass Erdung das autonome Nervensystem von der durch den Sympathikus in Gang gesetzten Kampf-oder-Flucht-Reaktion zu parasympathischer Ruhe und Verdauung (auch unter dem Schlagwort »breed-and-feed« – Essen und Fortpflanzen – bekannt) verlagert. Tatsächlich zeigten Versuchsteilnehmer, die sich in geerdetem Zustand befanden, eine sofortige Deaktivierung des ersteren und eine gleichzeitige Aktivierung des letzteren.[44]

Die Erdung ist ihrer Zugehörigkeit zu einer rein alternativen Volksmedizin längst entwachsen und hat sich zu einer wissenschaftlich fundierten Therapie für verschiedenste Krankheiten und Beschwerden – einschließlich des Alterungsprozesses – entwickelt, da Altern unweigerlich mit einer Entzündungsbelastung einhergeht.[45] Es gibt vorläufige Beweise dafür, dass Erdung Autoimmunkrankheiten bessert und möglicherweise auch zu einer Besserung von Herzrhythmusstörungen, Bluthochdruck, Osteoporose, Asthma und anderen Atemwegserkrankungen, Schlafapnoe und prämenstruellem Syndrom (PMS) führen kann.[46] Den Anwendungsmöglichkeiten dieser Behandlungsmethode sind keine Grenzen gesetzt. Ähnlich wie bei der Wirkung von Chlorophyll laden die Elektronen aus der Erdung die Elektronentransportkette unserer Mitochondrien auf – was darauf hindeutet, dass Erdung einen Beitrag zu den energieintensiven Reparatur- und Regenerationsprozessen leisten kann, die für die Heilung von Krankheiten notwendig sind.

Wirklich bemerkenswert ist jedoch eine Möglichkeit, die in einer vor Kurzem im *Journal of Inflammation Research* erschienenen Übersichtsarbeit untersucht worden ist: Innovationen in der Biophysik und Zellbiologie zeigen nämlich, dass »der menschliche Körper mit einem systemweiten kollagenen, flüssig-kristallinen Halbleiternetzwerk ausgestattet ist, das als lebendige Matrix bezeichnet wird«[47] und in der Lage ist, im Fall einer Verletzung oder Krankheit Elektronen an jeden beliebigen Ort im Körper zu leiten, um auf Zell-, Gewebe- und Organebene Schutz zu bieten. Tatsächlich gilt dieses riesige Ganzkörper-Redox-Netzwerk in manchen Forscherkreisen als primäres antioxidatives System des Körpers.

Somit stellt die Erdoberfläche eine noch unerschlossene und unverzichtbare therapeutische Ressource dar, die eine Vielzahl entzündlicher Erkrankungen bessern könnte. Wenn wir unseren Körper nicht durch regelmäßigen Kontakt mit der Erde neu aufladen, sind Degeneration und Schwäche – eine der »Hauptzutaten« der Naturdefizit-Störung – vorprogrammiert.

Die neue Biophysik: Einstieg ins Quantenkaninchenloch der esoterischen Physiologie

Schon seit Langem glaubt man, dass der Energiebedarf des menschlichen Körpers davon abhängt, dass die Glukose-Verbrennungsöfen in den Mitochondrien unserer Zellen mit physischem »Brennstoff« versorgt werden. Dieses veraltete und grundfalsche Konzept spiegelt sich in unserer Fixierung auf den Kaloriengehalt unserer Nahrung wider. Kalorien sind nichts weiter als ein Maß für die Wärmemenge, die unser Körper bei der Verbrennung von Lebensmitteln abgibt – angesichts der Komplexität und Eleganz und der vielen Geheimnisse des menschlichen Stoffwechsels eine sehr grobe Metrik.

Unser Körper ist nicht nur in der Lage, auf ATP beruhende Mechanismen der Energieübertragung zu nutzen; er kann auf verschiedensten Wegen – zum Beispiel durch wasser-, melanin- und chlorophyllvermittelte Prozesse – auch freie Energie direkt von der Sonne nutzen. Zweifellos sind dabei auch noch viele andere energieerzeugende Prozesse im Spiel, die erst noch entdeckt werden müssen. Doch auch wenn Beispiele alternativer Energiequellen auf der Basis von EZ-Wasser oder Melanin wie eine radikale Abkehr von konventionellen Theorien der zellulären Bioenergetik erscheinen mögen, sind sie in Wirklichkeit doch noch lange nicht radikal genug, um zu erklären, was wirklich abläuft.

Die Wahrheit ist, dass unser Körper enorme Mengen an freier Energie (also Energie, die nicht aus physischen Substanzen wie beispielsweise Nahrung gewonnen werden muss) abrufen, ansammeln und nutzen kann. Er verfügt sogar über eine noch unmittelbarere, grenzenlose Energiequelle, auf die er ständig zugreifen kann und dies auch tut – eine Quelle, die vielleicht endlich eine Erklärung für die Berichte über Menschen liefert, die längere Zeit ohne Nahrung oder Wasser auskommen können. Neueren Experimenten zufolge besitzt das Zytosol (der wässrige Teil des Zytoplasmas einer Zelle) – obwohl man lange Zeit angenommen hatte, dass es keine elektrischen Felder aufweist – in Wirklichkeit eine elektrische Feldstärke von bis zu 15 Millionen Volt pro Meter.[48] (Zum Vergleich: Hochspannungsleitungen arbeiten normalerweise mit 155 000 bis 765 000 Volt pro Meter). Noch erstaunlicher ist die Tatsache, dass die innere Membran eines einzelnen Mitochondriums eine elektrische Feldstärke von 30 Millionen Volt aufweist[49] – was mit dem elektrischen Feld vergleichbar ist, das von der Sonnenoberfläche oder von einem Blitz erzeugt wird.

Aber woher kommt diese enorme Energie? Um diese Frage zu beantworten, müssen wir uns mit ein paar grundlegenden Erkenntnissen der Quantenphysik vertraut machen. Schließlich bestehen alle Moleküle unseres Körpers aus Atomen, deren fundamentale Struktur auf der sub-sub-sub-atomaren Ebene des Wirkungsquantums liegt; also erfordert das Verständnis der menschlichen Physiologie und zellulären Bioenergetik zumindest gewisse Grundkenntnisse der Quantenphysik.

In der Neuen Biophysik wird der Raum als Quantenvakuum beschrieben – im Gegensatz zu seinem eher passiven Vorläufer in der klassischen Physik, wo Raum als leerer, unsichtbarer

Behälter für physische Objekte galt. Das Quantenvakuum ist aber kein leerer Raum, sondern steckt voller Nullpunktenergie – der Schwingungsenergie im Grundzustand, die auch dann noch vorhanden ist, wenn das System – aus klassischer Perspektive betrachtet – am absoluten Nullpunkt steht und vollkommen leer und unbeweglich erscheint. In der Quantenfeldtheorie reichen Schätzungen der Vakuumenergiedichte im »leeren Raum« von unendlich bis zu einer Massendichte von ungefähr 10^{96} Kilogramm pro Kubikmeter (das ist eine Zehn mit 96 Nullen dahinter!) – also *praktisch unendlich*. Dies ist der Grund, warum der amerikanische Physiker Richard Feynman gesagt hat, dass »eine Teetasse leeren Raums genügend Energie enthält, um sämtliche Ozeane der Welt zum Kochen zu bringen«. In ähnlicher Weise prophezeit der Schweizer Physiker Nassim Haramein, dass die im Volumen eines einzigen Protons enthaltene Nullpunkt-Vakuumenergie gleich der Masse aller Protonen im beobachtbaren Universum ist.

In diesem Konzept des leeren Raums taucht Materie (in Form virtueller Teilchen) im Quantenvakuum ständig auf und verschwindet wieder, ähnlich wie die Gischt am Fuß eines immensen Energiewasserfalls zusammenfließt und verschwindet. Die von der Quantenfeldtheoriephysik beschriebene Version der Realität verstößt mit ihrer Erhaltung von Energie und Materie scheinbar gegen die Grundgesetze der Thermodynamik und widerspricht der klassischen Newton'schen makroskopischen Wahrnehmung des Raums und der Objekte, in deren Mitte wir leben, völlig. Trotzdem liefert sie die beste Erklärung für das Verhalten von Kräften und Teilchen, und viele moderne Technologien – beispielsweise Lasersysteme, MRT und Halbleitergeräte – verdanken ihr ihre Existenz.

Und was hat das alles mit der Neuen Biologie zu tun? Wenn die Quantenfeldtheorie zutrifft und biologischen Systemen an jedem Punkt im Raum eine praktisch unendliche Energiequelle zur Verfügung steht, dann müsste alles, was wir über die Funktionsweise von Zellen und die Überlebensbedürfnisse unseres Körpers gelernt haben, revidiert werden. Tatsächlich ist inzwischen ein völlig neues Gebiet namens Quantenbiologie entstanden, das sich damit befasst, was diese Entdeckungen auf der Wirkungsquantebene für biologische Systeme bedeuten – von den molekularen Grundbausteinen der Zelle bis hin zur menschlichen Physiologie und zum Ursprung und Wesen des Bewusstseins selbst.

Ein konkretes Beispiel für ein biologisches System, das Energie aus dem Quantenvakuum nutzt, sind die an Wänden hochkrabbelnden Geckos, die sogar von der Decke herabhängen und an glatten Oberflächen wie beispielsweise Glas hochklettern können und dabei scheinbar den elementarsten physikalischen Gesetzen der Schwerkraft trotzen.

In der Quantenphysik gibt es ein Phänomen namens Casimir-Effekt:[50] Wenn man zwei ungeladene Metallplatten extrem nah beieinander (nur ein paar Mikrometer voneinander entfernt) platziert, ohne dass ein äußeres elektromagnetisches Feld vorhanden ist, zieht die Quantenvakuumenergie die Platten aus dem breiten Spektrum elektromagnetischer Frequenzen in der Energiedichte des Weltraumvakuums zusammen. Die längeren Wellenlängen werden aus dem kleinen Zwischenraum zwischen den beiden Platten ausgeschlossen, wodurch die Platten von außen nach innen zusammengedrückt werden – ein Beweis dafür, dass das Vakuum voller »realer« Energie ist und die Objekte im »realen Raum« beeinflussen kann.

Wie man inzwischen weiß, besitzt der Gecko an den Enden seiner knollig verdickten Füße extrem kleine Casimir-ähnliche Plattenstrukturen in Form von Millionen mikroskopisch kleiner Haare. Wenn diese Haare auf eine flache Oberfläche auftreffen, machen sie sich den Casimir-Effekt zunutze, um den Gecko an der Wand festzuhalten. Es gibt zwar auch noch andere Faktoren, die zu dieser Fähigkeit des Geckos beitragen könnten (beispielsweise elektrostatische Effekte); doch man geht davon aus, dass der Casimir-Effekt die Hauptursache ist.

Mithilfe der technischen Prinzipien der Biomimikry haben Forscher in Stanford den Casimir-Effekt genutzt, um einen »Spiderman«-Anzug zu entwickeln, mit dessen Hilfe Menschen an Gebäuden hochkrabbeln können.[51] Die »Gecko-Handschuhe« dieses Anzugs, die sich stark an glatte Oberflächen anheften und große Lasten wie beispielsweise das menschliche Körpergewicht gleichmäßig verteilen können, bestehen aus einem Kissen aus 24 separaten Platten mit progressiven und degressiven Lastverteilungselementen, die mit synthetischen Klebstoffen überzogen sind, welche sägezahnförmige Polymerstrukturen von etwa der Breite eines menschlichen Haares enthalten.[52] Diese Technologie ist so vielversprechend, dass Anwendungsmöglichkeiten dieser Kissen sogar im Jet Propulsion Laboratory der NASA an den Roboterarmen von Raumfahrzeugen erforscht werden. Der ungewöhnliche quantenmechanische Ursprung der Superkraft des Geckos macht sogar aus einer konventionellen evolutionären Perspektive Sinn. Sollte es uns wirklich überraschen, dass Lebewesen nach Milliarden Jahren von Versuch und Irrtum in einer Welt, in der schon der kleinste Vorteil über Leben und Tod entscheiden kann, auf einen kostenlosen quantenmechanischen Überlebensvorsprung verzichten würden? Der Casimir-Effekt und andere Nullpunktenergie-Nutzungsprozesse operieren auf der Ebene der elementarsten Bausteine unserer biologischen Architektur.

Biologische Nullpunktenergie

Von allen Forschungsgebieten an der Schnittstelle zwischen Quantenphysik und Biologie ist das Verständnis der Energiequellen unseres Körpers für seine Fähigkeit, sich auch in extremen Not- und Mangelsituationen selbst zu erhalten und zu regenerieren, am relevantesten.

Man geht davon aus, dass sich die Nullpunktenergie-Gewinnungsprozesse im menschlichen Körper vor allem dort konzentrieren, wo man sie konventionellem Denken nach erwarten würde: nämlich in den Mitochondrien unserer Zellen. Der Hauptgrund, warum Eukaryoten (Pflanzen, Pilze, Tiere) im Vergleich zu Einzellern so komplexe Lebewesen sind, liegt in der außergewöhnlichen Bioenergetik, die ihnen durch ein endosymbiotisches Ereignis verliehen wurde, bei dem vor schätzungsweise 1,8 Milliarden Jahren unsere Mitochondrien entstanden sind. Da die Proteinsynthese rund 75 Prozent der Energie einer Zelle verbraucht und die Mitochondrien Eukaryoten mit 200 000-mal mehr Energie versorgen als eine prokaryotische Zelle, sind sie in der Lage, ein 200 000-mal größeres Genom zu unterstützen.[53] Dieser Tatsache verdanken die Eukaryoten ihre enorme evolutionäre Vielfalt und Komplexität im Vergleich zu den einfacher strukturierten Prokaryoten.

Laut Dr. Douglas Wallace, einem weltweit führenden Forscher auf dem Gebiet der Mitochondrienbiologie, speichert jedes Mitochondrium Energie in einem elektrischen Feld mit 180 Millivolt potenzieller Energie. In Ihrem Körper gibt es 10^{17} (100 Billiarden) Mitochondrien.[54] Alles in allem entspricht das ungefähr der potenziellen Energie eines Blitzes – so viel Energie ist in jedem menschlichen Körper gespeichert!

Schon allein diese Entdeckung (dass Ihr Körper in der Gesamtheit seiner Mitochondrien über ein ähnliches elektrisches Potenzial verfügt wie ein Blitz) ist erstaunlich. Doch das ist noch lange nicht alles: *Jedes Mitochondrium in jeder Zelle Ihres Körpers hat eine magnetische Feldstärke von 30 Millionen Volt pro Meter!* Dieses elektrische Potenzial entspricht der gleichen Energie wie in einem Blitz – und das *in jedem Mitochondrium*. Mit bis zu 5000 Mitochondrien pro Herzmuskelzelle, einer noch höheren Dichte von 100 000 bis 600 000 Mitochondrien pro reifer Eizelle und Billionen von Zellen im ganzen menschlichen Körper steht Ihren Zellen jederzeit eine nahezu unendliche Menge an potenzieller Energie zur Verfügung, die (im Gegensatz zum herkömmlichen Erklärungsmodell für die Entstehung von Zellenergie) unvorstellbar groß ist.

Wenn eine Teetasse leeren Raums genügend Energie enthält, um alle Ozeane der Welt in Dampf umzuwandeln, scheint es nicht so unvorstellbar, dass die Mitochondrien in unserem Körper in der Lage sind, Billionen über Billionen Volt potenzieller Energie aus dem Quantenvakuum zu nutzen, in Materie umzuwandeln und Elemente ineinander zu verwandeln. Wenn das zutrifft, muss der ganze Rahmen der heutigen Biologie – einschließlich unseres konventionellen Wissensstands über die menschliche Physiologie und Ernährung – revidiert werden. Wenn wir uns intensiver mit den Implikationen der Neuen Biologie beschäftigen, werden wir feststellen, dass die allgemein akzeptierten Wahrheiten über die menschliche Physiologie nach wie vor ein Wilder Westen immer noch nicht vollständig untersuchter und erforschter Prämissen und Mythen sind.

Biotransformation von Elementen

Wenn der unsichtbare Raum in und um uns herum *nicht nichts* ist, sondern ein *Etwas* voller Energie und Informationen, das ständig andere »Etwasse« (zum Beispiel virtuelle Teilchen und Antiteilchen) hervorbringt – sollte es uns dann überraschen, wenn biologische Systeme zu ähnlichen transformativen *De-novo*-Kreativitätsleistungen fähig sind? Ziehen wir als Beispiel nur einmal den weitverbreiteten Glauben an einen kosmologischen Urknall heran, der weltweit Hunderte Millionen Anhänger hat. Der felsenfeste Glaube an den Urknall als jenen Prozess, durch den das Universum sich in seiner materiellen Existenz manifestiert hat, entspricht im Grunde der Vorstellung, dass aus dem *Nichts* ein *sehr großes* Etwas werden kann. Doch unser konventionelles wissenschaftliches Denken verbietet die Vorstellung, dass eine solche radikale Kreativität auch noch irgendwo anders existieren könnte – schon gar nicht innerhalb biologischer Systeme.

Ungeachtet des enormen Widerstands gegen diese Idee steckte hinter dem mittelalterlichen Vorläufer der modernen Chemie, der Alchemie, mit deren hartnäckiger Suche nach

Möglichkeiten zur Umwandlung von niedrigen Elementen wie Blei in Gold mehr als eine bloße Spielerei mit Metaphern und magischem Denken. Rückblickend sind uns im postnuklearen Zeitalter große Ausnahmen von den strengen Gesetzen der Energie- und Massenerhaltung in Form von Technologien wie Teilchenbeschleunigern und dem Phänomen des radioaktiven Zerfalls (zwei Fällen, in denen Elemente sich ineinander verwandeln können und dies auch tun) bestens bekannt. Im Jahr 1941 gelang es Physikern sogar, in einem Kernreaktor Gold aus Quecksilber zu synthetisieren[55] – wenn auch nur in verschwindend geringen Mengen und als radioaktives Isotop.

Konventionellem Denken zufolge würde man nun vielleicht glauben, dass solche Ausnahmefälle nur bei außergewöhnlich hohen Drücken und Temperaturen auftreten und nicht in den relativ kalten, feuchten »Reaktoren« von Lebewesen wie beispielsweise menschlichen Zellen. Doch der Körper ist tatsächlich in der Lage, die Elemente Kalzium, Magnesium, Kalium, Kupfer und Eisen innerhalb des normalen Temperaturspektrums unseres Körpers auf nicht-radioaktivem Weg ineinander umzuwandeln – ein Phänomen, das von Wissenschaftlern seit über 200 Jahren untersucht wird.

Dieses Phänomen der Biotransformation wurde erstmals von dem berühmten französischen Chemiker Nicolas-Louis Vauquelin (1763–1829) entdeckt, der beobachtete, dass Hühner in den Schalen der Eier, die sie legen, weit mehr Kalzium produzieren, als sie zuvor aufgenommen haben, und daraufhin notierte: »Nachdem ich den gesamten Kalkgehalt des an eine Henne verfütterten Hafers berechnet hatte, fand ich noch mehr davon in den Schalen ihrer Eier. Es gibt also eine Erschaffung von Materie. Auf welche Weise, das weiß niemand.«[56] Diese Entdeckung verstieß gegen das Diktum von Vauquelins Zeitgenossen Antoine-Laurent Lavoisier (1743–1794), dem »Vater der modernen Chemie«, der postulierte, dass die Kombination der Elemente zwar verändert werden könne, die Elemente selbst aber unveränderlich seien und daher nichts Neues geschaffen werde. Die Erkenntnisse Vauquelins wurden weitgehend ignoriert. Doch in der Folgezeit wurde seine Entdeckung von anderen Wissenschaftlern bestätigt:

1. **William Prout** (1785–1850) untersuchte brütende Hühner und stellte fest, dass geschlüpfte Küken mehr Kalk (Kalzium) in ihrem Körper hatten, als ursprünglich im Ei vorhanden gewesen war; und dieses Kalzium war auch nicht durch die Schale beigetragen worden.

2. **Albrecht von Herzeele** (geb. 1821, gest. unbekannt) veröffentlichte im Jahr 1873 das Werk *Der Ursprung anorganischer Substanzen*, in dem er Untersuchungen vorstellte, die beweisen, dass Pflanzen ständig materielle Elemente ineinander verwandeln.

3. **Vogel** untersuchte im Jahr 1844 Brunnenkressesamen und stellte fest, dass die daraus entstandenen Pflanzen nach dem Keimen und der Anzucht mit destilliertem Wasser mehr Schwefel enthielten, als in den Samen vorhanden gewesen war.[57]

4. Die beiden britischen Wissenschaftler **John Bennet Lawes** (1814–1900) und **Joseph Henry Gilbert** (1817–1901) stellten in den Jahren 1856 bis 1873 fest, dass Pflanzen mehr Elemente aus dem Boden »extrahierten«, als der Boden selbst enthielt.[58]

5. **Henri Spindler** stellte in den Jahren 1946 und 1947 fest, dass zwei Arten von *Laminaria* (einer Meeresalge) Jod erzeugen.

6. **Rudolf Hauschka** (1891–1969) entdeckte im Rahmen von Experimenten, die zwischen 1934 und 1940 durchgeführt wurden, dass gewogene und in Glasbehältern versiegelte Kressesamen während des Vollmonds an Gewicht zunahmen und ihr Gewicht während des Neumonds abnahm.

7. **Pierre Baranger** (1900–1970) beobachtete in Tausenden von Experimenten, die zwischen 1950 und 1970 durchgeführt wurden, beim Vergleich von Samen vor und nach dem Keimen eine Umwandlung verschiedener Elemente.

Trotz dieser frühen Beispiele hat der französische Forscher C. Louis Kervran, der als Mitglied der New Yorker Akademie der Wissenschaften auch einen akademischen Posten innehatte, erst in den 1960er-Jahren allgemeine Aufmerksamkeit auf dieses Phänomen gelenkt. Kervran war nicht nur der erste Wissenschaftler, der dies in der postnuklearen Ära getan hat, sondern wurde im Jahr 1975 für seine überzeugenden Forschungsarbeiten zur Biotransmutation sogar für den *Nobelpreis für Physiologie oder Medizin* nominiert. Die akribischen Schlussfolgerungen, zu denen er aufgrund seiner Experimente gelangte, beweisen eindeutig, dass lebende Organismen Elemente ineinander verwandeln.

Einige berühmte Beispiele dazu sind Kervrans Beobachtungen von Ölfeldarbeitern in der Sahara im Jahr 1959, die bei extremen Temperaturen (über 55 Grad Celsius) schwer arbeiten mussten und nach Einnahme natriumhaltiger Salztabletten einen sehr hohen Prozentsatz an Kalium ausschieden. Kervran kam zu dem Schluss, dass das Natrium im Rahmen einer endothermen Reaktion, die die Körpertemperatur der Arbeiter senkte, in Kalium umgewandelt worden war. Eine weitere berühmt gewordene Beobachtung von Kervran ist, dass Hühner in der Bretagne – der nordwestlichsten Region Frankreichs, wo der Boden bekanntermaßen kalkarm ist – täglich ganz normale, kalziumreiche Eier legen: Er entdeckte, dass die Hühner kaliumreichen Glimmer aus dem Boden konsumierten, den sie dann in Kalzium umwandelten. Später führte Kervran umfangreiche Experimente mit Samen durch, die seine Feststellung, dass eine permanente Biotransmutation von Elementen im Gang ist, untermauerten. Doch obwohl seine Arbeit und seine Beobachtungen wirklich bahnbrechend waren und die herrschenden Dogmen der Chemie und Physik über den Haufen warfen, konnte er keine Erklärung dafür liefern, wie diese bionuklearen Reaktionen auf atomarer Ebene möglich waren; und er konnte das Auftreten dieses Phänomens auch nicht unter quantitativ kontrollierten Bedingungen – etwa im Rahmen eines Einzelzellexperiments – nachweisen.

Diesen empirischen Beweis und die dazugehörige physikalische Erklärung lieferte erst der ukrainische Wissenschaftler Vladimir Vysotskii, der in den 1990er-Jahren mit der Erforschung biologischer Transmutationen begann. Vysotskii konnte erstmals zeigen, dass bestimmte Bakterienstämme wie *Bacillus subtilis* GSY 228, *Escherichia coli* K-1 und *Deinococcus radiodurans* M-1 sowie ein Hefestamm namens *Saccharomyces cerevisiae* T8 Metalle ineinander (beispielsweise Mangan in Eisen) verwandeln und den Zerfall eines Radioisotops – radioaktives Cäsium (Cs-137), das eine Halbwertszeit von 30 Jahren hat – zu einer Form von Barium (Ba-138) mit einer Halbwertszeit von nur 310 Tagen beschleunigen können. Im Jahr 2015 überprüfte der japanische Forscher Hideo Kozima die Daten von Vysotskiis Experimenten und lieferte sowohl für das Phänomen der kalten Fusion als auch der Biotransmutation eine gemeinsame Erklärung, das »Trapped Neutron Cold Fusion (TNCF)-Modell«.[59] Vysotskiis Forschungsergebnisse sind in seinem Buch *Nuclear Transmutation of Stable and Radioactive Isotopes in Biological Systems* (2009) ausführlich beschrieben.

Seine bahnbrechenden Forschungsarbeiten sind sehr überzeugend und für die menschliche Gesundheit von hoher Relevanz, vor allem, wenn man bedenkt, dass das menschliche Mikrobiom hauptsächlich aus Bakterien besteht *und wir wiederum hauptsächlich aus unserem Mikrobiom bestehen*. Wie wir bereits gesehen haben, kann dieses Mikrobiom unsere genetischen Fähigkeiten weit über die Anlagen unseres fest kodierten eukaryotischen Genoms hinaus erweitern. Somit ist nicht auszuschließen, dass diese Bakterien auch für die Transmutation von Elementen verantwortlich sein könnten.

Diese Möglichkeit ist von enormer Tragweite: Sie könnte die immense Kraft und Resilienz unserer mikrobiombasierten Physiologie erklären. Unser Körper enthält mindestens so viele Bakterien wie Zellen, und jede Zelle beinhaltet wiederum Mitochondrien, die aufgrund ihrer genetischen und strukturellen Homologie sehr bakterienähnlich aussehen und sich auch so verhalten.[60]

Könnte unser Mikrobiom auch zur Abmilderung der Belastung durch Radioisotope aus unserer Umwelt beitragen? Falls ja, verfügen wir möglicherweise über eine viel tiefere Dimension von Widerstandskraft und Regenerationspotenzial als bisher angenommen – was für das Überleben unserer Spezies in unserer heutigen postnuklearen Ära vielleicht auch bitter notwendig ist.

Mitochondrien: Energie in Materie umwandeln

Eine der bahnbrechendsten Entdeckungen unserer Zeit ist die Erkenntnis, dass Mitochondrien zu tiefgreifenden alchemistischen Transformationsleistungen fähig sind – beispielsweise zur Umwandlung der ihnen zur Verfügung stehenden immensen Energie in Materie.

Im Jahr 1978 führte der Armeeforscher Solomon Goldfein eine Reihe von Experimenten mit Mitochondrien durch, um die Richtigkeit der Behauptungen von C. Louis Kervran über die Umwandlung von Elementen in biologischen Systemen zu überprüfen. Goldfeins Experimente bewiesen, dass Kervran Recht gehabt hatte; außerdem machte er dabei eine wahrhaft revolutionäre Entdeckung über die schöpferische Kraft unserer Mitochondrien. In seinem Bericht *Energy Development from Elemental Transmutations in Biological Systems* [61] enthüllte Goldfein zwei erstaunliche Phänomene: Erstens können Mitochondrien mehr Energie produzieren, als nach den klassischen Gesetzen der Physik und Biochemie zu erwarten wäre (was bedeutet, dass sie auf freie Energie aus dem Quantenvakuum zugreifen); zweitens wirken Mitochondrien wie mikroskopisch kleine Teilchenbeschleuniger, wobei die erzeugte Energie die Zelle in die Lage versetzt, Elemente ineinander zu verwandeln. Goldfein entdeckte sechs verschiedene Wege, auf denen sämtliche Anforderungen an einen Teilchenbeschleuniger auf molekularer Ebene erfüllt werden. Die biologisch aktive Form des an Magnesiumionen gebundenen ATPs (Mg-ATP) ist zwar auch ein wichtiger Bestandteil unserer zellulären Bioenergetik, spielt aber außerdem eine völlig neue Rolle als Nanopartikelbeschleuniger, da ihre Helixstruktur die Beschleunigung des Wasserstoffions (H^+) auf die relativistischen Geschwindigkeiten ermöglicht, die ausreichen, um Zielatome in andere Elemente umzuwandeln – also beispielsweise Natrium in Magnesium, Kalium in Kalzium, Mangan in Eisen und so weiter und so fort. Goldfeins Entdeckung wirft die herkömmliche Ansicht, dass die Hauptaufgabe von ATP darin besteht, als Trägermolekül für die zur Erhaltung des Lebens notwendige Energie zu fungieren, über den Haufen. Wenn seine Erkenntnisse richtig sind, wirkt das Mg-ATP-Chelat tatsächlich als Teilchenbeschleuniger mit enormem kreativem und biotransformativem Potenzial.

Der einzige andere Forscher, der seither die Idee geäußert hat, dass Mitochondrien wie Teilchenbeschleuniger funktionieren könnten, ist Dr. Jack Kruse, der sich in seinen Schriften ausführlich mit dem Thema Quantenbiologie beschäftigte. Kruse hat die berühmteste Formel der Physik – Einsteins Masse-Energie-Äquivalenzgleichung ($E = mc^2$) – auf die Quantenbiologie angewendet. Außerdem weist er auf die Umkehrbarkeit dieser Gleichung hin: Materie wandelt sich nicht nur in Energie/Licht um, sondern Energie/Licht kann sich auch in programmierbare Materie verwandeln.

Wasser: der Stein der Weisen der neuen Biophysik

Das Phänomen der Wasserkavitation kommt in der Natur vor, kann aber auch in experimentellen Umgebungen herbeigeführt werden. Dabei handelt es sich um die Bildung dampfgefüllter Hohlräume in einer Flüssigkeit wie Wasser an Stellen, an denen der Druck niedrig ist. Bei hohen Drücken fallen diese auch als Blasen oder Kavitäten bezeichneten Hohlräume in sich zusammen und erzeugen eine Schockwelle mit extrem hohen Wärme-, Schall- und Lichtpegeln – ein Phänomen namens Sonolumineszenz. Eine Schallwelle oder ein Laser, die/der durch Wasser geleitet wird, kann eine Wasserkavitationsblase entwickeln, die millionenfach mehr Energie erzeugt als die Menge an Energie, durch die sie ausgelöst worden ist. Diese Energie ist so stark, dass an diesen winzigen kollabierenden Wasserblasen sonnenähnliche Temperaturen gemessen wurden.[62]

Dieses Phänomen wird nun schon seit Jahrzehnten untersucht, was großenteils aus reiner Notwendigkeit geschieht, da Wasserkavitation auf von Menschenhand geschaffene Maschinen eine ausgesprochen zerstörerische Wirkung hat. Propellerblätter von Schiffen zum Beispiel sind aufgrund der natürlichen Bildung von Wasserblasen während ihres Betriebs oft einem starken Verschleiß ausgesetzt. Erst seit kurzer Zeit ist die Wissenschaft so weit fortgeschritten, dass die enorme Kraft dieses Phänomens in die richtigen Bahnen gelenkt und für spezielle technologische Anwendungen genutzt werden konnte.

Der Wissenschaftler Mark LeClair, der sich auf die Nutzung von Wasserkavitation für nanotechnologische Anwendungen spezialisiert hat, machte im Rahmen einiger durch Zuschüsse finanzierter Experimente, bei denen ein Laser zur Induktion von Kavitationsblasen eingesetzt wurde, eine revolutionäre Entdeckung. Dieses Experiment kam zu einem unerwarteten Ergebnis: nämlich der Erzeugung von überschüssiger Energie (ein Beweis für Nullpunktenergie-Nutzung), wobei 840 Watt die Pumpe antrieben und 2900 Watt erzeugt wurden. Schon allein dieses Ergebnis ist für die Entwicklung sauberer, nachhaltiger Alternativen zu fossilen und nuklearen Brennstoffen von enormer Tragweite. Noch bemerkenswerter war jedoch, dass sich in dem Kavitationsereignis sowohl eine Transmutation als auch eine De-novo-Synthese von Elementen zeigte, wobei Wasser in Energie und Materie umgewandelt wurde. Unglaublicherweise stimmte die Elementverteilung des umgewandelten Materials fast vollständig mit derjenigen von Supernovas (die als Ursprung sämtlicher Elemente auf unserem Planeten gelten) und mit dem Verhältnis der Elemente in der Erdkruste überein, wobei es starke Beweise für die Entstehung schwarzer Mikrolöcher gab, die der Bildung der Elemente vorausging.

Dieses Experiment schien zu zeigen, dass ein Nukleosynthese-Ereignis, ähnlich der stellaren Nukleosynthese, in Wasser herbeigeführt werden kann – eine Erkenntnis, die unser bisheriges Verständnis des Ursprungs der Elemente auf unserer Erde, ja sogar der Elemente der Sonne, völlig über den Haufen wirft.[63]

Bei LeClairs Kavitationsexperimenten zeigte sich auch eine bis dahin unbekannte kristalline Form von Wasser, die doppelt so stark wie Diamant und bis zu fünfeinhalbmal dichter als gewöhnliches Wasser ist. Die Bildung des Wasserkristalls entwickelte eine Schockwelle, die die relativistischen Geschwindigkeiten und Energien erreichte, welche erforderlich sind, um eine starke Kernfusion, -spaltung und -transmutation auszulösen. Eine mögliche Erklärung für diese kavitationsinduzierte Sonolumineszenz und Nukleosynthese besteht darin, dass die dabei freigesetzten enormen Energien aus dem Quantenvakuum stammen. Dr. Claudia Eberleins bahnbrechende Arbeit *Sonoluminescence as Quantum Vacuum Radiation* geht auf diesen Aspekt ein: Eberlein weist darauf hin, dass nur das Nullpunktenergie-Spektrum dem Lichtemissionsspektrum der Sonolumineszenz entspricht.[64]

Diese Entdeckungen sind auch für unser Verständnis des Ursprungs des Lebens von enormer Tragweite. Beobachtungen zufolge bildete LeClairs Wasserkristall lineare oder spiralförmige Stränge mit großen, ikosaedrisch-sechseckigen Köpfen und langen, schmalen Peitschenschwänzen, die ähnlich wie die DNA eine *Supercoil*-Struktur bilden können. Wie LeClair erklärte, wird die Entdeckung dieses Kristalls und seiner Auswirkungen weitreichende

Einflüsse auf die Physik, Chemie und Biologie des Wassers haben. Außerdem deutet diese Entdeckung darauf hin, dass Wasserkavitation die Ursache für den Ursprung des Lebens selbst sein könnte, indem sie die geometrische Schablone für selbstreplizierende Informationsspeichermoleküle liefert. Wenn man bedenkt, dass das Leben auf unserer Erde vermutlich in hydrothermalen Quellen tief im Ur-Meeresboden entstanden ist, wo es wohl einen Protonengradienten, präbiotische Bausteine und Wasserkavitationsblasen gegeben hat, liefert LeClairs Arbeit ein fehlendes Puzzleteil zu dem uralten Rätsel, wie und wo das Leben auf unserem Planeten entstanden ist.

Die Wasserkavitation ist ein eindrucksvolles Beispiel sowohl für die außergewöhnlichen Energien der Elemente, aus denen wir bestehen, als auch für unser eigenes kreatives Potenzial. Aber verfügen wir auch über die biologischen Systeme, die wir brauchen, um es zu nutzen?

Zwei ganz besondere Garnelenarten weisen darauf hin, dass dies der Fall sein könnte. Der normalerweise zehn Zentimeter lang werdende Fangschreckenkrebs kann mit seinen Scheren so kräftig zuschlagen, dass Taucher, die das Pech hatten, Bekanntschaft damit zu machen, sie »Daumenspalter« nannten. Ein Scherenschlag kann bis zu 200 Pfund Kraft übertragen – genug, um Aquarienglas zu zertrümmern – und ist so schnell und stark wie eine Kaliber-22-Kugel.

Der kleinere, 3 bis 5 Zentimeter lang werdende Pistolenkrebs verdankt seinen treffenden Namen einer unverhältnismäßig großen Schere, die aus zwei pistolenähnlichen Teilen besteht: einem »Hahn«, der nach hinten in eine rechtwinklige Position bewegt und in seinem Gelenk gespannt wird, und einem Aufnahmeteil, in das der Hahn freigegeben wird. Die Druckwelle aus Blasen, die dieser Krebs erzeugt, ist stark genug, um Glasgefäße zu zerbrechen und seine Beutetiere zu betäuben. Das Schnappen seiner Schere erzeugt eine Kavitationsblase, die sich in einem Tempo von 100 Stundenkilometern durchs Wasser bewegt und einen Ton von bis zu 218 Dezibeln erzeugt. (Zum Vergleich: Ein Donnerschlag erzeugt 120 Dezibel und ein Düsenflugzeug, das in 25 Metern Entfernung abhebt, 150 Dezibel – laut genug, um Ihr Trommelfell zum Platzen zu bringen.) Das Knallen des Pistolenkrebses dauert nur eine Millisekunde; doch innerhalb dieser kurzen Zeit erzeugt die kollabierende Kavitationsblase eine Temperatur von über 4700 Grad Celsius. (Die Oberflächentemperatur der Sonne wird auf etwa 5500 Grad Celsius geschätzt.) Außerdem erzeugt die Schallwelle einen Lichtblitz durch Sonolumineszenz, von dem man annimmt, dass er im Kern der kollabierenden Blase viermal so hohe Temperaturen wie die der Sonne (knapp 20 000 Grad Celsius) erzeugt.

Mit der Antwort auf die Frage, wie diese Garnelenarten genügend Energie erzeugen können, um solche erstaunlichen Leistungen zu vollbringen, sind wir bei einer der wichtigsten Erkenntnisse dieses Buches angelangt: nämlich dass Lebewesen Energiequellen zur Verfügung stehen, die weit über die heute allgemein akzeptierten konventionellen Einschätzungen oder Mechanismen hinausgehen. Wenn so winzig kleine Organismen wie diese Garnelen genügend Nullpunktenergie nutzen können, um Temperaturen zu erzeugen, die so heiß sind wie die Sonne, und wenn unsere Mitochondrien Billionen über Billionen Volt potenzieller Energie nutzen und in Materie umwandeln können, wird erst die Zukunft zeigen, wozu wir sonst noch imstande sind.

Was die Neue Biologie angeht, so war die Konvergenz von Quantenbiologie, Epigenetik, Geist-Körper- und Narrativer Medizin und Spiritualität noch nie so überzeugend und faszinierend wie heute. Innerhalb des Netzwerks aus diesen Disziplinen können wir nun zu plausiblen Erklärungen für Phänomene gelangen, die den meisten Menschen viele Jahrzehnte, manchmal sogar Jahrhunderte lang fantastisch, verwirrend oder geradezu ketzerisch erschienen sind.

TEIL 2

EIN NEUER BLICK AUF CHRONISCHE ERKRANKUNGEN, PRÄVENTION UND HEILUNG

DIE ROLLE VON STAMMZELLEN
FÜR DIE REGENERATION

KAPITEL 4

BLICK ÜBER DEN TELLERRAND DER GENMUTATION

Krebsentstehung, -vorbeugung und -therapie: lebensrettende Strategien zur Stärkung der Mündigkeit und Widerstandsfähigkeit des Patienten

Am Freitag, den 23. Dezember 1971, unterzeichnete Präsident Richard Nixon den National Cancer Act, durch den über einen Zeitraum von drei Jahren 1,4 Milliarden Dollar für den »Krieg gegen den Krebs« – damals die zweithäufigste Todesursache in den USA – bereitgestellt wurden.[1] Diese kämpferische Metapher aus der Zeit des Vietnamkriegs stellte den Krebs als heimtückischen Gegner dar, den man mit roher Gewalt besiegen und unterwerfen muss. Das hat dann auch dazu geführt, dass dieser Krieg mit den konventionellen Waffen der Chirurgie und Chemotherapie geführt wurde – Waffen, die dazu bestimmt waren, den Feind vernichtend zu schlagen und seine Verteidigungsmöglichkeiten zu schwächen. Der Krieg wurde sogar nuklear (mit Strahlentherapie) geführt. Doch trotz einer konzertierten Kampagne bürokratischer Behörden, akademischer Forschungseinrichtungen, gemeinnütziger Organisationen und pharmazeutischer Unternehmen war es vielleicht doch eine Schlacht mit verbundenen Augen.

Auf dem World Oncology Forum, das im Jahr 2012 in Lugano (Schweiz) stattfand, kam eine Gruppe von Vordenkern aus verschiedenen Bereichen der Krebsforschung und -therapie zu dem Schluss, dass »ein dauerhaftes krankheitsfreies Therapieansprechen selten ist und Heilungen noch seltener vorkommen«.[2] Und in der Zeitschrift *Frontiers in Oncology* erklärten Bryan

Oronsky und seine Kollegen ausdrücklich, dass wir die Macht therapieresistenter Krebszellen mit den konventionellen Behandlungsmethoden, die wir gegen sie einsetzen, ungewollt sogar noch verstärken:

>> Chemotherapie und Bestrahlung sind der ultimative Stresstest für Krebszellen, der zu einem unbeabsichtigten »Überleben des Stärkeren« führt: Das heißt, die empfindlichsten Zellen aus der »Herde« der therapieresistenten Zellen werden ausgemerzt. Der Preis, den wir für diesen Selektionsdruck zahlen müssen, besteht zwangsläufig in der Entstehung erworbener Therapieresistenzen und im Behandlungsversagen. Dadurch werden aggressive Krebstherapien zu einem selbstzerstörerischen Prozess. Die Natur verabscheut jedes Vakuum und füllt es mit resistenten Tumorzellen, sodass die Behandlung letztendlich zum Scheitern verurteilt ist.[3]

Im Jahr 2015 gaben Patienten weltweit 100 Milliarden Dollar pro Jahr für Krebsbehandlungen (darunter Chirurgie, Chemotherapie und Bestrahlung) aus, während die Häufigkeit von Krebsdiagnosen und die Todesfälle durch Krebs weiterhin ungebremst zunehmen. Nach wie vor fällt ein Viertel der Bevölkerung einem »Feind« zum Opfer, der allgemein gefürchtet, aber auf fundamentaler Ebene immer noch kaum verstanden ist.[4]

Laut Daten der Internationalen Agentur für Krebsforschung gab es im Jahr 2012 14,1 Millionen neue Krebsdiagnosen,[5] und Angaben der amerikanischen Seuchenschutzbehörde Centers for Disease Control (CDC) zufolge näherte sich der Krebs im Jahr 2016 schnell an Herz-Kreislauf-Erkrankungen als wichtigste Todesursache an.[6] Toxische und invasive Therapien werden großzügig und in nicht angemessener Weise auch bei Patienten mit indolenten oder langsam wachsenden Krebserkrankungen wie chronischer lymphatischer Leukämie, niedriggradigem follikulärem Non-Hodgkin-Lymphom und Prostatakrebs[7] und bei soliden Krebsarten (abnormalen Gewebemassen, die normalerweise keine Zysten oder Flüssigkeitseinschlüsse enthalten) eingesetzt, obwohl sie in der Verwendung maximal verträglicher Dosen keinen empirisch nachweisbaren Nutzen für das Überleben oder die Lebensqualität gezeigt haben.[8]

Die Sprache, die wir zur Beschreibung von Krebs verwenden, erweckt oft den Eindruck, als handle es sich dabei um eine vom Schicksal vorherbestimmte Zeitbombe, die durch defekte Gene erzeugt wird. Diesem Modell zufolge entstehen bösartige Tumoren durch eine Zelle, die durch eine Anhäufung von Punktmutationen (bei denen ein Nukleotid in einer Gensequenz durch ein anderes ersetzt wird) in den Genen, welche den Zellzyklus und die Zellproliferation steuern, auf Abwege geraten ist. Infolgedessen haben wir Zehntausende von Kandidaten für genetische Veränderungen in Tumorzellen charakterisiert unter der Prämisse, dass die Identifikation des Krebsgenoms zu einer Reihe von zielgerichteten Therapien und einer umfassenden Aufklärung der Krebsbiologie führen wird.[9] Wir haben uns zu dem Glauben verleiten lassen, dass wir eine Heilung für den Krebs finden können, wenn es uns nur gelingt, die für diese Erkrankung verantwortlichen Gene zu isolieren.

Die Exposition gegenüber mutagenen Substanzen trägt zwar zur Entstehung von Krebs bei, ist aber keine vollständige Erklärung für den Ursprung von Neoplasien. Krebs ist viel mehr als nur eine Folge unseres willkürlichen genetischen Erbes oder von Mutationsereignissen, die uns auf Kollisionskurs mit dem Tod bringen. Und doch hat dieses Erklärungsmodell Krebspatienten dazu veranlasst, ihre Autonomie aufzugeben, und ihnen den Eindruck vermittelt, lediglich Zuschauer in einem Wettrüsten zwischen ihren Krebszellen und den Waffen zu sein, die ihren Onkologen zur Verfügung stehen. So kann es passieren, dass Krebspatienten ihr Schicksal den Medizinern überlassen, ohne Alternativen – darunter bewährte, lebensrettende und lebensqualitätsverbessernde ganzheitliche Behandlungsansätze – auch nur in Betracht zu ziehen.

Es ist höchste Zeit für einen neuen Umgang mit der Herausforderung Krebs. An die Stelle des Alles-oder-Nichts-Extremismus rigider medizinischer Vorgehensweisen muss eine nuancierte Sichtweise der Onkogenese treten. In diesem neuen Paradigma sollte Krebs als dynamischer Prozess betrachtet werden – als Spektrum verschiedener Abweichungen von der Norm und als Anpassungsreaktion an ein Umfeld, das sich drastisch von den Lebensbedingungen unterscheidet, unter denen wir uns im Lauf unserer Evolution entwickelt haben.

Angst hat eine krebsfördernde Wirkung

Man kann nicht über Krebs sprechen, ohne auch ein paar Worte über das Thema Angst zu verlieren. Die Angst rund um das Thema Krebs hat sich in die tiefsten, düstersten Ecken und Winkel unserer Seele eingegraben und uns aller Hoffnung beraubt. Diese Urangst, mit der wir den Krebs betrachten, beeinflusst und trübt unser Urteilsvermögen. Sie hat unseren Kampf-oder-Flucht-Instinkt und unser primitivstes Schwarz-weiß-Denken aktiviert. Krebs ist der Feind, der uns angreift; und Angst ist der Grund, warum wir glauben, um unser Leben kämpfen und einen regelrechten Krieg gegen den eigenen Körper führen zu müssen.

Dadurch wird diese Erwartung tödlicher Auswirkungen auf unseren Körper zu einer sich selbst erfüllenden Prophezeiung. In der Zeitschrift *Cancer Genetics and Cytogenetics* veröffentlichte wissenschaftliche Untersuchungen zeigen, dass Krebszellen Adrenalinrezeptoren exprimieren – sogenannte adrenerge Rezeptoren, die auf Katecholamine (Dopamin, Adrenalin und Noradrenalin) reagieren, welche bei psychischem Stress ausgeschüttet werden. Die Ausschüttung solcher Hormone führt zu einem schlechten Ansprechen von Tumoren auf Chemotherapie und gilt außerdem als Risikofaktor für eine schlechte Prognose. So führt Adrenalin bei Darmkrebspatienten zur erhöhten Expression eines Onkogens namens *ABCB1*, das für P-Glykoprotein kodiert.[10] Dieses P-Glykoprotein transportiert xenobiotische (fremde) Substanzen, darunter auch Chemotherapeutika, mithilfe von Effluxpumpen aus der Zelle heraus und schirmt die Tumorzellen so vor der Wirkung herkömmlicher Krebstherapien ab. Außerdem gehen die Auswirkungen von Stress mit einer erhöhten Aktivität im Mitogen-aktivierten Proteinkinasesignalweg (MAPK) einher, einer Kaskade, die das Überleben und die

Ausbreitung von Krebszellen im Körper und ihre Resistenz gegen medikamentöse Therapien fördert.[11] Stress verstärkt den Krebsprozess also durch gleichzeitige Freisetzung mehrerer Hormone.

Die schulmedizinische Sichtweise mit ihrem verfehlten Schwergewicht auf »objektiven« Krankheitszeichen und nachweisbaren Biomarkern auf Kosten der Wahrnehmungen und Überzeugungen und der Einstellung des Patienten ist ein weiteres Relikt aus der Zeit des Metaphysikers René Descartes, der in seiner dualistischen Philosophie vor fünf Jahrhunderten Körper und Geist voneinander trennte. Das Erbe des »Geistes in der Maschine« findet sich in der Einstellung eines Krebspatienten wieder, die nachweislich seine Prognose beeinflusst. Eine in Malaysia und Boston durchgeführte prospektive Längsschnittstudie hat ergeben, dass ein Fünftel aller neu diagnostizierten Krebspatienten eine posttraumatische Belastungsstörung (PTBS) entwickelt und mehr als ein Drittel dieser Patienten vier Jahre später immer noch PTBS-Symptome aufweist.[12]

Andere Studien zeigen, dass die psychische Belastung durch die Krebsdiagnose auch das Sterberisiko beeinflusst.[13] Landesweiten Gesundheitsregistern in Schweden zufolge war das Selbstmordrisiko in den ersten zwölf Wochen nach einer Krebsdiagnose bei sämtlichen Krebsarten (einschließlich bösartiger Tumoren der Speiseröhre, Leber, Bauchspeicheldrüse und Lunge) um das 4,8-Fache gesteigert und blieb auch über das erste Jahr nach der Diagnose hinaus erhöht. Die Studie ergab außerdem, dass Krebspatienten in den Tagen nach Erhalt einer Krebsdiagnose 5,6-mal häufiger an Herz-Kreislauf-Ursachen wie beispielsweise Herzinfarkt starben – also nicht am Krebs selbst, sondern an dem Kummer und der Verzweiflung, die diese Nachricht in ihnen ausgelöst hatte. Bei den Patienten, bei denen eine in hohem Maß tödliche Krebsart diagnostiziert wurde, war die Selbstmordrate nach der Krebsdiagnose besonders stark erhöht; daran zeigt sich, wie stark die iatrogene Auswirkung der Etiketten ist, die wir bestimmten Krankheiten anheften.[14] Dass die Prophezeiungen des Arztes tatsächlich die Macht haben, das bevorstehende Ableben einer Person vorauszusagen, zeigt, dass die Worte und Rituale der westlichen Medizin eine potenziell schädliche Machtdynamik zwischen Arzt und Patient erzeugen.

Auf Zellebene kann das Entsetzen, das die Krebsdiagnose im Patienten hervorruft, die Pathogenese des Krebses vorantreiben und den Krankheitsprozess sowohl beschleunigen als auch aufrechterhalten; es ist also durchaus möglich, dass unsere kulturell geprägten Vorstellungen von unserer Verwundbarkeit gegenüber Krebs den Samen für Symptome in den Boden legen, die dann letztendlich als Krankheit diagnostiziert werden. Dagegen gibt es nur ein Gegenmittel: Wir müssen die gelebte Erfahrung von Krankheit in einem neuen Licht betrachten und neugierig darauf werden, was für Lebensbedingungen unser Körper sich wünscht und welche unbedingt verändert werden müssen. Um einen Krankheitsprozess – egal welchen – umzukehren, müssen wir herausfinden, was der Körper mit den Symptomen, die er zum Ausdruck bringt, von uns verlangt. Wenn wir uns von den Ängsten und psychischen Konflikten befreien, die den Krebs stärken, leisten wir einen Beitrag dazu, Raum für seine spontane Rückbildung zu schaffen.

Überdiagnostik: das Problem mit der Krebsvorsorge

Angesichts der Ungenauigkeit von Krebsdiagnosen und -prognosen sind die Auswirkungen dieser Psychologie der Angst besonders tragisch. Denn die häufigsten Krebsarten wie beispielsweise Brust-, Prostata- und Schilddrüsenkrebs werden massiv überdiagnostiziert und übertherapiert.

Dieser Trend zur Überdiagnostik wird durch Daten aus dem *Journal of the American Medical Association (JAMA)* bestätigt, die einen signifikanten Anstieg der Inzidenz von Krebserkrankungen im Frühstadium ohne entsprechenden Rückgang der Inzidenz von Tumorerkrankungen im späteren Stadium zeigen.[15] Statistiken, aus denen ein rascher Anstieg von Krebsdiagnosen ohne begleitende Zunahme der Todesfälle durch Krebs hervorgeht, weisen in dieselbe Richtung.[16] Die Patienten haben »die Krankheit« also vielleicht tatsächlich; doch sie wird während ihrer zu erwartenden Lebensdauer möglicherweise niemals Symptome verursachen oder zum Tod führen. Würde Krebs durch diese Maßnahmen tatsächlich früher erkannt und unschädlich gemacht werden, so müsste dies zu einem Rückgang sowohl der Krebserkrankungen in späteren Stadien als auch der Krebssterblichkeit früheren. Die vorliegenden Ergebnisse deuten jedoch darauf hin, dass die so weitverbreiteten Krebsvorsorgemaßnahmen zur Entdeckung von »Inzidentalomen« (Zufallsbefunden), falsch positiven Befunden und Überdiagnosen geführt hat, welche nach Ansicht von Wissenschaftlern, die sich im *British Medical Journal* zu diesem Thema geäußert haben, die krankheitsspezifischen Vorteile der Vorsorgeuntersuchungen völlig zunichtemachen könnten.[17]

Bei der Überdiagnostik von Krebs finden wir normale humane Variationen und pathologisieren diese als Krankheit. Im *Journal of the National Cancer Institute* veröffentlichte Daten deuten darauf hin, dass bei bis zu 50 Prozent aller virtuellen Koloskopien abnormale Befunde außerhalb des Dickdarms entdeckt werden.[18] Außerdem zeigen diese Daten, dass es beim Lungenkrebs-Screening anhand von Röntgenthoraxuntersuchungen oder Schleimproben in 51 Prozent aller Fälle zu einer Überdiagnose kommt. Und eine Analyse von zwölf randomisierten Studien zur Krebsfrüherkennung kam zu dem Schluss, dass die Gesamtsterblichkeit im Vergleich zu nicht gescreenten Populationen in der Mehrzahl der Studien unverändert oder erhöht war.[19] Eine andere systematische Übersichtsarbeit hat ergeben, dass Krebsvorsorgeuntersuchungen nur in einem Drittel der Studien zu einer Abnahme der krankheitsspezifischen Sterblichkeit führten; dennoch zeigte keine der Studien einen Rückgang der Gesamtsterblichkeit.[20] Obwohl Maßnahmen zur Krebsfrüherkennung immer wieder als lebensrettend angepriesen werden, gibt eine nüchterne Kosten-Nutzen-Analyse also doch zu ernsthaften Bedenken Anlass.

Trotz des Vertrauens der Öffentlichkeit in die Röntgenmammografie kam ein Cochrane-Review über Mammografie, in dessen Rahmen über 600 000 Frauen nachverfolgt wurden, zu dem Schluss, dass Verfahren zum Mammografie-Screening keinen eindeutigen Sterblichkeitsvorteil bringen.[21] Das ist deshalb von Bedeutung, weil die Cochrane Collaboration ein relativ unabhängiges und unvoreingenommenes Expertengremium mit nur geringen Querverbindungen zur Industrie ist, das die stärkste sich aus der medizinischen Literatur ergebende Evidenz im Hinblick auf bestimmte medizinische Interventionen prüft. Einem Bericht des

International Journal of Epidemiology zufolge wird der Nutzen des Mammografie-Screenings nachweislich von einem hohen Prozentsatz der Frauen überschätzt.[22] Selbst wenn dabei echte Krebserkrankungen entdeckt werden, heben Todesfälle aufgrund späterer Schäden durch das Screening und die negativen Auswirkungen der Überdiagnostik die durch die Mammografie bewirkte Abnahme der krankheitsspezifischen Sterblichkeit möglicherweise völlig auf.[23] Dass eine solche Kluft zwischen der tatsächlichen Wirksamkeit der Mammografie und der öffentlichen Wahrnehmung besteht, ist ein Beweis für die unzureichende Aufklärung der Frauen im Hinblick auf dieses Verfahren.

Bei der Krebsvorsorge können nicht fortschreitende oder okkulte Tumoren erkannt werden, die das Leben ihres Trägers möglicherweise nie bedroht hätten. Zum Beispiel kann es sein, dass dieser Krebs von Natur aus nicht aggressiv ist; oder die Zellanomalien schreiten vielleicht nicht fort oder bilden sich von selbst wieder zurück. Oder das Immunsystem schafft es, den Krebs einzudämmen, oder er wird so groß, dass seine eigene Blutversorgung nicht mehr ausreicht, und »verhungert«.[24] In einer Studie bildeten sich 14 Prozent aller diagnostizierten soliden Nierentumoren von selbst zurück,[25] und auch adenomatöse Polypen und Gebärmutterhalsdysplasien (die Vorläufer von Darm- beziehungsweise Gebärmutterhalskrebs) gingen oft ohne jede Behandlung zurück.[26] Sogar das Neuroblastom – ein seltener, im Kindesalter auftretender Krebs – bildete sich bei allen elf Probanden einer kleinen Studie, bei denen die Strategie des »Watchful Waiting« (beobachtendes Abwarten) verfolgt wurde, zurück.[27] Auch Prostatakrebs wird häufig (zu 60 bis 67 Prozent aller Diagnosen) überdiagnostiziert; und die Verdreifachung der Melanomraten in Kombination mit einer allgemein stabilen Todesrate zeigt, dass ein Großteil des Anstiegs der Melanomdiagnosen ebenfalls auf Überdiagnostik zurückzuführen ist.[28]

Im Jahr 2013 veröffentlichte ein vom National Cancer Institute beauftragtes Expertengremium in der Fachzeitschrift *JAMA* einen Bericht, dem zufolge Millionen von Menschen, bei denen Krebs diagnostiziert worden war und die daraufhin aggressiv mit Chemotherapie, Bestrahlung und Operation behandelt wurden, in Wirklichkeit dann doch keinen bösartigen Tumor hatten. Diese Patienten hatten sich Vorsorgeuntersuchungen zur »Früherkennung von Krebs« unterzogen. Dabei waren Gewebeanomalien oder Läsionen zutage getreten, die man in der Vergangenheit zwar fälschlicherweise als »Krebs« oder »Krebsvorstufen« identifiziert hatte, von denen man inzwischen aber weiß, dass sie gutartig waren und keine oder zumindest nur eine geringe Gesundheitsgefahr darstellten. Dieser Bericht bestätigt, was viele führende Wissenschaftler schon seit Jahren sagen – nämlich, dass schon bei Millionen Menschen aufgrund von Screeningprogrammen irrtümlicherweise Brust-, Prostata-, Schilddrüsen- und Lungenkrebs im Frühstadium diagnostiziert worden ist – und unterstreicht, dass Kampagnen für universelle Früherkennungsprogramme unter Umständen mehr schaden als nützen. Die Arbeitsgruppe des National Cancer Institute erklärte, dass man das, was als »Krebs« eingestuft wurde (und was immer noch häufig so eingestuft wird), eigentlich als »indolente oder gutartige Geschwülste epithelialen Ursprungs« bezeichnen sollte[29] – was bedeutet, dass diese »Krebsarten« oft harmlose morphologische Variationen darstellen, die sich häufig ohne medizinische Maßnahmen von selbst wieder zurückbilden.

Wie ein Team von Wissenschaftlern im *American Journal of Epidemiology* festgestellt hat, können Statistiken über den Erfolg von Früherkennungsmaßnahmen durch Lead-Time- und Längen-Bias verfälscht werden – Begriffe, die nach wie vor hauptsächlich medizinischen Experten bekannt sind.[30] Lead-Time-Bias (auf Deutsch »Vorlaufzeit-Bias«) ist der Unterschied zwischen dem Zeitpunkt, an dem eine Variation »frühzeitig« durch eine Vorsorgeuntersuchung erkannt wird, und dem Zeitpunkt, an dem sie sich durch Symptome äußert und durch andere Methoden (beispielsweise eine Brustuntersuchung) erkannt wird. Die Lead Time erzeugt die statistische Illusion, dass das Früherkennungsprogramm die Überlebenszeit verlängert; doch in Wirklichkeit wird dadurch lediglich das Datum der Diagnose vorverlegt. Mit »Längen-Bias« ist die Tatsache gemeint, dass die durch Vorsorgeuntersuchungen entdeckten Krebsarten normalerweise am langsamsten wachsen. Diese indolenten Krebsarten verursachen nur wenige oder gar keine Symptome und werden möglicherweise nie so weit fortschreiten, dass sie Schaden anrichten, wenn sie nicht diagnostiziert und unbehandelt bleiben. Im Bereich klinisch relevanter Befunde sind schnell wachsende Tumoren (also lebensbedrohliche Krebsarten) am besorgniserregendsten; doch gerade bei ihnen ist eine Früherkennung besonders schwierig. Damit ist falsches Vertrauen vorprogrammiert: Durch Screeningmethoden kann man die Tumoren finden, die sich nicht zu aggressivem Krebs entwickeln; doch die Wahrscheinlichkeit, auch diejenigen zu entdecken, bei denen tatsächlich ein Gefahrenpotenzial besteht, ist geringer. So kommt es zu einem erstaunlichen Ausmaß an Überdiagnostik und Übertherapie.

Dieses Phänomen der Überdiagnostik wird durch die Neigung isoliert voneinander arbeitender medizinischer Fachdisziplinen, Patienten durch die kurzsichtige Brille ihrer reduktionistischen Ausbildung zu betrachten, noch verstärkt. Ebenso wie alles wie ein Nagel aussieht, wenn man kein anderes Werkzeug hat als einen Hammer, so sieht für einen Radiologen, dessen Fachkompetenz darin besteht, nach Anomalien zu suchen, alles nach Krebs aus. Diese Verlagerung der Prioritäten vom Verstehen und Behandeln subjektiver, vom Patienten wahrgenommener Beschwerden zur Früherkennung und (mithilfe diagnostischer Parameter) Auffindung von Krankheiten, die oft gar keine Symptome verursachen, ist der Kern unseres heutigen Problems. Die Krebstherapie, bei der es früher darum ging, das Leiden von Patienten zu lindern, ist zu einem Moloch geworden, der willkürlich definierte Krankheitsentitäten und immer invasivere Therapien (oft bei symptomlosen Patienten) hervorbringt – Behandlungen, die den Menschen, denen sie angeblich dienen sollen, unter Umständen mehr Schaden als Nutzen bringen. Im Folgenden will ich auf ein paar Krebsarten eingehen, die besonders häufig überdiagnostiziert werden.

Brustkrebs

Der Heilige Gral der Brustkrebsindustrie – die Mammografie – ist seit über drei Jahrzehnten das Hauptwerkzeug im Instrumentarium der konventionellen Krebsfrüherkennung. 68 Prozent aller Frauen glauben, dass die Mammografie das Brustkrebsrisiko senkt; 62 Prozent sind der

Ansicht, dass sie es sogar halbieren könne.[31] Wissenschaftliche Untersuchungen zeigen jedoch, dass die Antwort nicht ganz so einfach ist. So stützt sich das *Swiss Medical Board* bei seiner Entscheidung, die Mammografie nicht mehr zu empfehlen, beispielsweise auf Forschungsergebnisse, die gezeigt haben, dass dadurch nur ein Brustkrebstod pro 1000 untersuchten Frauen verhindert wird.[32] Eine andere, im *New England Journal of Medicine (NEJM)* veröffentlichte Statistik zeigt, dass ohne Mammografie-Screening fünf von 1000 Frauen an Brustkrebs sterben, während es bei den gescreenten Frauen vier von 1000 sind. Bei 1000 Frauen, die sich einem Screening unterziehen, kann dadurch also ein einziger Brustkrebstod abgewendet werden; doch die Zahl der nicht brustkrebsbedingten Todesfälle kann dabei entweder bei 39 bleiben oder auf 40 ansteigen. Mit anderen Worten: Alle 1000 Frauen haben aufgrund der Mammografie-Strahlung und -Überdiagnostik ein erhöhtes Risiko, und selbst wenn eine Frau vor dem Brustkrebstod gerettet wird, ist es doch möglich, dass dafür eine andere Frau an einem nicht brustkrebsbedingten Tod durch das Screening stirbt – wodurch der positive Nettoeffekt der Mammografie zunichte gemacht wird. Frauen tauschen im Grunde genommen also vielleicht »einfach nur eine Todesart gegen eine andere ein – und zahlen dafür einen Preis in Form von schwerer Morbidität, Angst und Kosten«.[33]

Laut *NEJM* wurde in den letzten 30 Jahren bei schätzungsweise 1,3 Millionen Menschen irrtümlicherweise Brustkrebs diagnostiziert. Allein für das Jahr 2008 schätzten die Forscher Archie Bleyer und H. Gilbert Welch, dass 31 Prozent aller diagnostizierten Brustkrebsfälle eine Überdiagnose darstellten.[34]

Nach Ansicht von Bleyer und Welch hat die Mammografie als Früherkennungsinstrument versagt, weil sie die wichtigste Voraussetzung für ein Screeningverfahren zur Senkung der krebsspezifischen Sterblichkeit nicht erfüllt: nämlich eine Abnahme der Anzahl der Patientinnen mit Krebs im Spätstadium. In ihrem Fachartikel heben die beiden Wissenschaftler hervor, dass, um einen Brustkrebstod zu vermeiden, »zwei bis zehn Frauen überdiagnostiziert und unnötigerweise auf Brustkrebs behandelt werden«, dass »fünf bis fünfzehn Frauen die Brustkrebsdiagnose zu einem früheren Zeitpunkt mitgeteilt wird, als es sonst der Fall wäre, ohne dass sich dies auf ihre Prognose auswirkt« und dass »es bei 200 bis 500 Frauen zu mindestens einem ›Fehlalarm‹ kommen wird (50 bis 200 werden biopsiert werden)«.[35] Eine andere, im *Journal of the American Medical Association* veröffentlichte Untersuchung zeigt, dass 60 Prozent der Frauen ein falsch-positives Ergebnis erhalten, wenn sie sich über eine Zeitdauer von einem Jahrzehnt oder noch länger Vorsorgeuntersuchungen unterzogen haben.[36]

Besonders beunruhigend ist die existenzielle und psychische Belastung durch Fehldiagnosen, die in einer in den *Annals of Family Medicine* veröffentlichten Studie untersucht wurde. Dabei gingen falsch-positive Brustkrebsdiagnosen Frauen im Vergleich zu solchen, die nie eine Krebsdiagnose erhalten hatten, durchweg mit negativen psychosozialen Auswirkungen einher – auch noch drei Jahre, nachdem die Patientinnen für krebsfrei erklärt worden waren. Daher kamen die Autoren der Studie zu dem Schluss, dass »falsch-positive Befunde beim Mammographie-Screening langfristige psychosoziale Schäden verursachen«.[37]

Die Entmachtung des Brustkrebsgens

Die Aussage, dass die *BRCA1*- und *BRCA2*-Mutation ein Todesurteil ist (die manche Frauen so in Angst und Schrecken versetzt, dass sie sich deshalb sogar prophylaktisch Organe und Gewebe entfernen lassen), stimmt ganz offensichtlich nicht. Eine *BRCA1*-»Mutation« sollte der Genauigkeit halber eigentlich als »Variante« bezeichnet werden – und zwar eine, die die Trägerin noch lange nicht dazu verdammt, an Brustkrebs zu erkranken. Bei der Erforschung von Brustkrebsrisikofaktoren hat man das Hauptaugenmerk auf die *BRCA*-Gene gerichtet, weil ihr Genprodukt Zellen bei der Reparatur beschädigter DNA hilft und somit die Erhaltung des genetischen Materials gewährleistet. Daher können *BRCA*-Gen-»Mutationen« – im Fachjargon als Einzelnukleotid-Polymorphismen oder SNPs bezeichnet – zu einer gestörten oder inaktiven *BRCA*-Proteinproduktion führen, die unseren Körper daran hindern kann, beschädigte DNA zu reparieren.

Diese vererbten *BRCA*-Varianten bringen jedoch auch gewisse Vorteile mit sich, was durch die kürzlich erschienene Untersuchung *The Case Against BRCA1 and 2 Testing* bestätigt wird, deren Autoren zu der Schlussfolgerung kommen, dass einige der über 500 identifizierten Polymorphismen in diesen Genen schützende Effekte haben könnten.[38] Eine vor Kurzem erschienene systematische Übersichtsarbeit und Metaanalyse kam zu dem Ergebnis: »Im Gegensatz zu der zurzeit von manchen Onkologen vertretenen Ansicht spricht die derzeitige Evidenz nicht für eine schlechtere Überlebensrate von *BRCA1/2*-Mutationsträgerinnen bei adjuvanter Therapie; wenn überhaupt vorhanden, sind die Unterschiede im Überleben wahrscheinlich eher gering.«[39] Außerdem weisen *BRCA2*-Mutationsträgerinnen und Nichtmutationsträgerinnen ähnliche Raten an brustkrebsspezifischen Todesfällen auf.[40] Andere wissenschaftliche Untersuchungen kommen zu dem Schluss, dass, obwohl *BRCA*-positive Patientinnen häufiger negative Prognosefaktoren haben, ihre Prognose trotzdem gleich oder besser zu sein scheint als die von Patientinnen mit normalen, auch als Wildtyp bekannten *BRCA*-Allelen.[41]

BRCA ist nicht unbedingt ein erblicher Defekt, da epigenetische Mechanismen wie beispielsweise die Exposition gegenüber einem Umweltschadstoff namens 2,3,7,8-Tetrachlordibenzo-p-dioxin (TCDD) an der Stilllegung des *BRCA*-Gens mitwirken. Dieses Karzinogen, das zur Entstehung von Lymphomen, Weichteilsarkomen, Lungen- und Magenkrebs beiträgt, ist ein Nebenprodukt unvollständiger Verbrennung, das bei der Chlorbleiche in Zellstoff- und Papierfabriken sowie bei der Verbrennung von kommunalen und industriellen Abfällen und von Holz und fossilen Brennstoffen entsteht. Dieses Dioxin ist so langlebig, dass es in der weltweiten Nahrungsmittelversorgung und in der Muttermilch gefunden wurde.

Paradoxerweise stellt die »niedrig dosierte« Strahlung durch die Mammografie selbst ein starkes Mammakarzinogen dar, das die Samen des Krebses tief ins bestrahlte Gewebe pflanzen kann. Radiobiologischen Untersuchungen zufolge hat man die Risiken eines strahleninduzierten Brustkrebses durch Mammografie-Röntgenstrahlen erheblich unterschätzt.[42] Im *BJR* (der britischen Fachzeitschrift für Radiologie) zitierten Belegen zufolge haben die bei Mammografie-Screenings eingesetzten niederenergetischen Röntgenstrahlen eine vier- bis sechsmal stärker DNA-schädigende Wirkung als hochenergetische Röntgenstrahlen.[43] Die Mammografie könnte also genau die Befunde verursachen, zu deren Früherkennung sie eingesetzt wird.

In ihrem Bemühen, Krebs durch Einhaltung medizinischer Empfehlungen und regelmäßige Mammografien abzuwenden, setzen Frauen sich krebserzeugender Strahlung aus. Paradoxerweise erhöhen gerade die Genmutationen *BRCA1* und *BRCA2* – die »Brustkrebsanfälligkeitsgene« – das Krebsrisiko durch Strahlenbelastung erheblich, da sie die Brüste an der Reparatur von DNA-Schäden hindern. Laut der internationalen GENE-RAD-RISK-Studie erhöht jede diagnostische Strahlung vor dem 30. Lebensjahr das Brustkrebsrisiko für Trägerinnen einer *BRCA1*- oder *BRCA2*-Mutation um 55 Prozent;[44] trotzdem werden Frauen, die sich einem Mammografie-Screening unterziehen – wenn überhaupt –, nur selten über diese Risiken aufgeklärt.

Diese Erkenntnisse stellen den Sinn des *BRCA1*- und *BRCA2*-Gen-Status als Kriterium zur Ermittlung der Überlebensprognose bei Brustkrebs infrage. So hat man beispielsweise festgestellt, dass die Rate der Mutationsträgerinnen bei vor 1940 geborenen aschkenasischen jüdischen Frauen bis zum Alter von 50 Jahren nur 24 Prozent betrug, während die Rate bei den nach 1940 geborenen Frauen bei 67 Prozent lag.[45] Dies deutet darauf hin, dass nicht genetische Faktoren, sondern Umweltfaktoren die treibende Kraft hinter unserer heutigen Brustkrebsepidemie sind. In einer anderen Untersuchung, die den vermuteten Zusammenhang zwischen *BRCA*-Status und mathematisch berechenbarer Gewissheit eines Erkrankungsrisikos infrage stellt, heißt es: »Im Gegensatz zu der zurzeit von manchen Onkologen vertretenen Ansicht spricht die derzeitige Evidenz nicht für eine schlechtere Überlebensrate von *BRCA1/2*-Mutationsträgerinnen bei adjuvanter Therapie; wenn überhaupt vorhanden, sind die Unterschiede im Überleben wahrscheinlich eher gering.«[46]

Der lineare, deterministische Weg vom Gen zum Merkmal zum Krankheitsrisiko oder zur Krankheitsprognose ist eine archaische Denkweise; die Epigenetik spiegelt die Komplexität und den Nuancenreichtum der ätiologischen Ursachen von Brustkrebs besser wider, als unsere Gene allein es können. »Früherkennung« ist nicht unbedingt gleichbedeutend mit Prävention; es ist wichtig, auch andere Umwelt- und Ernährungsfaktoren zu berücksichtigen.

Prostatakrebs

Ähnlich wie beim Brustkrebs zeigen sich die Tendenzen zu Übererkennung, Überdiagnose und Überbehandlung auch beim Prostatakrebs, und zwar noch stärker als bei Brust-, Gebärmutterhals- oder Darmkrebs.[47] Schuld daran ist das Prostatakrebs-Screening anhand des prostataspezifischen Antigens (PSA), durch das sich die Wahrscheinlichkeit, dass bei einem Mann im Lauf seines Lebens Prostatakrebs diagnostiziert wird, verdoppelt hat.[48] Die Inzidenz der Überdiagnostik von Prostatakrebs aufgrund des PSA-Screenings wird – je nach Screeningprotokoll, Populationscharakteristika und Studienmethodik – in manchen Untersuchungen[49] auf bis zu 50, in anderen auf bis zu 67 Prozent geschätzt.[50]

Das im Jahr 1986 entdeckte PSA-Protein, eine Serinprotease, wurde zunächst zur Überwachung des Fortschreitens von Prostatakarzinomen verwendet und erst später als Surrogatmarker für Prostatakrebs eingesetzt, obwohl es Belege dafür gibt, dass PSA kein unabhängiger prognostischer oder diagnostischer Marker für Prostatakrebserkrankungen ist. Beim PSA handelt es sich um ein Enzym, das von Prostataepithelzellen abgesondert wird und zur Verflüssigung der Samenflüssigkeit beiträgt. Bei einer Prostatavergrößerung und einem metastasierenden Karzinom kann der PSA-Wert ansteigen; er ist aber nicht krebsspezifisch, da er auch bei einer gutartigen Prostatahyperplasie erhöht sein kann, die bei älteren Männern häufig auftritt.[51] Es gibt auch Berichte über PSA-negative aggressive Prostatakarzinome.[52] Obwohl höhere Werte das pathologische Stadium vorhersagen können, gibt es keine direkte Korrelation zwischen PSA-Werten und zunehmendem Grad oder Stadium von Prostatakrebs.[53] Tatsächlich liegt der klinische Nutzen des PSA-Werts hauptsächlich in seiner Verwendung als Indikator für das Prostatavolumen und als Instrument zur Überwachung von Krebsprogression, -rückbildung oder -rezidiv.[54]

Trotz dieser Erkenntnisse empfiehlt sowohl die American Cancer Society als auch die American Urological Association nach wie vor, jährliche PSA-Tests für Männer ab 50 Jahren und für jüngere Männer anzubieten, bei denen man von einem erhöhten Prostatakrebsrisiko ausgeht.[55] (Anm. d. Red.: In Deutschland gibt es eine solche Empfehlung nicht. Dient der PSA-Test lediglich zur Krebsfrüherkennung, hat der Versicherte keinen Anspruch auf Kostenübernahmen durch die gesetzliche Krankenversicherung.) Diese Empfehlung steht in direktem Widerspruch zu den Ergebnissen des *Prostate, Lung, Colorectal, and Ovarian (PLCO) Cancer Screening Trial*, das gezeigt hat, dass das PSA-Screening nach sieben Jahren keine Verringerung der Prostatakrebssterblichkeit bewirkte.[56] Die *European Randomized Study of Screening for Prostate Cancer (ERSPC)* hingegen hat ergeben, dass das Screening das Risiko, an Prostatakrebs zu sterben, um 20 Prozent senkte – allerdings um den Preis einer signifikanten Überdiagnostik.[57] Um einen einzigen Todesfall durch Prostatakrebs zu verhindern, müssten demnach 48 Männer unnötig behandelt werden,[58] was den allgemeinen Trend zur Überdiagnose von Prostatakrebs veranschaulicht. Einer im *Journal of the National Cancer Institute* veröffentlichten Untersuchung zufolge wurden seit 1986 schätzungsweise über eine Million Männer unnötig wegen Prostatakrebs behandelt.[59]

Wie die Autopsiestudie von Arnold Rich zeigt, können Prostatawucherungen, die oft als Prostatakrebs eingestuft werden, als Artefakt des Alterungsprozesses auftreten. Rich stellte fest, dass ein erheblicher Anteil männlicher Leichen ab einem Alter von 50 Jahren, die autopsiert wurden, klinisch unbedeutende okkulte Prostatakarzinome aufwies.[60] Diese Geschwülste treten jedoch auch bei jungen Männern auf. In einer Untersuchung aus dem Jahr 1996 kamen solche Prostatakarzinome bei 8 Prozent gesunder Männer in den Zwanzigern vor, die an einer Verletzung gestorben waren.[61] Das zeigt, wie berechtigt die rhetorischen Fragen von Dr. Willet Whitmore sind: »Ist eine Heilung möglich? Ist eine Heilung notwendig? Ist eine Heilung nur dann möglich, wenn sie nicht notwendig ist?«[62]

Abnormale PSA-Befunde ziehen oft invasive Biopsien, die das Risiko von Blutungen und Infektionen bergen, und unnötige radikale Prostatektomien nach sich, die neben der Gefahr von Thrombosen, Blutungen, Darmverletzungen, Infektionen und Inkontinenz auch ein hohes Impotenzrisiko mit sich bringen.[63] Die ERSPC-Studie stellt auch die Aussagekraft der Biopsie selbst infrage: Von den Männern, die sich aufgrund eines erhöhten PSA-Werts einer Biopsie unterzogen, hatten 75,9 Prozent ein falsch-positives Ergebnis.[64] Bei 30 Prozent der Tumoren, die durch eine radikale Prostatektomie (chirurgische Entfernung der Prostata und des umliegenden Gewebes) entfernt wurden, zeigt sich anschließend, dass sie klinisch unbedeutend waren.[65] In fast einem Drittel aller Fälle, in denen eine radikale Prostatektomie durchgeführt wurde, haben wissenschaftliche Untersuchungen demnach ergeben, dass »Watchful Waiting« (beobachtendes Abwarten) stattdessen einen Überlebensvorteil bringen könnte.[66]

Indolente Prostatakarzinome werden auch manchmal mit einer Androgenblockade behandelt, die nach einjähriger Therapie die Wahrscheinlichkeit einer Impotenz um 267 Prozent erhöht – bei gleichzeitiger Zunahme von Hitzewallungen und Gynäkomastie (Vergrößerung der männlichen Brustdrüse) in einer Größenordnung von 500 Prozent.[67] Eine solche Androgenentzugstherapie erhöht übrigens auch das Risiko für Frakturen, koronare Herzkrankheit, Herzinfarkt, Diabetes und plötzlichen Herztod.[68] Da endogenes Testosteron ein Indikator für die Gesundheit des Mannes ist und in umgekehrter Relation zu Gesamtsterblichkeit, krebsbedingten Todesfällen und Herz-Kreislauf-Sterblichkeit steht,[69] könnte die Testosteronunterdrückung, die bei Prostatakrebs oft verordnet wird, sich negativ auf die Lebenserwartung auswirken.

Die weitverbreiteten Bemühungen zur Früherkennung von Prostatakarzinomen haben nicht zu einem signifikanten Rückgang der Prostatakrebssterblichkeit geführt. Dies zeigt ein Vergleich mit Zahlen aus Großbritannien, wo das PSA-Screening sich nicht allgemein durchgesetzt hat,[70] und wird auch durch die Ergebnisse der Cochrane Collaboration (2013) bestätigt, die feststellte, dass »das Prostatakrebs-Screening in einer kombinierten Metaanalyse von fünf RCTs [randomisierten kontrollierten Studien] die prostatakrebsspezifische Sterblichkeit nicht signifikant gesenkt hat«.[71] Darüber hinaus haben Männer, bei denen Prostatakrebs diagnostiziert wurde, im Jahr nach der Diagnose ein signifikant erhöhtes Risiko für Selbstmord und Herzinfarkt.[72]

Alles in allem deuten diese Untersuchungen darauf hin, dass es sich beim PSA-Screening um ein fehlerbehaftetes Verfahren handelt. Sogar Dr. med. Thomas Stamey, Professor für Urologie in Stanford, der 1987 erstmals für das PSA-Screening plädierte, empfiehlt dieses bereits seit dem Jahr 2004 nicht mehr.[73] Da Prostatakrebs nur langsam wächst und nur 0,003 Prozent aller Männer über 65 Jahren daran sterben,[74] kann sein Wachstum mithilfe von Ernährungsstrategien gut unterdrückt oder verlangsamt werden. So könnte man vor einer Prostataresektion beispielsweise zunächst einmal einen Verzicht auf ernährungsbedingte Risikofaktoren für

Prostatakrebs – beispielsweise den Verzehr von Milchprodukten – in Betracht ziehen.[75] Auch andere ernährungsmedizinische Maßnahmen können sich positiv auswirken. So reduziert die regelmäßige Einnahme von Leinsamen die Prostatakrebsproliferationsrate beispielsweise bereits nach einem Monat.[76] Andere bioaktive Phytonährstoffe, die in einer vollwertigen Ernährung mit viel Obst und Gemüse enthalten sind, können ebenfalls schützend wirken. Sojaproteine, Zink, Selen, Vitamin E und verschiedene andere Antioxidanzien können als natürliche Inhibitoren die Entstehung und das Wachstum von Prostatakrebs hemmen.[77] Im Rahmen einer kleinen Studie wurden Männer mit bioptisch nachgewiesenem, lokal begrenztem Prostatakrebs, die konventionelle Therapien abgelehnt hatten, mit Nahrungsergänzungsmitteln aus pflanzlichen Quellen, die sich positiv auf die Prostata auswirken, und einer modifizierten mediterranen Ernährung behandelt; bei 87 Prozent dieser Patienten verbesserten sich die PSA-Werte innerhalb von durchschnittlich drei Jahren um 58 Prozent.

Nahrungsergänzungsmittel gegen Prostatakrebs

In der beschriebenen Studie mit der mediterranen Ernährung erhielten die Probanden ein Nahrungsergänzungsmittel mit folgenden Inhaltsstoffen: Vitamine C, B$_6$ und E, Zink und Selen, den Aminosäuren L-Glycin, L-Alanin und L-Glutaminsäure und verschiedene Heilpflanzen wie beispielsweise Kürbiskerne, Brennnessel, *Ginkgo biloba*, Knoblauch, Sägepalmenfrüchte, *Echinacea purpurea* und *Pygeum africanum*.

Lungenkrebs

Eine weitere stark überdiagnostizierte Krebsform sind die Bronchialkarzinome – die weltweit führende Todesursache unter den Krebserkrankungen. Bei Lungenkrebs wird die niedrig dosierte helikale Computertomografie (CT) eingesetzt, um Tumoren im Frühstadium zu erkennen – was im Hinblick auf eine Überdiagnostik katastrophale Folgen haben kann. Im Rahmen des *National Lung Screening Trial (NLST)* hat man bei 53 454 Personen mit hohem Lungenkrebsrisiko aus 33 medizinischen Zentren in den USA nach dem Zufallsprinzip drei jährliche Vorsorgeuntersuchungen mit Niedrigdosis-CT oder einer Röntgenaufnahme des Brustkorbs in posteroanteriorer Ansicht durchgeführt, um festzustellen, inwieweit die Niedrigdosis-CT die Lungenkrebssterblichkeit senkte. Wie im *New England Journal of Medicine* berichtet, waren »insgesamt 96,4 Prozent der positiven Screeningergebnisse in der Niedrigdosis-CT-Gruppe und 94,5 Prozent in der Röntgengruppe falsch-positive Befunde«.[78]

Weiteren Analysen zufolge lag die Wahrscheinlichkeit, dass ein durch Niedrigdosis-CT erkannter Lungenkrebs jeglicher Art, nicht-kleinzelliger Lungenkrebs oder bronchoalveolärer Lungenkrebs eine Überdiagnose darstellte, bei 18,5 Prozent, 22,5 Prozent beziehungsweise 78,9 Prozent.[79] Das bedeutet, dass insgesamt ungefähr eine von fünf Personen die Diagnose erhielt, an behandlungsbedürftigem Krebs zu leiden, obwohl ihre Läsionen möglicherweise niemals irgendeinen Schaden verursacht oder gar zum Tod geführt hätten, wenn sie undiagnostiziert geblieben wären. Da Lungenknoten oft zufällig im Rahmen von Röntgenaufnahmen auffallen, die wegen ganz anderer Probleme (beispielsweise Atembeschwerden) durchgeführt werden und asymptomatisch sind (das heißt, sie verursachen keinerlei Symptome), fallen sie in die Kategorie einer illusorischen »Krankheit«, die nur aus der Perspektive moderner Diagnosetechniken existiert. Das Paradoxe daran ist auch hier wieder, dass Computertomografien mit einer hochgradig krebserregenden Strahlung einhergehen (pro Untersuchung 200-mal mehr als bei einer Röntgenaufnahme des Brustkorbs). Schätzungen zufolge könnten etwa 0,4 Prozent aller Krebserkrankungen in den USA auf die Strahlenexposition bei Computertomografien zurückzuführen sein.[80]

Schilddrüsenkrebs

Das ist die Krebsart, deren Häufigkeit am rasantesten zunimmt: In den letzten vier Jahrzehnten hat sich die Schilddrüsenkrebsrate vervierfacht,[81] und Prognosen zufolge werden Schilddrüsenkarzinome bis zum Jahr 2030 die häufigste Krebsart sein.[82] Zwischen 1998 und 2012 war eine Verdoppelung der altersstandardisierten jährlichen Inzidenz von Schilddrüsenkrebs bei Frauen zu beobachten.[83] Allerdings wurde in mehreren Studien ausdrücklich darauf hingewiesen, dass sich die erhöhten Diagnoseraten auf den indolentesten Subtyp beschränkten: den papillären Schilddrüsenkrebs, eine Ansammlung von Schilddrüsenzellen, die eine Geschwulst bilden. Außerdem war trotz dieser Epidemie an Schilddrüsenkrebsdiagnosen laut Angaben von Wissenschaftlern in der Zeitschrift *PLOS ONE* kein entsprechender Anstieg der Schilddrüsenkrebstodesfälle zu beobachten.[84]

Bei den papillären Karzinomen mit indolentem klinischem Verlauf (PLIC), die oft als »Schilddrüsenkrebs« bezeichnet werden, handelt es sich, wie man inzwischen weiß, möglicherweise um gutartige morphologische Variationen, die »nicht metastasieren und auch nicht zum Tod führen«.[85] Die überwiegende Mehrheit dieser Schilddrüsenkrebsdiagnosen sind kleine papilläre Karzinome, die indolenteste Form des Schilddrüsenkrebses mit einer Mortalität von weniger als einem Prozent nach 20-jähriger postoperativer Nachbeobachtung.[86] Autopsiestudien deuten darauf hin, dass viele Menschen diese Krebsform in ihren Schilddrüsen aufweisen.[87] Nach Ansicht der Autoren der Studie sollte man diese okkulten papillären Karzinome (OPCs), die aus normalen Follikelzellen entstehen, als normalen Zustand betrachten und nicht behandeln, wenn man sie als Zufallsbefund entdeckt.[88]

Bei Röntgenuntersuchungen aufgrund anderer Probleme, die nichts mit der Schilddrüse zu tun haben, können als Zufallsbefund Schilddrüsenanomalien auffallen, die sonst unbemerkt geblieben wären.[89] Andere Mechanismen, die zu einer Überdiagnostik führen können, sind: opportunistisches Screening, in dessen Rahmen die Schilddrüse bei asymptomatischen Patienten untersucht wird, und Diagnosekaskaden, bei denen mehrere Tests zur Beurteilung unspezifischer Beschwerden durchgeführt werden.[90] Ein großer Teil der Überdiagnostik geht auf das Konto des aggressiven Einsatzes von Ultraschalluntersuchungen der Schilddrüse. Obwohl sie nicht allgemein empfohlen werden, führen manche Zentren in Südkorea beispielsweise im Rahmen der Nachbeobachtung von Patientinnen nach Brustkrebsoperationen routinemäßige Ultraschalluntersuchungen auf Schilddrüsenkrebs durch. Infolgedessen hat sich die Inzidenz von Schilddrüsenkrebsdiagnosen in Südkorea innerhalb von 14 Jahren verzehnfacht – ein weltweit beispielloser Anstieg.[91] Die wahrscheinlichste Erklärung für diese sprunghaft ansteigenden Schilddrüsenkrebsraten liegt nicht in genetischen Ursachen oder Umweltfaktoren, sondern in einer Überdiagnostik aufgrund einer noch nie da gewesenen Zunahme moderner bildgebender Untersuchungen der Schilddrüse und der systematischen Untersuchung kleiner Schilddrüsenknoten.[92]

Das Tragische daran: Parallel zu dieser Überdiagnostik haben unnötige Thyreoidektomien um das Drei- bis Vierfache zugenommen, was oft dazu führt, dass die Patienten ihr Leben lang synthetische Schilddrüsenhormone einnehmen müssen.[93] In der Schweiz werden Schätzungen von Wissenschaftlern zufolge jedes Jahr mindestens ein Drittel aller Thyreoidektomien (chirurgische Eingriffe mit völliger oder teilweiser Entfernung der Schilddrüse) unnötigerweise infolge einer Überdiagnostik von Schilddrüsenkrebs durchgeführt.[94] Die Schilddrüsenentfernung geht mit dem Risiko für Ungleichgewichte im Elektrolythaushalt (postoperative Hypokalzämie) und Stimmbandverletzungen einher; außerdem ist danach eine Schilddrüsenhormon-Ersatztherapie erforderlich, und die damit einhergehende Überwachung und Behandlung stellt ebenfalls eine Belastung für die Patienten dar.[95] Außerdem führt die Überdiagnose von Schilddrüsenläsionen oft zu einer unnötigen Behandlung mit radioaktivem Jod, die die Patienten einem Risiko sekundärer Malignome aussetzt.[96]

Im Jahr 2016 hat ein internationales Ärztegremium eine Kehrtwende vollzogen, indem es die verkapselte follikuläre Variante des papillären Schilddrüsenkarzinoms als »nicht-invasives follikuläres Schilddrüsen-Neoplasma mit papillarähnlichen Kernmerkmalen (NIFTP)« umklassifizierte – also das Wort »Karzinom« aus seiner Bezeichnung strich und damit gewissermaßen anerkannte, dass es sich bei diesen Tumoren nie um Krebs gehandelt hat. Es ist zwar ein ziemlich unaussprechlicher Name; doch das Wichtige an dieser Umbenennung ist, dass diese revidierte Diagnose nun keine Empfehlung für eine aggressive Behandlung mehr beinhaltet; außerdem impliziert sie, dass papilläre Schilddrüsenläsionen nicht als tödliche Krebserkrankung bezeichnet werden sollten. Laut *JAMA Oncology* betrifft diese Neueinstufung schätzungsweise mehr als 45 000 Patienten pro Jahr und hat »die psychische Belastung, die medizinische Übertherapie, die Kosten und andere mit einer Krebsdiagnose einhergehende klinische Konsequenzen« somit erheblich reduziert.[97] Leider werden sich diese neuen Richtlinien vielleicht erst nach und nach in der Behandlung der Patienten niederschlagen, da es im Durchschnitt 17 Jahre dauert, bis Ergebnisse der wissenschaftlichen Forschung in die klinische Praxis Eingang finden.[98]

Die Problematik der schulmedizinischen Krebstherapie

Obwohl der Bericht des National Cancer Institute, der die Alarmglocken im Hinblick auf Überdiagnostik schrillen ließ, bereits im Jahr 2013 veröffentlicht wurde, hat sich die schulmedizinische Praxis der Krebsdiagnostik, -vorbeugung und -therapie seither nicht drastisch verändert. Die konventionelle Krebsindustrie befürwortet nach wie vor Chemotherapie und Bestrahlung, obwohl diese Behandlungsmethoden das Erbmaterial schädigen. Ihre Genotoxizität passt zur derzeit herrschenden Genmutationstheorie der Krebsentstehung: Man geht dabei mit krebsverursachenden Therapien gegen Krebszellen vor.

Die ursprünglichen Chemotherapeutika wurden 1946 erstmals angewendet und aus Senfgas gewonnen, das ursprünglich in der chemischen Kriegsführung eingesetzt worden war.[99] Bereits Anfang der 1990er-Jahre war die Entwicklung von Krebsmedikamenten von einer staatlich geförderten Low-Budget-Forschung zu einer Milliarden-Dollar-Industrie geworden.[100] Heute macht die Krebsmedikament-Industrie 10,8 Prozent des Gesamtmarktanteils der pharmazeutischen Industrie aus, der auf 100 Milliarden Dollar geschätzt wird.[101]

Chemo- und Strahlentherapie sind ein tödliches Roulettespiel, bei dem wir auf krebserregende Behandlungsmethoden bauen, um Gewebsläsionen, -wucherungen und -anomalien, die als »Krebs« bezeichnet werden, schneller abzutöten, als sie *uns* töten. Ähnlich wie die moderne Kriegsführung machen diese Behandlungsmodalitäten keinerlei Unterschied darin, wogegen sie sich richten, und die Entscheidung, zuzuschlagen, hängt davon ab, wie viel Kollateralschaden für die »Zivilbevölkerung« der gesunden Zellen als zumutbar erachtet wird. Diese Vorgehensweise steht in krassem Gegensatz zur Krebstherapie mit natürlichen, pflanzlichen Substanzen und Extrakten aus ganzen Pflanzen, die in ihrer selektiven Zytotoxizität – also der Fähigkeit, Krebszellen anzugreifen, während gesunde Zellen intakt bleiben – sehr viel günstiger für uns sind. Zum Beispiel hat Graviola aus den Samen der Stachelannone eine bis zu 10 000-mal stärkere zytotoxische Wirkung auf Dickdarm-Adenokarzinomzellen als der chemotherapeutische Wirkstoff Doxorubicin, der wegen seiner Farbe und seiner kardiotoxischen Nebenwirkungen auch als »roter Teufel« bezeichnet wird. Auch wenn Untersuchungen an Zellkulturen zeigen, dass Graviola eine selektive Wirkung gegen Prostata-, Bauchspeicheldrüsen-,[102] Leberzell-[103] und Brustkrebs[104] hat, fehlt es nach wie vor an steuerlichen Anreizen für die Durchführung weiterer Studien. Da sich bei dem medizinisch-pharmazeutisch-industriellen Komplex alles um die Kontrolle über synthetische, patentierbare Medikamente dreht und Naturprodukte nicht patentiert werden können, ist die weitere Erforschung von Graviola zum Stillstand gekommen.

Und es gibt auch noch eine andere völlig falsche Prämisse, von der sich die therapeutische Industrie nach wie vor leiten lässt: nämlich den Glauben, dass Tumorrückbildung gleich Überleben ist. Die Zulassung von Krebsmedikamenten hängt vom Nachweis des klinischen Nutzens ab, der anhand objektiver Messungen der Tumorregression, Verbesserung der Lebensqualität und Verlängerung der Zeitdauer bis zum Rezidiv beurteilt wird.[105] Diese Parameter der Erfolgsmessung haben sich jedoch nicht in einem signifikanten Nutzen für die Lebensdauer niedergeschlagen und können nicht als Surrogatmarker oder Indikatoren für das Überleben herangezogen werden.[106] Der Beitrag der zytotoxischen Chemotherapie zum Überleben der Patienten ist minimal: Sie verbessert die Fünf-Jahres-Überlebensrate in den USA und Australien nur um 2,1 beziehungsweise 2,3 Prozent.[107] Die schlichte Tatsache, dass ein Therapieansprechen nicht unbedingt das Überleben verlängert, wurde in der wissenschaftlichen Literatur und Forschung inzwischen eindeutig nachgewiesen,[108] was eine in der Zeitschrift *Blood* erschienene Untersuchung zu der Schlussfolgerung veranlasste, dass ein »objektives klinisches Ansprechen auf die Behandlung oft nicht einmal zu einer wesentlichen Verbesserung des Gesamtüberlebens führt«.[109]

Die Autoren der Untersuchung führen zahlreiche Beispiele für diese Diskrepanz zwischen Therapieansprechen und Überleben an:

>> Patienten mit indolenten Lymphomen, die in der Prerituximab-Ära mit konventionell dosierten Therapien eine vollständige Remission (Elimination jeglicher nachweisbarer Erkrankung) erreichten, hatten keinen Überlebensvorteil gegenüber ähnlichen Patienten, die mit einem »Watch and Wait«-Ansatz (beobachtendes Abwarten) behandelt wurden. Beim multiplen Myelom haben weder das Ausmaß noch die Kinetik des klinischen Ansprechens Einfluss auf das Überleben. Auch bei Bauchspeicheldrüsen- und Prostatakrebs hat signifikantes klinisches Ansprechen sich nicht in Überlebensvorteilen niedergeschlagen.[110]

Und dann gibt es auch noch das Tamoxifen, die Erstlinientherapie zur Behandlung von Östrogenrezeptor-alpha (ERα)-positiven Brusttumoren bei prämenopausalen Frauen. Durch Blockade der Östrogenrezeptoren unterbindet Tamoxifen den Östrogen-Signalweg und verhindert die Expression von Genen, die an der Proliferation und dem Überleben von Zellen beteiligt sind.[111] Der durch dieses Antiöstrogen erzielte Therapieerfolg ist jedoch oft nur von kurzer Dauer, wie Viedma-Rodriguez und Kollegen in *Oncology Reports* ausführen: »Patientinnen mit Östrogenrezeptor-positivem Brustkrebs sprechen zunächst auf die Behandlung mit antihormonellen Wirkstoffen wie Tamoxifen an, doch nach Remissionen kommt es häufig zu einer Resistenzentstehung und schließlich zu einem Rezidiv.«[112]

Die Metaboliten von Tamoxifen haben krebserzeugende genotoxische Effekte, die das genetische Material schädigen,[113] und zwar aufgrund einer Überproduktion reaktiver Sauerstoffspezies (ROS) während der metabolischen Aktivierung des Antiöstrogens.[114] Tamoxifen erhöht nachweislich die Inzidenz von sekundären Primärmalignomen wie Endometriumkarzinom,[115] Magenkrebs[116] und kolorektalem Karzinom,[117] und es gibt sogar Berichte über die Entstehung einer akuten myeloischen Leukämie (AML) nach einer Tamoxifen-Therapie gegen Brustkrebs.[118] Der Einsatz von Tamoxifen kann also dazu führen, dass Brustkrebspatientinnen einfach nur eine Krebsform gegen eine andere eintauschen. Der Zusammenhang zwischen Tamoxifen und Endometriumkarzinom ist so stark, dass Wissenschaftler im *International Journal of Cancer* eine sofortige Langzeitbewertung des Nutzen-Risiko-Verhältnisses der Tamoxifen-Therapie fordern.[119]

Darüber hinaus geht Tamoxifen mit einer Vielzahl unerwünschter Nebenwirkungen einher: beispielsweise subjektiven Gedächtnisproblemen[120] und kognitiven Defiziten,[121] nichtalkoholischer Fettleberkrankheit,[122] Grauem Star,[123] Schlaganfall und Lungenembolie.[124] Nach der Veröffentlichung der ATLAS-Studie in *The Lancet* wurde Tamoxifen als lebensrettendes Medikament angepriesen; doch bei genauer Untersuchung zeigen sich ein starker Interessenkonflikt aufgrund der Finanzierung der Studie durch Gelder großer Pharmaunternehmen wie beispielsweise AstraZeneca und eine relativ geringe positive Auswirkung mit einer Abnahme der Brustkrebsrezidive um 3,9 Prozent und der Brustkrebssterblichkeit um 2,8 Prozent.[125] Die angeblichen Unterschiede in der Brustkrebssterblichkeit und im Überleben in der Fünf-Jahres-Gruppe im Vergleich zu der Gruppe, die die verlängerte Tamoxifen-Therapie erhielt, spiegeln daher vielleicht nur das unterschiedliche Ausmaß wider, in dem Frauen einer Überdiagnostik und Übertherapie ausgesetzt waren.

Tamoxifen bringt keinen intrinsischen therapeutischen Wert einer zielgerichteten Behandlung von Brustkrebszellen, sondern verringert möglicherweise einfach nur die Wahrscheinlichkeit einer Erkennung und das daraus entstehende Risiko einer Überdiagnose. Aufgrund der antiöstrogenen Wirkung von Tamoxifen unterdrückt eine längere Tamoxifen-Therapie das Wachstum von östrogenempfindlichen Geweben in der Brust – egal ob gutartig oder bösartig. Dadurch nimmt die Wahrscheinlichkeit von durch eine Mammografie erkennbaren Läsionen, gutartigen Tumoren oder »abnormalen Befunden« ab. Die geringere Sterblichkeit könnte also auf eine Vermeidung psychischer und physischer Traumata zurückzuführen sein, die aus einer unangebrachten Behandlung entstanden wären.

Das alte Krebsparadigma

Im Zentrum des alten Krebsparadigmas stehen drei Begriffe: Brennen, Schneiden, Vergiften. Wenn man Krebs als irrationale, unverwüstliche, zerstörerische Kraft betrachtet, scheint die einzige Option darin zu bestehen, ihn mit hochgiftigen Waffen und potenziell tödlichen Behandlungsmethoden anzugreifen. Diese Politik der verbrannten Erde schwächt jedoch genau die Immunabwehr, die uns vor Krebs schützen soll.

Die alte Sichtweise der Entstehung von abnormalem Gewebewachstum (einschließlich Krebs) ist von der somatischen Mutationstheorie geprägt, die in einem Artikel in der Zeitschrift *BioEssays* als dreibeiniger Stuhl bezeichnet wird: Das erste Bein ist die Annahme, dass Krebs entsteht, wenn eine somatische Zelle oder Körperzelle zu viele Genmutationen der falschen Art erwirbt. Das zweite Bein postuliert, dass gesunde Zellen normalerweise inaktiv sind und sich im Gegensatz zu Krebszellen nicht hemmungslos vermehren. Das dritte Bein schließlich ist der Glaube, dass Krebs durch Defekte in bestimmten Genen verursacht wird, die den Zellzyklus (also den Prozess der DNA-Verdopplung und Zellteilung, durch den zwei identische Tochterzellen entstehen) steuern; diese Defekte verhindern, dass Zellen zu bestimmten vorher festgelegten Zeitpunkten absterben. In diesem Paradigma entstehen Mutationen zufällig durch eine Kombination aus erblichen Defekten und Umwelteinflüssen, obwohl auf die erstere Ursache ein viel stärkeres Gewicht gelegt wird als auf die letztere. Dass man genetischen Ursachen so große Bedeutung beimisst, ist kein Zufall; um die Mitte des 20. Jahrhunderts konzentrierte sich ein Großteil der frühen Forschungsarbeiten auf eine genetische Ursache, um von dem zunehmend beschuldigten Schadenssignal abzulenken, das von kommerziellen Zigaretten ausging.

Es gibt gleich mehrere Probleme mit der genetischen Krebstheorie. Ein eklatanter Schwachpunkt dieser Theorie besteht darin, dass viele Proto-Onkogene, von denen man weiß, dass sie zur Krebsentstehung beitragen, und von denen bisher mindestens 40 in unserem Genom entdeckt wurden, evolutionäre Ursprünge haben, die sich über Jahrmillionen bis hin zu früheren rudimentären Lebensformen zurückverfolgen lassen und nicht einfach nur per Zufall durch das Chaos bloßer Mutationseinflüsse entstanden sind. Tatsächlich erfüllen diese Proto-Onkogene bei korrekter Funktion sehr wichtige Aufgaben, vor allem bei der Embryogenese, bei Zellwachstum, Zellproliferation und regenerativen Prozessen.

Die der genetischen Theorie zugrunde liegende Vorstellung, dass Krebs eine Ansammlung von Zellen darstellt, die auf Abwege geraten sind – »ein Mosaik aus mutierten Zellen, [die] miteinander um Platz und Ressourcen konkurrieren«[126] –, steht im Widerspruch zur modernen Krebsbiologie und liefert keine Erklärung für das Ausmaß der Zusammenarbeit zwischen Krebszellen.[127] Zum Beispiel kooperieren Krebszellen beim Prozess der Angiogenese und Lymphangiogenese oder beim Wachstum eines neuen Gefäßnetzes und von Lymphgefäßen, um den Tumor mit Nährstoffen, Sauerstoff und Immunzellen zu versorgen und Abfallprodukte abzutransportieren.[128] Außerdem tauschen Krebszellen chemische Mediatoren untereinander und mit umliegendem Gewebe aus, und es gibt sogar Hinweise darauf, dass weniger bösartige Zellen die Ausbreitung von Populationen bösartigerer Zellen eindämmen können, indem sie deren Aktivität steuern und in Schranken halten.[129] Dieses Phänomen zeigt sich am deutlichsten an der plötzlichen Proliferation von Metastasen nach der chirurgischen Entfernung eines Primärtumors oder dem Aufblühen einer bösartigen Subpopulation von Zellen nach einer gegen die dominante Krebszellpopulation gerichteten Chemotherapie.[130]

Die Theorie der »auf Abwege geratenen Zelle« liefert keine Erklärung für die Fähigkeit von Krebszellen, »ein eindrucksvolles Arsenal an Überlebenstricks einzusetzen, manchmal sogar alle auf einmal«: zum Beispiel die Umgehung des menschlichen Immunsystems, das Eindringen in den Blutkreislauf, das Durchdringen von Organmembranen, die Besiedlung entfernter Körperregionen, die Ausschaltung von Tumorsuppressorgenen und Hemmung von Zellalterung und Apoptose – jenen Prozessen, durch die Zellen Selbstmord begehen beziehungsweise aufhören, sich zu teilen.[131] Und diese Theorie erklärt auch nicht, wie Krebszellen ein Arsenal an mitogenen Signalen und Wachstumsfaktoren erzeugen, die die Zellteilung anregen, sich an ein sauerstoffarmes, saures Milieu anpassen, Oberflächenrezeptorproteine beseitigen, um der Entdeckung durch weiße Blutkörperchen zu entgehen, und die viskoelastischen Eigenschaften von Zellen verändern, um die Gewebsinfiltration und Metastasierung (Ausbreitung von Krebszellen in andere Gewebe) zu erleichtern.[132]

Diese Eigenschaften von Krebszellen, die ihr Überleben und ihre Ausbreitung begünstigen, lassen sich durch das biomedizinische Paradigma des inneren Darwinismus erklären: als eine Reihe von »Unfällen« der Evolution, bei denen zufällige genetische Mutationen im Rahmen eines ganz normalen, blinden darwinistischen Prozesses von Versuch und Irrtum auftreten, welche den Krebszellen per Zufall einen Selektionsvorteil verschaffen, sodass sie sich mit der Zeit ein äußerst vielfältiges Waffenarsenal aneignen können, das sie für konventionelle Behandlungsmethoden praktisch unangreifbar macht.[133] Der Forscher Dr. phil. Paul Davies (ASU Regents' Professor und Direktor des Beyond Center for Fundamental Concepts in Science) und der Physiker Dr. phil. Charles Lineweaver von der Australian National University hinterfragen jedoch die Argumentation des inneren Darwinismus mit dem Hinweis darauf, dass zufällige Mutationen in gesunden Zellen oft schädlich sind und zu Fehlanpassung und Zelltod führen. Es ist paradox, dass Krebszellen mit deformierten Kernen, groben strukturellen Veränderungen, drastischem Chromatin-Remodelling und chaotischen karyotypischen Konfigurationen wie beispielsweise Aneuploidie (abnormaler Anzahl von Chromosomen in einer Zelle) immer noch gedeihen können. Hinter der Krebsentstehung steckt also weit mehr als eine bloße DNA-Umlagerung, durch die außer Kontrolle geratene Zellen entstehen, welche vergessen haben, wie man sich verhalten soll.

Krebsstammzellen

Jahrzehntelang hat man beobachtet, dass mit Chemotherapie und Strahlen behandelte Tumoren zunächst schrumpfen und manchmal in Remission zu gehen scheinen – nur um dann mit Allmacht wieder zurückzukehren; und dann ist es praktisch unmöglich, diese Tumoren erneut zu behandeln. Solide Tumoren sind hierarchisch organisiert: An der Spitze stehen sich selbst erneuernde Krebsstammzellen (manchmal auch »Mutterzellen« genannt), die jede für sich in der Lage ist, völlig neue Tumoren zu bilden und weniger schädliche Populationen, die als »Tochterzellen« aus den Mutterzellen hervorgehen. Diese Nachkommen von Krebsstammzellen selbst sind jedoch nicht zu jener Art von bösartigem Wachstum und Metastasenbildung fähig, die wir bei Krebs am meisten fürchten. In den 1990er-Jahren entdeckte Dr. John Dick vom Ontario Institute for Cancer Research, dass viele bösartige Tumoren aus sich selbst erneuernden Krebsstammzellen (CSC) entstehen, die den Tumor am Leben erhalten und sämtliche in der Tumorkolonie enthaltenen Tochterzelltypen hervorbringen.[134] Und wie Wang und Kollegen in der Zeitschrift *Oncotarget* formulierten, »sind einzig und allein Krebsstammzellen in der Lage, sich selbst zu erneuern und unbegrenzt zu replizieren. Sie sind für die Erhaltung des gesamten Tumors verantwortlich.«[135]

Das erklärt die Diskrepanz zwischen Therapieansprechen und Überleben: Behandlungsmethoden, welche Krebszellen ausmerzen, die nicht den Krebsstammzellen zuzuordnen sind, können gegen Untergruppen von Krebsstammzellen absolut unwirksam sein;[136] und *die Krebsstammzellen* sind die eigentlichen »Übeltäter«, die das Wiederauftreten von Krebs und die Metastasierung vorantreiben.[137] Carol Ann Huff und ihre Kollegen vergleichen dies mit dem

»Löwenzahn-Phänomen«, bei dem ein am Boden abgeschnittener Löwenzahn immer wieder nachwächst, wenn man seine Wurzel nicht beseitigt.[138]

Aufgrund ihrer langsamen Replikationsrate sind Krebsstammzellen äußerst resistent gegen herkömmliche Behandlungen, die auf sich schnell teilende Zellen abzielen.[139] Nach Meinung von Wissenschaftlern sind Krebsstammzellen für eine Chemotherapie praktisch unerreichbar, weil sie Resistenzen gegen Platinderivate, 5-Fluorouracil, Paclitaxel und Doxorubicin gezeigt haben.[140] Und da weniger als eine von 10 000 Zellen einer bestimmten Krebsart eine Krebsstammzelle darstellt, ist es äußerst schwierig, diese Stammzellen zu zerstören, ohne den größten Teil der anderen Tumorzellen zu eliminieren.[141] Und schließlich zielen konventionelle Chemotherapien auf bereits differenzierte (spezialisierte) Zellen oder auf Zellen ab, die gerade dabei sind, sich zu differenzieren (spezialisieren). Krebsstammzellen hingegen sind per definitionem noch undifferenziert. Die konventionellen Therapien bringen also einfach nicht die nötigen Voraussetzungen dazu mit, die dem Krebs zugrunde liegenden Zellen zu erreichen.[142]

Die Existenz von Krebsstammzellen erklärt, warum konventionelle Krebstherapien der falsche Weg sind: nämlich deshalb, weil diese Therapien selektiv die weniger schädlichen Tochterzellpopulationen auslöschen, während sie nur geringe Auswirkungen auf die hochgradig bösartigen Krebsstammzellen haben, aus denen die Tochterzellen entstehen. Chemo und Bestrahlung mögen auf den ersten Blick erfolgreich erscheinen; doch dadurch werden in erster Linie die schwächeren und angreifbareren gutartigen Zellen abgetötet. Die kleine, unsichtbare Krebsstammzellpopulation dagegen überlebt, und das Herz des Krebses schlägt weiter. Und diese invasive Population kehrt zurück – manchmal stärker als je zuvor. Es brauchen nur ein paar Krebsstammzellen zurückzubleiben, damit der Tumor mit der Zeit und unter den richtigen Bedingungen wieder nachwächst. Da die konventionelle Therapie weder bei den Ursachen des Krebses ansetzt noch diese verändert, fördert die zelluläre Umgebung nach der Behandlung auch weiterhin das Wiederauftreten und erneute Wachstum des Krebses. Ähnlich wie Antibiotika die kommensale Darmflora zerstören können, schwächt die Chemotherapie das Immunsystem der Patienten, macht sie anfälliger und erhöht dadurch das Risiko für ein Rezidiv. Eine Operation dagegen kann Krebserkrankungen invasiver machen, indem sie die Mechanismen der Krebsstammzellsequestration stört.

Und eine Strahlentherapie hat sogar noch schlimmere Auswirkungen: Sie wandelt nachweislich Brustkrebszellen in behandlungsresistente Brustkrebsstammzellen und möglicherweise sogar nicht-bösartige in hochgradig bösartige Tumorzellen um. Wie sich herausgestellt hat, aktivieren gerade die in der Krebstherapie verwendeten Bestrahlungswellenlängen Zellsignalwege, die normale Zellen in sogenannte induzierte pluripotente Stammzellen umwandeln. Diese strahleninduzierten, umprogrammierten Brustkrebszellen haben im Vergleich zu unbestrahlten Brustkrebszellen eine um mehr als das 30-Fache erhöhte Fähigkeit zur Tumorbildung.[143]

Brustkrebs ist nicht die einzige Krebsart, bei der dieses Phänomen auftritt. Laut einem Artikel in der Fachzeitschrift *Cancer Letters* konnte nachgewiesen werden, dass eine Strahlentherapie die Anzahl der Krebsstammzellen in der Prostata erhöht, was zum Auftreten von Rezidiven und zu einer Verschlechterung der Prognose beitragen kann.[144]

Daher ist das traditionelle Kriterium für ein Therapieansprechen, das von der Tumormasse ausgeht, insofern falsch, als es nicht erkennt, ob die Behandlung irgendeine Wirkung auf die Krebsstammzellpopulationen – die Vorläufer oder Vorfahren der Krebszellen – hat. Die oben erwähnten Forschungsarbeiten zeigen, dass die tumorerzeugenden Eigenschaften von Krebsstammzellen der Hauptangriffspunkt jeder Krebstherapie sein sollten. Oder wie Jim Moselhy es in einem Artikel in der Zeitschrift *Anticancer Research* formuliert hat: »Wir postulieren, dass das Nichtausmerzen von Krebsstammzellen im Verlauf der Therapie die treibende Kraft hinter Tumorrezidiven und Metastasierung ist.«[145] Alles in allem machen konventionelle Therapien den Tumor demnach noch bösartiger, wobei die Wellenlängen der Strahlentherapie Nicht-Krebsstammzellen in Zellen mit stammzellähnlichen Eigenschaften umwandeln, wodurch sie sehr viel aggressiver und tödlicher werden können. Gerade durch unsere Krebstherapien wird die Abtötung der Zellen im Herzen des Krebses also erschwert.

Seit Dr. Dicks erstmaliger Entdeckung von Leukämie-Krebsstammzellen haben andere medizinische Wissenschaftler weltweit bestätigt, dass Krebsstammzellen die Ursache für die Entstehung bösartiger Tumoren in Blut, Brust, Lunge, Prostata, Dickdarm, Leber, Bauchspeicheldrüse und Gehirn sind. Zwar wird die entscheidende Rolle, die Krebsstammzellen bei der Krebsentstehung spielen, inzwischen von den meisten Autoritäten nicht mehr in Zweifel gezogen; doch der Ursprung dieser Stammzellen ist nach wie vor umstritten. Da Krebsstammzellen relativ undifferenziert sind – das heißt, sie sehen nicht wie Leber-, Brust- oder Gehirnzellen, sondern eher wie andere Stammzellen aus –, ist es schwierig zu bestimmen, aus welchem Gewebe sie stammen. Trotzdem gibt es zwei vorherrschende Theorien über ihren Ursprung: die Trophoblastentheorie und die onkogerminative Theorie.

Die Trophoblastentheorie

Diese Theorie geht auf die Arbeiten des mit dem Nobelpreis ausgezeichneten Histologen und Embryologen John Beard von Anfang des 20. Jahrhunderts zurück. Fast ein Jahrhundert später wurde sie von Dr. William Kelley, Dr. Linda Isaacs und Dr. Nicholas Gonzalez näher ausgeführt.[146] Im Lauf seiner 27-jährigen Karriere brachte der Journalist Dr. Gonzalez, der später Arzt wurde und seine praktische Ausbildung am Memorial Sloan Kettering-Krebszentrum in New York erhielt, bevor er eigene Wege ging, Hunderte von Krebspatienten im Endstadium durch Lifestyle-Medizin in Langzeitremission. Am berühmtesten ist er für die Fälle geworden, in denen Patienten für Jahrzehnte von bekanntermaßen tödlichem metastasiertem Bauchspeicheldrüsenkrebs genasen. Bis zum heutigen Tag ist es konventionellen medizinischen Behandlungsmethoden nicht gelungen, auch nur ein einziges klinisches Ergebnis zu erzielen, das einem seiner in Publikationen beschriebenen Krebsremissionsfälle entspricht.[147]

Im Mittelpunkt dieser Theorie stehen die Trophoblasten: Zellen, die die äußerste Schicht einer Blastozyste (einer Struktur in der embryonalen Entwicklung von Säugetieren, aus der schließlich der Embryo entsteht) bilden. Die Trophoblastentheorie geht auf Beards Beobachtung zurück, dass die Umwandlung von Trophoblasten in stabile Plazenta zur selben Zeit stattfindet wie die Entstehung der Bauchspeicheldrüse und deren anschließende Sekretion von Enzymen um den 56. Schwangerschaftstag herum. Das brachte ihn auf seine Vermutung, dass diese Enzyme diesen Umwandlungsprozess steuern.[148] Diese Theorie hat zu der Entdeckung geführt, dass beim Fehlen dieses regulatorischen Signals eine trophoblastische Schwangerschaftskrankheit – das Chorionkarzinom, eine aggressive Form von Gebärmutterkrebs – entsteht.[149]

Beard erkannte eine Parallele zwischen Trophoblast oder Plazenta im Frühstadium und Krebs.[150] Trophoblasten weisen folgende krebsfördernde Eigenschaften auf: Sie zeigen zunächst eine ungehemmte Proliferation, indem sie in die Epithelschicht der Gebärmutter eindringen und sich dort und auch in dem darunterliegenden Stromgebiet ausbreiten, das ein dichtes Netz aus Blutgefäßen bildet, welche mit den Gebärmuttergefäßen verbunden sind und gemeinsam mit ihnen das embryonale Leben erhalten.[151] Auf molekularer Ebene weisen Krebszellen und Trophoblasten ähnliche zelluläre Marker und sekretorische Produkte auf: beispielsweise das humane Choriongonadotropin (hCG), ein Hormon, das vom Fetus während der Schwangerschaft, aber auch von Krebszellen ausgeschüttet wird.[152] Krebs nutzt großenteils die gleichen molekularen Mechanismen wie Trophoblasten: zum Beispiel Matrix-Metalloproteinasen, um sich durch Bindegewebe hindurchzufressen; die gleichen Transkriptionsfaktoren zur Veränderung der Genexpression; und die gleiche Fähigkeit, durch das darunterliegende dichte Stroma hindurchzuwandern und in die Basalmembranen von Zellauskleidungen einzudringen.[153]

Bei der zweiten Beobachtung von Beard ging es um »unberechenbare Trophoblasten«, die während der Embryogenese durch den ganzen Körper des Fetus wandern, sich in entfernten Geweben und Organen ablagern und Nester undifferenzierter Zellen bilden, wo sie für die gesamte Lebensdauer des Organismus verbleiben.[154] Obwohl sie dort in inaktiver Form vorhanden sind, können sie durch krebsfördernde Umweltsignale zu replikativer Aktivität angeregt werden.[155] Diese »ektopischen Trophoblasten« (ektopisch bedeutet »an einem abnormalen Ort«) sind inzwischen als adulte Stammzellen anerkannt und können zu Krebszellen werden, wenn sie sich bestimmten Regulationsmechanismen entziehen und als Nebenprodukt lokaler Signale Eigenschaften des lokalen Gewebes annehmen.[156]

Wie die Krebsstammzellentheorie geht auch die Trophoblastentheorie davon aus, dass eine einzelne primitive Zelle das Potenzial hat, einen Tumor zu bilden, wenn sie durch maladaptive zelluläre Bedingungen zu replikativer Aktivität angeregt wird. Nach dieser Theorie entwickelt Krebs sich nicht aus gesunden Zellen, die auf molekularer Ebene »Amok laufen«, sondern aus Stammzellen, denen ihre übergeordneten hemmenden Mechanismen verloren gegangen sind. Die Trophoblastenhypothese ist mit der Stammzellenhypothese vereinbar, die besagt, dass eine Untergruppe adulter Stammzellen aus ektopischen Trophoblasten besteht. In der Zeitschrift *Alternative Therapies* erklärt Dr. med. Nicholas J. Gonzalez, dass diese deplatzierten Trophoblastenzellen sich, wenn sie »durch Entzündung oder Infektion am falschen Ort und zur falschen Zeit zu reproduktiver Aktivität angeregt werden, zu dem invasiven, exponentiell wachsenden Gewebe entwickeln, das wir als Krebs bezeichnen«.[157]

Was Beards Theorie so interessant macht, ist seine Beobachtung, dass die fetale Bauchspeicheldrüse etwa in der zwölften Schwangerschaftswoche Pankreasenzyme abzusondern beginnt – ein regulatorisches Signal, das bewirkt, dass der Trophoblast nicht mehr wächst und die Plazenta nun die Funktion der Ernährung des Fetus übernimmt. Genau diese Entdeckung hat andere Experten dazu veranlasst, Bauchspeicheldrüsenenzyme wie beispielsweise Trypsin zur Hemmung von Krebswachstum einzusetzen. Beard sagte voraus, dass Trypsin zur Krebsbehandlung genutzt werden könnte, da es dort die gleichen Wirkungen haben würde wie auf die embryonalen Trophoblasten: Es würde die außer Kontrolle geratene Zellteilung, Angiogenese, Invasion und Metastasierung hemmen und gleichzeitig die normale Zelladhäsion und -differenzierung wiederherstellen.[158] Beard testete seine Hypothese zunächst an Mäusen mit sarkomähnlichen Malignomen – und tatsächlich: In seinen Experimenten bildeten sich die Tumoren durch Injektion von Trypsin vollständig zurück.[159] Später wurde in Berichten in der medizinischen Fachliteratur über eine Stabilisierung oder Rückbildung inoperabler Krebserkrankungen – darunter Gebärmutterkrebs, kolorektales Karziom und metastatierter Brust-, Zungen- und Kopf-Hals-Krebs – auf die Pankreasenzymtherapie verwiesen. Dr. Gonzalez verfeinerte diesen enzymatischen Ansatz zur Krebsbekämpfung später in seiner Praxis und brachte Patienten mit einem breiten Spektrum sogenannter unheilbarer Krebserkrankungen in Remission, was die Wirksamkeit dieser Vorgehensweise ebenfalls bestätigte. So konnten Gonzalez und Isaacs in einer Pilotstudie beispielsweise zeigen, dass hochdosierte proteolytische Enzyme, Entgiftungsverfahren, Nutrazeutika und eine organische Ernährung das Überleben von Patienten mit durch Biopsie nachgewiesenem, inoperablem Pankreaskarzinom signifikant verlängerten.

Die Trophoblastentheorie ist überzeugend, da sie einen plausiblen Erklärungsrahmen für die Krebsentstehung liefert; es gibt aber auch immer mehr wissenschaftliche Erkenntnisse, die darauf hindeuten, dass somatische Zellen anfangen können, sich wie primitivere Krebsstammzellen zu verhalten, auch wenn sie nicht embryonalen Ursprungs sind. Das bedeutet, dass Krebsstammzellen aus normalen, terminal differenzierten Zellen entstehen können, die mehrfach von genotoxischen Substanzen »getroffen« wurden oder sich an ungünstige Bedingungen (zum Beispiel Sauerstoffmangel oder ein Milieu mit dauerhaft saurem oder niedrigem pH-Wert) anpassen mussten und sich daraufhin wieder zu Keimbahnzellen oder zu einem undifferenzierten Stammzelltyp zurückgebildet haben. Der theoretische Rahmen, der diese drei Sichtweisen – Trophoblasten-, Mutations- und Krebsstammzellentheorie – miteinander verbindet, ist unter der Bezeichnung »onkogerminative Hypothese« bekannt.

Die onkogerminative Hypothese

Diese Hypothese geht davon aus, dass Krebs ein dynamischer, sich selbst organisierender Prozess ist, der die reproduzierbare, geordnete Abfolge von Ereignissen in der frühen Embryonalentwicklung nachahmt. Sie wurde erstmals im Jahr 1993 von dem ukrainischen Onkologen Vladimir Vinnitsky aufgestellt.

Nach diesem Modell durchläuft eine Krebserkrankung fünf verschiedene Stadien, die denen der frühen Embryonalentwicklung ähneln, wobei das Endprodukt allerdings kein Fetus, sondern ein Tumor ist. Diese Theorie unterscheidet sich von der Trophoblastentheorie dadurch, dass somatische Zellen sich zu bösartigen Zellen umwandeln und das »Keimzellgenom« aktivieren können, sodass sie unsterblich, aber dennoch für den Körper als Ganzes – paradoxerweise – tödlich werden können.[160] So verbindet die onkogerminative Hypothese die Krebsstammzellen- und die Trophoblastentheorie miteinander, wobei sie gleichzeitig deren Validität wahrt und beiden Theorien zusätzliche Nuancen hinzufügt.

Krebs greift auf die Gene unserer alten Vorfahren zurück

Doch selbst bei der Trophoblastentheorie und der onkogerminativen Hypothese bleiben immer noch Fragen offen. Nämlich: Wie konnte ein so hochkomplexes, in jeder Zelle unseres Körpers latent vorhandenes Programm die Evolution überdauern? Wie kommt es, dass Körperzellen durch den Rückfall in einen primitiveren, weniger differenzierten Zelltyp die enorme Widerstandsfähigkeit und Hyperkomplexität von Krebs entwickeln können? Da nichts in unserem Körper zufällig geschieht, macht es Sinn, ein bisschen tiefer in die Materie einzusteigen und uns klarzumachen, welchen adaptiven Nutzen der Krebs uns im Lauf der Evolution gebracht hat.

Der adaptive Wert des krebstypischen unkontrollierten Zellwachstums blieb so lange ein Rätsel, bis die bahnbrechende Arbeit von Paul Davies und Charles Lineweaver erschien, die Krebs als lebendes Fossil darstellt – als »unterirdische« Schicht von Urgenen, die durch Exposition gegenüber postindustriellen Umweltbedrohungen wieder zu neuem Leben erwacht.[161] In ihrer in der Zeitschrift *Physical Biology* erschienenen Publikation *Cancer Tumors as Metazoa 1.0: Tapping Genes of Ancient Ancestors* stellen Davies und Lineweaver die Hypothese auf, dass Krebs in Wirklichkeit eine tief in unserem Genom verankerte uralte Überlebensreaktion ist, auf die unser Körper zurückgreift, wenn genetische und epigenetische Fehlfunktionen ein kritisches Ausmaß erreichen. In diesem aus evolutionärer Sicht stimmigen Kontext kann man Krebs als Symptom einer Störung unseres physiologischen inneren Milieus und als logische Abwehrmaßnahme gegen eine Welt voller Karzinogene verstehen, die unser Körper als gefährlich empfindet.

Angesichts unseres gescheiterten Kampfes gegen den Krebs und der vielen Todesopfer, die diese Erkrankung seit Beginn dieses Kampfes vor 50 Jahren gefordert hat, tritt überdeutlich zutage, dass wir das Wesen dieser Krankheit, das wir bisher noch nicht richtig verstanden haben, unbedingt ein bisschen genauer unter die Lupe nehmen müssen. Zunächst einmal muss eingeräumt werden, dass das Mutationserklärungsmodell des Krebses durchaus seine Berechtigung hat. Genotoxische oder DNA-schädigende Substanzen wie Formaldehyd, Dieselmotorabgase, Kohlenteer, Asbest und Tabakrauch können bei der Krebsentstehung und -progression eine Rolle spielen. Aber Mutationsprozesse allein erklären nicht alles, und zufällige Umweltexposition ist nicht die einzige treibende Kraft hinter der Entstehung bösartiger Tumoren.

Die Allgegenwart von Krebs, der bei fast allen metazoischen Lebensformen vorkommt, deutet darauf hin, dass die Mechanismen der Onkogenese eng mit unserer Evolutionsgeschichte verwoben sind. Es gibt Beweise dafür, dass Onkogene (also Gene, die Theorien zufolge für Krebs verantwortlich sind) uralt und hochkonserviert sind; teilweise gibt es sie schon seit 600 Millionen Jahren.[162] Dass Onkogene seit Urzeiten überdauert haben und Onkogenvorläufer bis zu den primitiven Metazoen zurückreichen, lässt vermuten, dass sie wichtige Funktionen in der Physiologie von Zellen und Organismen erfüllen und irgendeinen Überlebensvorteil bringen.[163]

In ihrer wichtigen Arbeit beschreiben Davies und Lineweaver einen Zusammenhang zwischen Krebs und der Evolution der Mehrzelligkeit und stellen die These auf, dass Krebs ein atavistischer Zustand mehrzelliger Lebensformen ist.[164] Bei Atavismen (dem Wiederauftreten alter oder ursprünglicher Merkmale) kehren oft morphologische Merkmale der sich entwickelnden Zygote der betreffenden Art wieder.[165] Von einem Atavismus spricht man, wenn Merkmale, von denen man annimmt, dass sie im Lauf der Evolutionsgeschichte verloren gegangen sind – beispielsweise Schwänze, Kiemen, Schwimmfüße oder überzählige Brustwarzen beim Menschen –, wieder auftauchen.[166] Diese alten oder urtümlichen Merkmale bleiben oft in funktionsunfähigem Zustand oder als (wie man früher sagte) »Junk-« oder »nicht-kodierende« DNA-Segmente im Genom erhalten und wurden durch regulatorische Elemente, die ihre Expression hemmen, in einen latenten Zustand versetzt. Die Dormanz dieser Atavismen wird jedoch rückgängig gemacht, wenn neuere Gene zur Inaktivierung dieser Merkmale nicht mehr richtig funktionieren.

In ihrer Erklärung diskutieren Davies und Lineweaver, dass den in evolutionärer Hinsicht komplexen modernen metazoischen Organismen (mehrzelligen Tieren, die sich durch zelluläre Spezialisierung und Organdifferenzierung auszeichnen) »Kolonien eukaryotischer Zellen vorausgegangen sind, in denen die zelluläre Kooperation ziemlich rudimentär war und die aus Netzwerken aneinanderhaftender Zellen bestanden, welche auf chemischem Weg Informationen miteinander austauschten und selbstorganisierte Zellansammlungen mit nur geringer Arbeitsteilung bildeten«.[167] Somit funktionierten diese lose in sich vernetzten Kolonien, die die Autoren als Metazoa 1.0 bezeichnen, auf die gleiche Weise wie neoplastische Tumorzellen. In der Zeit von Metazoa 1.0, deren Anfänge mehrere Milliarden Jahre zurückreichen, war das Zellleben mehr oder weniger unsterblich. Die Lebensbedingungen auf der Erde waren damals so hart, dass die Zellen sich auf das nackte Überleben konzentrieren mussten; daher war proliferative Unsterblichkeit ihr Standardmodus. Den Luxus des programmierten Zellselbstmords (Apoptose) – einer Voraussetzung für den für die biologische Regeneration erforderlichen Zellaustausch und für den selektiven »Rückschnitt«, ohne den hochdifferenzierte Körpergewebe sich weder entwickeln noch existieren können – gab es damals noch nicht. Man nimmt an, dass diese Zellen primitive, miteinander »verklumpte« Gemeinschaften gebildet haben, die in unserer heutigen Terminologie einem Tumor sehr ähnlich sehen würden.

Als vor 600 Millionen Jahren Metazoa 2.0 auf der Bildfläche erschien, blieben Metazoa 1.0 und seine Proto-Metazoen auf der Strecke. Bei Metazoa 2.0 handelte es sich um komplexe mehrzellige Organismen mit den hochspezialisierten Zelltypen, ausgeklügelten Kommunikations- und Kommandonetzen und regulatorischen Signalwegen, der genau abgegrenzten Architektur verschiedener Gewebe und den fortgeschrittenen biologischen Kompartimenten und Repertoires, wie sie für den heutigen Menschen charakteristisch sind.[168] Mit der Entwicklung moderner komplexer Organismen wurden die Bedürfnisse der einzelnen Zelle dem Ganzen untergeordnet, und die Zelldifferenzierung und -organisation entwickelte sich. Im Interesse der Zweckmäßigkeit und Spezialisierung wurden Geweben unterschiedliche Funktionen zugewiesen, und die Zellen verschiedener Organe sahen aufgrund der zellulären Differenzierung grundlegend anders aus und verhielten sich auch anders.

Der Schlüssel zu dieser Theorie liegt darin, dass der genetische Apparat der zweiten Metazoa-Inkarnation das bestehende genetische Gerüst des Metazoa-1.0-Systems überlagerte, was bedeutet, dass unsere Spezies in den letzten Jahrmilliarden in evolutionärer Hinsicht einen tödlichen Pakt mit ihren einzelnen Mitgliedern geschlossen hat: Eure Körper werden sterben, aber die Keimbahnzellen in euch bleiben unsterblich und können für immer und ewig von Generation zu Generation weitergegeben werden. Das bedeutet, dass der »Tod« – in Form von Apoptose und der begrenzten Lebensspanne von Einzelindividuen – ins Leben eingebaut wird. Aufgrund dieses charakteristischen Merkmals mehrzelligen, komplexen tierischen Lebens ist es sehr wichtig geworden, dass die »Unsterblichkeit« in unseren somatischen Zellen nicht in Form von Krebs ausbricht.

Wir tragen unsere uralten genetischen Programme in fast allen Zellen unseres Körpers mit uns herum. Und wenn wir unseren Körper mit schädlichen chemischen Substanzen und Strahlen, mechanischen Schäden in Form von Wunden und Entzündungen, chronisch niedrigem pH-Wert durch zu stark säurebildende Nahrungsmittel, zuckerreicher Ernährung oder schlechter Sauerstoffversorgung aufgrund von körperlicher Inaktivität und Luftverschmutzung malträtieren, empfinden unsere Zellen das als massive Umweltbedrohung. Und dann wird unser uraltes Metazoa-1.0-Programm reaktiviert und macht aus einer ansonsten tödlichen Kombination von Veränderungen eine Chance. Daraus folgt, dass die »unterirdisch« immer noch in uns vorhandene genetische Metazoa-1.0-Schicht als Reaktion auf ein zunehmend unwirtliches, erbarmungsloses, nährstoffarmes Zellklima reaktiviert werden kann – ein Klima, das den Lebensumständen von vor über 600 Millionen Jahren entspricht und die Expression von Genen begünstigt, welche ausschließlich auf den Imperativ der Replikation und des Überlebens ausgerichtet sind. Man kann also vermuten, dass Krebs einen Rückfall in einen primitiven Abwehrmechanismus darstellt, der lediglich dazu dient, den Tod zu umgehen, und sich entwickelt hat, bevor schützende Anpassungsmechanismen zur Bewältigung von Umweltbedrohungen entstanden sind. Dieser Sachverhalt liegt der paradoxen Tatsache zugrunde, dass gerade die Tödlichkeit von Krebs eng mit seinem erstaunlich regenerativen, resilienten und quasi unsterblichen Charakter verknüpft ist.

Eine neue Vorstellung von Krebs

Der atavistische Charakter des Krebses kann uns Hoffnung geben, weil er es uns ermöglicht, Krebs als natürliche Anpassung an ein von Nährstoffmangel, Umweltvergiftung und psychospirituellem Stress geprägtes Leben zu verstehen. Dieses Modell erlaubt uns eine neue Sichtweise der Entstehung von Krebs – nicht als Fluch, sondern als Schutzmechanismus, als Vehikel zur Wiederherstellung der Homöostase unter suboptimalen Bedingungen, wenn es absolut keine andere Alternative mehr gibt. Dabei handelt es sich um eine enorm widerstandsfähige und lebensfördernde Eigenschaft, die tief in unserer biologischen Infrastruktur verankert ist – eine Eigenschaft, die als Antwort auf die extremen postindustriellen Herausforderungen, denen unser Körper in der heutigen Zeit ausgesetzt ist, gewissermaßen wieder »wachgerüttelt« wurde.

Wenn wir die ungünstigen bioenergetischen und biochemischen Bedingungen überwinden, die eine Zelle dazu zwingen, in einen primitiveren, unspezifizierten Phänotyp zurückzufallen, wie er für die urtümliche Proto-Zelle charakteristisch ist, entfällt auch der Impuls für den Überlebensmodus, den dieser vorgefertigte Atavismus bietet. Diese Sicherheitssignale können wir unserem Körper durch einen Lebensstil, der sich an die Lebensweise unserer Vorfahren anlehnt, und eine nährstoff- und informationsreiche, unserer Evolution entsprechende Ernährung geben. So können wir ihm die Wiederherstellung von Regulationsmechanismen ermöglichen, die eine angemessene Kontrolle des Zellzyklus sicherstellen und dem Krebs Einhalt gebieten.

Und wie geht es jetzt weiter? Eine humanere Krebstherapie und eine klügere Krebspräventionsstrategie

Die Neue Biologie sagt uns, dass aufgeklärte Ärzte lernen sollten, die Grundursachen des Krebs-Atavismus anzugehen, statt einfach nur gewaltsam die Symptome dieser Erkrankung zu unterdrücken. Wir sollten unser Augenmerk darauf richten, die Lebensbedingungen zu schaffen, die mit unserer genetischen und epigenetischen Blaupause von Gesundheit und Wohlbefinden im Einklang stehen. Wir sollten unser Leben selbst in die Hand nehmen und tagtäglich Entscheidungen treffen, mit denen wir unseren Zellen ein gesundes Umfeld bieten und unseren Körper in seiner natürlichen Fähigkeit stärken, Krebsstammzellen zu bekämpfen, bevor sie überhaupt eine Chance haben, sich zu bösartigen Tumoren zu entwickeln.

In Teil 3 dieses Buches – »Ihr Regenerationsprogramm« – beschreibe ich die Ernährungsgewohnheiten, mit denen Sie Ihren Zellen die Hilfestellung geben können, die sie brauchen, um zu gedeihen. Sie können die Fähigkeit Ihrer Zellen zu einer gesunden Apoptose und Homöostase (physisches Gleichgewicht) verbessern, indem Sie sie mit nährstoffdichten Lebensmitteln versorgen, allen Zellen Ihres Körpers ein Sicherheitssignal senden und auf diese Weise ihren Rückfall in den primitiven Metazoa-1.0-Phänotyp verhindern. Diese traditionellen Nahrungsmittel werden Ihrem Körper bei einem gesunden Zellaustausch und bei der Ausmerzung abnormaler Zellen helfen, bevor Krebs entstehen kann, so wie sie es schon seit Hunderttausenden von Jahren getan haben und wie es auch für die Zukunft in Ihren Genen vorgesehen ist.

Krebs mit neuen Augen betrachten

Wenn wir uns die Krebsmedikamente, die die Apotheke der Natur zu bieten hat, einmal näher anschauen, können wir unsere Vorstellung von Krebs als unbesiegbarem, unangreifbarem Gegner überwinden und für die Zukunft einen besseren Weg finden, indem wir einen klarsichtigen, evidenzbasierten Ansatz verfolgen und uns auf die Krebsprävention konzentrieren – indem wir uns an das hippokratische Prinzip des Nichtschadens halten und uns die Heilkräfte der Natur zunutze machen.

Das wichtigste Standbein einer wirklich präventiven Strategie für sämtliche Krebsarten besteht in einer Ernährung, die aus evolutionärer Sicht zu uns passt, und darin, uns möglichst keinen schädlichen chemischen Substanzen und Strahlen auszusetzen. Das sind durchaus praktikable Strategien, die wir in unserem täglichen Leben umsetzen können, um die Entscheidungshoheit über unsere Gesundheit zurückzugewinnen und wieder Verantwortung für sie zu übernehmen. Wir brauchen unsere Mündigkeit nicht aufzugeben oder uns den Launen eines »genetischen Schicksals« zu ergeben. Wenn wir uns klarmachen, dass unsere bisherige Sichtweise uns innerlich einschränkt, unsere Narrative längst überholt, unsere Bewältigungsmechanismen maladaptiv und unsere Verhaltensmuster kontraproduktiv sind, können wir uns von den Spinnweben der Angst befreien und dem Krebs mit einer neugewonnenen inneren Klarheit gegenübertreten.

Zeigen Sie Ihren Ängsten die rote Karte: Wie Stress und seelische Verletzungen Krebs erzeugen

Egal ob Sie in der afrikanischen Savanne vor einem Raubtier fliehen oder mit einer mutmaßlich tödlichen Krebsdiagnose konfrontiert sind – Ihr Körper ist in beiden Fällen auf die gleiche Reaktion programmiert, denn er kann nicht zwischen einer wahrgenommenen Gefahr und einer tatsächlichen physischen Bedrohung unterscheiden. Wenn wir von einer grauenhaften Vorahnung erfasst werden, die uns in eine Kampf-oder-Flucht-Reaktion katapultiert, reagiert unser Körper auf vorhersehbare Weise: Die Leber setzt Glukose als schnelle Energiequelle frei, und in Erwartung einer energieaufwendigen Flucht leitet unser Körper den Blutfluss vom Verdauungssystem in die Extremitäten um. Die Atmung wird tiefer, die Bronchien erweitern sich, das Herzzeitvolumen nimmt zu, und der Blutdruck steigt, um die Sauerstoffversorgung und Energiezufuhr zu unseren Muskeln zu verbessern. Stresshormone (beispielsweise Katecholamine), Glukokortikoide, Wachstumshormon und Prolaktin überfluten unseren Organismus, um Energiereserven zu mobilisieren.[169] Das ist ein heikler Kompromiss; Fortpflanzung und Immunsystem werden zugunsten primitiverer Impulse zurückgestellt, um Raubtieren zu entkommen und einer unmittelbaren Gefahr zu entgehen.

Kognitive Prozesse, die im Frontallappen (der Hirnregion, die die exekutiven Funktionen des Lernens und Gedächtnisses, der Problemlösung und Entscheidungsfindung steuert) angesiedelt sind, werden zugunsten instinktiver Reflexe unterbunden, die in unserem Streben nach Überleben aktiviert werden. Die massive Aktivierung des sympathischen Nervensystems führt zu einer Stimulation des retikulären Aktivierungssystems – der Hirnregion, die für erhöhte Wachsamkeit und sensorische Verstärkung verantwortlich ist[170] –, um uns auf die potenziellen Gefahren in unserer Umgebung aufmerksam zu machen. Der paraventrikuläre Kern des Hypothalamus – jener uralte Kern des Gehirns, der seine Wurzeln in den letzten gemeinsamen Vorfahren von Wirbeltieren, Fliegen und Würmern hat – koordiniert und orchestriert unsere Reaktion auf Stress,[171] was bedeutet, dass wir in den Autopilotmodus zurückfallen, wenn wir mit einem Stressfaktor konfrontiert werden.

Früher wurden stressbedingte Erkrankungen als psychosomatisch stigmatisiert – ein Relikt des Freud'schen Konzepts, das einst als Hysterie bezeichnet und mittlerweile in »Konversionsstörung« umbenannt worden ist. Die Prämisse, die diesen Krankheitsetiketten zugrunde liegt, besagt, dass all Ihre Probleme nur in Ihrem Kopf existieren – was, konsequent zu Ende gedacht, dazu führen würde, dass Sie die Legitimität Ihrer Symptomatik, den Kompass Ihrer angeborenen Intuition und die Richtigkeit der Diagnose des Arztes, zu dem Sie Vertrauen haben, infrage stellen. Doch der Dialog zwischen Geist und Körper ist keine Einbahnstraße. Stress ist ein sehr wirkungsvoller Vektor physischer Funktionsstörungen: Er führt zu maladaptiven neuroendokrinen Reaktionen, die körperliche Krankheiten verursachen oder vorantreiben können,[172] und Krebs stellt in dieser Hinsicht keine Ausnahme dar.

Auf körperlicher Ebene beeinflussen die Neuropeptide, die bei einer Exposition gegenüber Stressfaktoren ausgeschüttet werden, sowohl den zellvermittelten als auch den humoralen (Antikörper-vermittelten) Pol unserer Immunreaktionen. Laut Aussagen von Wissenschaftlern weisen Daten aus Tier- und Humanstudien darauf hin, dass unser Immunsystem negativ auf die Ausschüttung von Adrenalin bei episodischem Stress reagiert.[173] Primäre Lymphorgane wie Thymus und Knochenmark, in denen unsere Immunzellen heranreifen, und sekundäre Lymphorgane wie Milz und Blinddarm werden durch noradrenerge Nervenfasern innerviert (versorgt), was bedeutet, dass das Immungewebe direkt auf Botschaften unseres stressregulierenden sympathischen Nervensystems reagiert.[174] Andere Signalmoleküle, die bei Stress von peripheren sensorischen Nervenfasern freigesetzt werden, regulieren verschiedene Aspekte der Immunzellfunktion wie Differenzierung, Aktivierung, Rekrutierung, Chemotaxis (Migration) und vaskuläre (Blutgefäß-)Reaktionen;[175] und es konnte nachgewiesen werden, dass wahrgenommener Stress entzündliche Immunzellen aus dem Knochenmark mobilisiert und in Aktion versetzt.[176]

Unsere Kampf-oder-Flucht-Reaktion kann genau die Form von zellvermittelter Immunität unterdrücken, die zur Neutralisierung von Krebs notwendig ist; außerdem kann sie auch noch andere schädliche Auswirkungen haben. Adrenalin – eines der Hormone, die bei Stressreaktionen freigesetzt werden – macht Darmkrebszellen gegen verschiedene Arten von Chemotherapie resistenter. Eine der ersten biomedizinischen Untersuchungen, die gezeigt haben, dass es einen direkten physischen Zusammenhang zwischen Krebs und Stress gibt, konnte nachweisen, dass die adrenerge Aktivierung (Adrenalinproduktion) zu einer dosisabhängigen Erhöhung der Boten-RNA-Expression des onkogenen *ABCB1*-Gens und seines Genprodukts

P-Glykoprotein führt, das Krebszellen vor krebsbekämpfenden Substanzen schützt.[177] Unser Immunsystem dient nicht nur als Schutztruppe, die den Körper auf das Auftauchen von Krebszellen hin überwacht, sondern auch als gewissenhafte Aufräummannschaft, die solche Zellen abbaut und entsorgt. Somit spielt die Fähigkeit von Stress, dieses Immunsystem zum Entgleisen zu bringen, bei der Krebsentstehung eine wichtige Rolle. Aber auch umgekehrt wird ein »Schuh daraus«: Wir können etwas für ein optimal funktionierendes Immunsystem und die Ausmerzung von Krebszellen tun, indem wir Stress aus unserem Leben verbannen.

Diese wissenschaftlichen Erkenntnisse sind von enormer Tragweite, weil sie für einen engen Zusammenhang zwischen Körper und Geist sprechen. Einer der Verfechter dieser These ist der in Ungarn geborene kanadische Arzt Gabor Maté, der in seinem Buch *When the Body Says No (Wenn der Körper nein sagt)* wissenschaftliche Erkenntnisse darüber zusammengetragen hat, wie tiefgreifend Emotionen wie beispielsweise Wut das Krebsrisiko und die Prognose von Krebspatienten beeinflussen. Eine andere Expertin auf diesem Gebiet ist Dr. Candace Pert, die Mutter der avantgardistischen Disziplin der Psychoneuroimmunologie. In ihrem Buch *Molecules of Emotion (Moleküle der Gefühle)* erläutert sie, wie unsere Emotionen – frühere Enttäuschungen, Misserfolge, Kummer und Traumata – sich in »Knotenpunkten« konzentrieren, die sich in den Geweben und Systemen unseres Körpers in verschlüsselter Form festgesetzt haben. Pert gehört zu den ersten Neurowissenschaftlern, die gezeigt haben, dass unser endokrines und unser immunologisches System in einem bidirektionalen Kommunikationsnetz miteinander verbunden sind, und zwar über Informationsträger namens Neuropeptide. Diese beiden Systeme führen über biochemische Substanzen und Energie multilinguale Diskussionen miteinander. Diese Erkenntnis wirft die antiquierte Vorstellung, dass Geist und Immunsystem unabhängig voneinander existieren, über den Haufen und bestätigt, dass unser Körper ein Depot für unverarbeitete Emotionen ist, die sich in Krankheiten niederschlagen können. Im Klartext: Ihr Körper hört alles, was Ihre Gedanken sagen.

Dr. Mario Martinez hat mit seinen bahnbrechenden Forschungsarbeiten zum Thema Biokognition eine semantische Grundlage für die Art und Weise geschaffen, wie psychospiritueller Stress zu Krankheit führen kann. Er beschrieb, wie drei archetypische menschliche Verletzungen – Scham, Verlassenheit und Angst – in verschiedene Krankheitsherausforderungen eingebettet sind und sich in entsprechenden Körpermustern und Energiefeldern niederschlagen. Jede dieser Verletzungen wird von unterschiedlichen kulturellen Kontexten zugefügt und miterschaffen. Scham kann zum Beispiel durch Hänseleien, Mobbing, Verurteilung, Kritik, Spott oder Schuldgefühle verursacht werden und sich als heißer, gedemütigter, entzündungsfördernder Phänotyp manifestieren, wie er für Autoimmunerkrankungen typisch ist. Verrat geht mit gebrochenen Versprechungen, Untreue, Missbrauch oder mangelnder Integrität einher und verursacht eine wütende Kampf-oder-Flucht-Reaktion mit Adrenalin- und Cortisolausschüttung, die zum Phänotyp von Herz-Kreislauf-Erkrankungen führt. Verlassenheit kann durch Vernachlässigung, mangelnde Unterstützung und Nicht-wahrgenommen-Werden entstehen. Sie manifestiert sich in einer kalten, ängstlichen, von Adrenalin geprägten Kampf-oder-Flucht-Reaktion und wird oft mit Krebs in Zusammenhang gebracht.

Doch wenn wir unsere komplementären Heilungsfelder kultivieren – Ehre statt Scham, Engagement statt Verlassenheit und Loyalität statt Verrat –, können wir unsere neuronale Landkarte und die Art und Weise, wie unsere Emotionen archiviert sind, verändern und unsere Biologie heilen. Bei Krebs zum Beispiel kann Engagement – sich selbst oberste Priorität einzuräumen, seine Zusagen sich selbst gegenüber einzuhalten und seine Versprechen einzulösen – Raum für expansive Emotionen schaffen, die die Verletzung heilen.

Verbannen Sie krebsfördernde Giftstoffe aus Ihrem Leben!

Die beste Krebsvorbeugung besteht darin, ein Mikroumfeld zu schaffen, das unsere primitivere Metazoa-1.0-Schicht, in der das »Krebsprogramm« gespeichert ist, nicht aktiviert. Das Regenerationsprogramm in diesem Buch liefert Ihnen eine lange Liste von Nahrungsmitteln, in denen Sie die Informationssignale Ihrer Zellen baden können, um die Funktionsfähigkeit Ihres Immunsystems zu optimieren. Doch um ein solches aus evolutionärer Sicht besser zu Ihnen passendes, den Lebensbedingungen Ihrer Vorfahren entsprechendes Mikroumfeld schaffen zu können, müssen Sie zunächst einmal einen geschärften Blick dafür entwickeln, welche Produkte krebsfördernde Giftstoffe enthalten – egal, ob Sie diese Produkte im Rahmen Ihrer Ernährung zu sich nehmen oder äußerlich damit in Kontakt kommen.

Ein gutes Beispiel dafür ist Glyphosat, das weltweit am häufigsten eingesetzte Herbizid, von dem alljährlich etwa eine Million Tonnen auf die Oberfläche unseres Planeten aufgebracht werden. Es ist auch unter dem Markennamen »Roundup« bekannt und wird zur Unkrautvernichtung nicht nur in unseren Vorgärten und Parks, sondern auch bei vielen Nutzpflanzen eingesetzt, die die weltweite Nahrungsmittelversorgung sichern. Das Problem ist nur, dass bei wahlloser Anwendung von Glyphosat nicht nur das Unkraut, sondern auch die Mikroben, Regenwürmer, Insekten, Pflanzen und Nagetiere abgetötet werden, die ein Teil der bis zum Menschen führenden bioakkumulativen Nahrungskette sind. Außerdem hat die Verwendung von Glyphosat zur Entwicklung gentechnisch veränderter Pflanzen geführt; wenn Sie ein genetisch verändertes Lebensmittel essen, nehmen Sie damit also vermutlich gleichzeitig auch ein mit Glyphosat verunreinigtes Produkt zu sich. Und selbst nicht gentechnisch veränderte Lebensmittel – beispielsweise Weizen, Kartoffeln oder Hafer – werden oft mit Glyphosat als Trockenmittel vor der Ernte besprüht. Zum Beispiel werden »Cheerios« als »nicht gentechnisch verändert« gekennzeichnet; doch im Jahr 2015 kam heraus, dass das Unternehmen Richardson Milling, das den Hafer für dieses Produkt liefert, Glyphosat als Trocknungsmittel verwendete, womit eine Kontamination dieses Produkts mit Glyphosat mehr oder weniger garantiert ist.[178] Das »Ohne Gentechnik«-Siegel kann zumindest für die Amerikaner nicht die einzige Orientierungshilfe sein, wenn es um die Vermeidung dieser toxischen chemischen Substanz geht. (Anm. d. Red.: Laut Bundesregierung sind in der EU aktuell nur zwei gentechnisch veränderte Pflanzen für den kommerziellen Anbau zugelassen: Bt-Mais »MON 810« und die Kartoffel »Amflora«. Deutschland und die EU importieren jedoch vor allem rund 35 Millionen Tonnen zum größten Teil gentechnisch veränderte Sojabohnen aus Nord- und Südamerika pro Jahr als zusätzliches eiweißreiches Futtermittel, da der Anbau in Deutschland und in der EU dafür nicht ausreicht.)

Glyphosat weist gleich mehrere verschiedene Toxizitätsmodi auf, für die ich allein in der Glyphosat-Datenbank von GreenMedInfo.com über zwei Dutzend indexiert habe.[179] Doch seine Karzinogenität als östrogenwirksamer endokriner Disruptor ist ein Toxizitätsvektor, der immer noch weitgehend übersehen wird. Zwei Drittel aller Brustkrebsfälle sind östrogenabhängig oder östrogenrezeptorpositiv. Wenn bestimmte Östrogene oder östrogenähnliche chemische Substanzen sich an den Rezeptor einer Krebszelle anlagern, können sie eine Zellproliferation stimulieren, die im Extremfall genau zu dem unkontrollierten Wachstum führen kann, das für Krebs charakteristisch ist.[180] Der Artikel *Glyphosate Induces Human Breast Cancer Cells Growth via Estrogen Receptors* in der Zeitschrift *Food and Chemical Toxicology* zeigt, dass Glyphosat das Wachstum hormonabhängiger Brustkrebszellen antreibt.[181] Und dafür bedarf es nicht einmal einer riesigen Dosis: Glyphosat setzt die Krebszellproliferation bereits in Teilen pro *Billion* – einer verschwindend geringen Menge – in Gang.

Wie kann man seine Exposition gegenüber Glyphosat reduzieren?

Glyphosat ist so allgegenwärtig, dass kein Mensch sich seinem Wirkungsbereich hundertprozentig entziehen kann. Es liegt in der Luft. Es ist im Regen,[182] im Grundwasser[183] und in unseren Haaren enthalten. Wenn wir unsere landwirtschaftlichen Praktiken nicht von Grund auf verändern, sind wir alle den kaum spürbaren und doch tiefgreifenden Auswirkungen dieses Herbizids ausgesetzt. Das bedeutet aber nicht, dass wir einfach nur wehrlose Opfer sind. Wir können unsere Exposition gegenüber diesem Giftstoff deutlich verringern, wenn wir uns an folgende Regeln halten:

- Nahrungsmittel aus biologischem Anbau essen.
- Gentechnisch veränderte Lebensmittel meiden.
- Eingehender über Lebensmittel informieren, die mit Glyphosat kontaminiert sein könnten (ein guter Anhaltspunkt dafür ist das Detoxproject unter detoxproject.org, einer Organisation, die glyphosatfreie Produkte prüft und zertifiziert).

Eine höhere Dosis derselben chemischen Substanz kann – zum Schutz des Körpers als viel-zelligem Ganzem – einen programmierten Zelltod verursachen, während die Zelle bei einer niedrigeren Dosis zwar am Leben bleibt, ihr Phänotyp sich aber dafür in Richtung krebsartiger Merkmale verändern kann. Diese Erkenntnis entkräftet das uralte toxikologische Risikomodell »Die Dosis macht das Gift«, zumindest für Giftstoffe wie Glyphosat, die manchmal *mit umso höherer Wahrscheinlichkeit* hormonstörende und krebserregende Wirkungen verursachen, *je niedriger ihre Konzentration ist.*

Werden Sie zum informierten Verbraucher!

Wir sollten aber nicht nur einen geschärften Blick für die Giftstoffe entwickeln, die heimlich in unseren Körper gelangen, sondern auch an die chemischen Körperpflegeprodukte denken, die wir bewusst verwenden. Dank geschicktem Marketing und unzureichender behördlicher Aufsicht sind uns die gravierenden Gefahren, die mit der Anwendung der allermeisten Deo-dorants, Kosmetika, Shampoos und Hautcremes einhergehen, weil sie bekannte Karzinogene und endokrine Disruptoren wie beispielsweise Schwermetalle und/oder Petrochemikalien ent-halten, verborgen geblieben. Wenn wir solche Produkte auf unsere Haut auftragen, gelangen sie direkt ins Lymph- und Kreislaufsystem und lagern sich in unseren inneren Organen und unserem Körperfett ab. Im Gegensatz zu Produkten, die Sie einnehmen, umgehen Substanzen, die auf den Körper aufgetragen werden, einen sehr leistungsstarken Filter: Ihre Leber. Deshalb sollten Sie *niemals etwas auf Ihren Körper auftragen, was Sie nicht auch essen könnten oder wür-den.* (Tipp: Wenn man einen Hochschulabschluss in Chemie braucht, um einen Inhaltsstoff zu identifizieren und/oder wenn er in der Natur nicht vorkommt, verzichten Sie lieber auf das be-treffende Produkt.)

Die meisten handelsüblichen Deos stecken voller toxischer Chemikalien. Das schlimmste davon ist Aluminium, ein östrogenwirksames Schwermetall. Eine Studie hat gezeigt, dass die regelmäßige Anwendung solcher Deos im Achselbereich zu aluminiumassoziierten Krankheits-prozessen wie beispielsweise Brustkrebs beitragen kann.[184] Einer anderen Studie zufolge kommt Aluminium bei Brustkrebspatientinnen besonders häufig im äußeren Brustbereich vor. Das ist gleichzeitig auch der Bereich, in dem Brustkrebs am häufigsten auftritt: der obere äußere Qua-drant, wo Unterarmdeos normalerweise aufgetragen werden.

Noch problematischer ist es, wenn Sie ein Aerosolspray als Deodorant verwenden. Denn dann bringen Sie das Aluminium nicht nur auf Ihre Haut auf, sondern atmen es gleichzeitig auch noch ein. Außerdem hemmen Deos die Schweißbildung – das wichtigste Mittel des Kör-pers, sich von Giftstoffen zu befreien. Somit tragen gleich zwei Faktoren zur schädlichen Wir-kung solcher Deos bei: die karzinogene Wirkung des Aluminiums und die sekundäre Aus-wirkung (Hemmung des Entgiftungsprozesses über den Schweiß).

Handelsübliche Lotions – auch solche von allgemein als vertrauenswürdig geltenden Mar-ken – stecken ebenfalls meistens voller Petrochemikalien (Rohölderivate). Ein solches Derivat, das Mineralöl, ist inzwischen schon vollständig in unsere Gewebe eingedrungen: In einer 1985 durchgeführten Untersuchung von 465 Autopsien wies fast die Hälfte der untersuchten Personen Anzeichen von Lipogranulomen in Leber und Milz auf. Mit solchen Lipogranulomen errichtet unser Körper eine Barriere gegen die Ablagerung öliger Substanzen.[185]

Im Handel erhältliche Wasch-, Spül- und Reinigungsmittel haben normalerweise ebenfalls einen hohen Gehalt an toxischen Substanzen. Eine in Europa durchgeführte Untersuchung hat gezeigt, dass Haushaltsreiniger starke negative Auswirkungen auf die Atemfunktion von Frauen haben, die solche Produkte anwenden. Die Forscher kamen zu dem Schluss, dass das Ausmaß der gemessenen Schäden bei Frauen, die Reinigungsarbeiten durchführten, dem Rauchen einer Schachtel Zigaretten pro Tag über einen Zeitraum von 20 Jahren entsprach.[186]

Sogar der Teil Ihrer Haut, der mit Ihrer Kleidung in Berührung kommt, kann Rückstände des verwendeten Waschmittels absorbieren. Bei Kleidungsstücken, in denen Sie Sport treiben, ist dieses Risiko besonders hoch, denn Schweiß und offene Poren machen die Haut noch anfälliger für die Aufnahme von Chemikalien.

Als Alternative sollten Sie lieber Produkte verwenden, die ausschließlich aus natürlichen Inhaltsstoffen bestehen. Extra natives Kokosöl hat sich zum Beispiel als ebenso wirksam bei der Befeuchtung trockener Haut und Haare erwiesen wie handelsübliche Öle und Cremes.[187] Nähere Informationen zu diesem Problem und geeignete Alternativen finden Sie unter:

- www.smarticular.net/gefaehrliche-inhaltsstoffe-reinigungsmittel-waschmittel/
- www.stiftung-auswege.de/gesund/schadstoffe-meiden/reinigungsmittelschadstoffe.html
- www.vzhh.de/themen/umwelt-nachhaltigkeit/wasch-reinigungsmittel/welche-wasch-mittel-sind-umwelt-hautfreundlich

KAPITEL 5

LIFESTYLE-MEDIZIN FÜR EIN GESUNDES GEHIRN

Welche Giftstoffe und Verhaltensweisen sollte man meiden, um ein Leben lang geistig fit zu bleiben?

In seiner Komödie *Wie es euch gefällt* stellt William Shakespeare den Alterungsprozess als Kreislauf dar: Wir kommen als Babys auf die Welt, durchlaufen verschiedene Etappen des Erwachsenseins und erreichen schließlich das Alter. Und alles ist gut – bis zum allerletzten Stadium, das uns, wie Shakespeare sagt, in eine zahn- und orientierungslose zweite Kindheit katapultiert, in der wir nicht mehr für uns selbst sorgen können. Dieser Abstieg ins Vergessen der Demenz ist ein Schicksal, das wir alle fürchten. Die Alzheimerkrankheit, von der zurzeit 5,6 Millionen US-Amerikaner (46,8 Millionen Betroffene weltweit laut dem jährlich erscheinenden Welt-Alzheimer-Bericht von Alzheimer's Disease International) betroffen sind, und andere neurodegenerative Gehirnerkrankungen haben tatsächlich etwas Furchterregendes an sich, weil sie uns im Gegensatz zu anderen Krankheiten unserer Persönlichkeit und Handlungsfähigkeit berauben. Wer sind wir dann noch – ohne unser Gedächtnis und unsere Fähigkeit, zu denken, uns selbst zu versorgen oder mit anderen Menschen in Interaktion zu treten?

Wenn überhaupt, haben sich in der Behandlung neurodegenerativer Erkrankungen bisher nur wenige konventionelle Methoden bewährt. In insgesamt 1246 klinischen Studien an Menschen wurden Milliarden Dollar ausgegeben; trotzdem haben wir immer noch kein einziges von der FDA (Food and Drug Administration; Zulassungsbehörde für Arzneimittel der USA) zugelassenes Medikament, das mehr als nur eine leichte, vorübergehende Linderung der Symptome bewirkt.

Immer öfter wird die Diagnose »Alzheimer« nicht nur bei sehr alten Menschen, sondern auch schon bei unter 65-Jährigen gestellt. In den USA wurden inzwischen fast eine Viertelmillion präseniler Alzheimer-Demenzfälle diagnostiziert.[1] Solche Patienten haben eine düstere Prognose: Ihnen steht eine unheilbare, fortschreitende degenerative Hirnerkrankung mit hundertprozentiger Sterblichkeitsrate bevor. Die Neue Biologie bietet uns jedoch eine andere und weitaus vielversprechendere Perspektive: Wir stehen dieser Erkrankung keineswegs hilflos gegenüber! Da Gehirngewebe sich regenerieren und selbst heilen kann, gibt es keinen Grund, ohne Hoffnung zu sein.

Das alte Paradigma der Neurodegeneration

Nach dem alten Paradigma wird die mit Alzheimer einhergehende Neurodegeneration durch die Ansammlung von Beta-Amyloid-Plaques – einem für Nervenzellen toxischen »klebrigen« Protein – im Gehirn verursacht. Man nimmt an, dass dieses Eiweiß unsere kognitiven Fähigkeiten und unser Gedächtnis beeinträchtigt, indem es die Funktion des Neurotransmitters Acetylcholin hemmt. Zur Behandlung der Alzheimersymptome wird eine Klasse chemischer Medikamente eingesetzt: die Acetylcholinesterasehemmer. Diese Arzneimittel (beispielsweise Donepezil) haben von der FDA die Zulassung als Palliativtherapie erhalten, obwohl nicht nachgewiesen ist, dass sie das Fortschreiten der Krankheit verlangsamen. Wie bei so vielen pharmazeutischen Ansätzen zur Unterdrückung oder Linderung von Symptomen wird die Ursache des Krankheitsprozesses auch bei dieser Vorgehensweise weder identifiziert noch korrigiert.

Doch die Neue Biologie könnte das Verständnis und die Therapie dieser Erkrankung revolutionieren. Erst in den letzten Jahren hat man entdeckt, dass das Gehirn sowohl ein Lymphsystem als auch ein Mikrobiom besitzt – was bedeutet, dass Immunsystem, Gehirn und Darm direkt miteinander in Verbindung stehen. Angesichts dieser Erkenntnisse müssen Tausende einstmals maßgeblicher Lehrbücher, in denen das Gehirn lange Zeit als immunologisch privilegiertes, steriles Organ galt, umgeschrieben werden. Wenn man zu diesen bahnbrechenden Entdeckungen nun auch noch die sich immer mehr häufenden Beweise dafür hinzufügt, dass Nervenzellen *doch* zur Regeneration und zum Nachwachsen fähig sind, wird einem allmählich klar, wie fragwürdig diese lange Zeit gültigen Prämissen gewesen sind und wie dringend wir sie revidieren müssen. Zu den vielleicht faszinierendsten Beispielen dafür gehören neue Forschungsergebnisse, die darauf hindeuten, dass Beta-Amyloid-Plaques – einst als Bösewichter verschrien, die man ausmerzen muss, um die Neurodegeneration zu besiegen – das Gehirn möglicherweise vor der Exposition gegenüber Toxinen und/oder Krankheitserregern schützen, die als eigentliche Grundursache hinter dieser Erkrankung stecken.

Das neue Paradigma der Neurodegeneration

Wir wissen, dass bei der Alzheimerkrankheit und anderen altersassoziierten neurodegenerativen Erkrankungen neben dem strukturellen und funktionellen Abbau von Gehirnzellen auch eine Verkalkung des Gehirns vorzuliegen scheint. Mit dieser Erkenntnis erscheint die Zirbeldrüse als einer der wichtigsten Schlüssel zum Alzheimerrätsel auf der Bildfläche.

Die Zirbeldrüse liegt tief im Inneren des menschlichen Gehirns; eine Verkalkung dieser Drüse ist mittlerweile bei zwei Dritteln der erwachsenen Bevölkerung zu beobachten.[2] Obwohl diese Verkalkungen mit neurologischen Schäden und angeborenen Reparaturprozessen in Zusammenhang stehen, sind ihre genauen Ursachen noch weitgehend unbekannt. Eine der Hauptfunktionen der Zirbeldrüse besteht in der Ausschüttung von Melatonin, einem wichtigen Regulationshormon, das vor allem für seine Rolle beim Schlaf bekannt ist, aber auch als Antioxidans wirkt und sämtliche Zellen im menschlichen Körper beeinflusst. Eine vor Kurzem durchgeführte Untersuchung hat gezeigt, dass der Verkalkungsgrad der Zirbeldrüse (und das Volumen von Zirbeldrüsenzysten) bei den Probanden mit dem Auftreten von Schlafrhythmusstörungen korrelierte.[3]

Bei Patienten mit Alzheimerkrankheit besteht oft ein Melatoninmangel, was wahrscheinlich mit dem bei dieser Erkrankung häufig vorliegenden vermehrten oxidativen Stress zusammenhängt.[4] Man weiß zwar nicht, was zuerst da ist – der niedrige Melatoninspiegel oder die Schädigung und Verkalkung der Zirbeldrüse –, aber man hat festgestellt, dass die Zirbeldrüse bei Alzheimerpatienten stärker verkalkt ist als bei Menschen mit anderen Demenzformen.[5]

Eine im Jahr 2009 in der Zeitschrift *Medical Hypotheses* veröffentlichte Studie bringt die Theorie des Zusammenhangs zwischen Zirbeldrüsenfunktionsstörung und Alzheimer sehr gut auf den Punkt: Die Verkalkung der Drüse führt zu einem Funktionsverlust, der den Melatoninspiegel sinken lässt. Das wiederum trägt wahrscheinlich zur Bildung von Beta-Amyloid-Ablagerungen – dem Hauptmerkmal der Alzheimerkrankheit – im Nervengewebe bei.[6]

Noch während die Zusammenhänge zwischen Zirbeldrüse und Alzheimerkrankheit erforscht wurden, begann eine andere Theorie an Bedeutung zu gewinnen: Im Jahr 2005 zeigten Studien eine so überzeugende Korrelation zwischen dem Insulinspiegel und dem Abbau von Gehirnzellen, dass Mediziner sich zu fragen begannen, ob es sich bei der Alzheimerkrankheit womöglich schlicht und einfach um einen Typ-3-Diabetes handeln könnte.[7] Wie man inzwischen weiß, erkranken Diabetiker mit mindestens doppelt so hoher Wahrscheinlichkeit an Demenz wie Nicht-Diabetiker,[8] und Gehirnzellen können ebenso insulinresistent werden wie andere Körperzellen. Und da unser Gehirn ein enormer Energiefresser ist, der nur ein paar Minuten lang ohne Glukose auskommen kann, ohne in einen Alarmzustand zu geraten, ist es besonders empfindlich für die mit einer Insulinresistenz einhergehenden Probleme.

Inzwischen haben mehrere wissenschaftliche Untersuchungen gezeigt, dass die Gehirnzellen bei hohen Blutzuckerwerten im Lauf der Zeit schrumpfen und Neurofibrillenbündel im Gehirn entstehen.[9] Das bedeutet, dass Ihr Kohlenhydratkonsum (vor allem der Verzehr von Zucker und verarbeiteten Getreideprodukten mit hohem glykämischem Index) Ihrem Gehirn auf lange Sicht enormen Schaden zufügen und das Risiko für die Entstehung von Beta-Amyloid-Läsionen erhöhen könnte. Ein einfacher Umstieg vom insulinabhängigen, glukosebetriebenen Stoffwechsel zu einer fettreicheren Ernährung könnte Ihre neurologische Gesundheit – und somit auch Ihre kognitive Leistungsfähigkeit und Ihr Gedächtnis – drastisch verbessern. Mein Freund und Kollege Dr. David Perlmutter hat sich in seinem Bestseller *Grain Brain (Dumm wie Brot)* intensiv mit diesem Thema beschäftigt.

Die Beta-Amyloid-Plaques, die als Feind des Gehirns verunglimpft wurden, sind in Wirklichkeit vielleicht nur ein unschuldiger Zuschauer oder sogar der Held der Geschichte – ein Selbstheilungsmechanismus unseres Körpers. Im Jahr 2009 wurden als Reaktion auf fast ein Vierteljahrhundert fehlgeschlagener Behandlungen, die auf der Sichtweise von Plaques als Ursache der Alzheimerkrankheit fußten, bahnbrechende neue Forschungsergebnisse veröffentlicht, in denen Wissenschaftler der Fakultät für Pathologie an der University of Maryland (Baltimore) unter Leitung von R.J. Castellani ein anderes Erklärungsmodell formulierten: Sie verwiesen darauf, dass zwischen dem Vorhandensein von Plaques im Gehirn und dem Ausmaß der Demenz nur eine geringe Korrelation besteht (Plaques sind oft auch bei Menschen ohne kognitive Beeinträchtigung zu finden) und stellten die Hypothese auf, dass dem Beta-Amyloid-Precursor-Protein und dem Beta-Amyloid in Wirklichkeit vielleicht eine Schutzfunktion gegen Schwermetalle, Giftstoffe und bestimmte Bakterien und Pilze zukommt. Die Wissenschaftler wiesen darauf hin, dass Amyloid-Proteinfragmente sogar antioxidative Eigenschaften haben. Solange sich der Schwerpunkt der Alzheimerforschung nicht auf die vorgeschalteten Prozesse verlagert, die zu den Läsionen im Gehirn führen, wird sie – so meinen diese Wissenschaftler – nicht die erhofften Fortschritte machen.[10]

Die Neue Biologie fordert uns dazu auf, die Sichtweise, dass unser Körper von Natur aus fehlerhaft ist, aufzugeben und unser Augenmerk stattdessen lieber auf unsere angeborenen intelligenten Reaktionen und unsere Resilienz zu richten. Unsere Industriegesellschaft hat ein zunehmendes Arsenal an toxischen Belastungen hervorgebracht; vielen davon ist unser Nervensystem tagtäglich ausgesetzt. Da wäre es doch eigentlich sinnvoll, uns zunächst einmal mit diesen Risikofaktoren zu befassen und zu lernen, wie man sie vermeiden oder zumindest eindämmen kann, statt wie üblich dem Opfer (unserem Körper) die Schuld zu geben.

Welche Faktoren führen zur Degeneration von Gehirnzellen?

Wie Sie in diesem Kapitel und in Teil 3 meines Buches (»Ihr Regenerationsprogramm«) noch erfahren werden, gibt es viele neuroprotektive Substanzen. Doch bevor wir darauf eingehen, wollen wir uns zunächst einmal den neurotoxischen Substanzen zuwenden, die unser Gehirn schädigen.

Statine

Beginnen wir mit den Statinen, einer Medikamentenklasse, die von Ärzten leider in viel zu großen Mengen verschrieben wird. Statine werden bei Patienten, bei denen man davon ausgeht, dass sie ein erhöhtes Risiko für Herz-Kreislauf-Erkrankungen haben, zur Unterdrückung der Cholesterinproduktion eingesetzt. Sie kennen sie vielleicht unter Markennamen wie Sortis* (Atorvastatin) oder Crestor* (Rosuvastatin).

Wie man inzwischen weiß, sind Statine myotoxisch: Sie schädigen das Muskelgewebe und führen zu Schmerzen, Schwäche, in manchen Fällen sogar zum Absterben von Muskelgewebe. Außerdem ist erwiesen, dass Statine die Funktion des Nervengewebes im ganzen Körper beeinträchtigen – auch (was besonders beunruhigend ist) im zentralen Nervensystem. Eigentlich ist das auch nicht weiter verwunderlich, wenn man bedenkt, dass ein Viertel des im menschlichen Körper vorhandenen Cholesterins sich im Gehirn befindet. Ungefähr ein Drittel dieses Cholesterins dient als Bestandteil des Myelins – jener isolierenden Hülle, die das Nervengewebe in unserem Gehirn umgibt und die Leitung elektrischer Impulse beschleunigt. Schädigungen dieser Myelinschicht spielen bei neurodegenerativen Erkrankungen wie Alzheimer, Parkinson und multipler Sklerose eine entscheidende Rolle. Diese beiden primären Nebenwirkungen von Statinen – Toxizität und Schädigung von Muskel- und Nervengewebe – stellen übrigens auch eine große Bedrohung für die Gesundheit unseres Herzens dar, denn das Herz ist der am stärksten innervierte Muskel unseres Körpers. Eine 2009 im *Journal of Clinical Cardiology* veröffentlichte wissenschaftliche Untersuchung hat sogar gezeigt, dass Statine den Herzmuskel schwächen.[11] Ergebnisse anderer Untersuchungen zeigen, dass Statine die Prävalenz und das Ausmaß kalziumhaltiger Plaques in den Herzkranzgefäßen[12] erhöhen und eine Mikroalbuminurie (die als Prädiktor für unerwünschte Herz-Kreislauf-Ereignisse gilt) verstärken.[13]

Es gibt immer mehr biomedizinische Fachliteratur zu den unerwünschten Nebenwirkungen von Statinen, die inzwischen mit über 300 verschiedenen Anzeichen für eine Schädigung in Verbindung gebracht werden;[14] manche Forscher sind sogar der Ansicht, dass die Einnahme dieser Medikamente das Krebsrisiko – vor allem für Brust-, Schilddrüsen- und Prostatakarzinom – erhöht.[15] Für unser Thema in diesem Kapitel spielt die erwiesene Neurotoxizität von Statinen jedoch die wichtigste Rolle. Die FDA hat mittlerweile sogar eine Warnung herausgegeben, in der sie darauf hinweist, dass in Anwendungsbeobachtungen zu den vielen Nebenwirkungen dieser Medikamente unter anderem auch über Gedächtnisverlust berichtet wird.[16]

All das ist eigentlich auch kein Wunder, wenn man bedenkt, dass das »schlechte« Low-Density-Lipoprotein (LDL) den ganzen Körper – vor allem aber das Gehirn – mit fettlöslichen Nährstoffen, Antioxidanzien und Kofaktoren der Energieproduktion wie beispielsweise Coenzym Q10 versorgt. Ohne ausreichendes LDL in unserem Körper würden wir sterben.

Für die Beantwortung der Frage, ob dieses LDL »gut« oder »schlecht« ist, spielt nicht etwa seine Quantität, sondern seine Qualität eine entscheidende Rolle; und die LDL-Qualität wiederum hängt fast ausschließlich von Ihrer Ernährung, Ihrem Lebensstil und Ihrer Exposition gegenüber chemischen Substanzen ab. Somit kann eine unnatürliche Senkung des LDL-Cholesterins durch Medikamente direkte negative Auswirkungen auf die Ernährung und den Schutz Ihres Gehirns haben. Dies könnte der Grund sein, warum ein niedriger Cholesterinspiegel mit neuropsychiatrischen Erkrankungen wie schweren Depressionen, Selbstmord, Mord, Unfalltod und Alzheimerkrankheit in Verbindung gebracht wird.

Die Wirksamkeit von Statinen wurde von den Pharmaunternehmen, die natürlich möglichst hohe Umsätze erzielen möchten, stark übertrieben. Nehmen wir zum Beispiel die ASCOT-LLA-Studie zu Atorvastatin (Handelsname: Sortis*): In dieser Studie erlitten 3 Prozent der Probanden in der Placebogruppe einen Herzinfarkt; in der Atorvastatin-Gruppe waren es 1,9 Prozent. Doch mithilfe eines semantischen Tricks vermarktete Pfizer das Medikament der Öffentlichkeit gegenüber mit seiner *relativen Risikoreduktion* um 36 Prozent statt mit der *absoluten Risikoreduktion* um 1,1 Prozent. Mit anderen Worten: Nur sehr wenige Menschen schienen von diesem Arzneimittel zu profitieren – wobei man aber davon ausgehen kann, dass alle Teilnehmer der Studie in irgendeiner Form von unerwünschten Nebenwirkungen der Statine betroffen waren.

Ist eine Senkung des absoluten Risikos für Herz-Kreislauf-Erkrankungen um 1 Prozent angesichts der vielen Nebenwirkungen dieser Medikamentenklasse wirklich das erhöhte Krebs- und Alzheimerrisiko wert?

Ein Apfel am Tag, und Sie brauchen keine Statine mehr!

Wie im *British Medical Journal* berichtet, haben Forscher von der Universität Oxford herausgefunden, dass der Verzehr eines Apfels pro Tag unserem Gefäßsystem Vorteile bringt, die denen der Einnahme moderner Statine entspricht.[17] Das macht Äpfel zu einer einfachen und kostengünstigen Therapiealternative.

Protonenpumpenhemmer

Protonenpumpenhemmer (PPIs), eine der meistverkauften Medikamentenklassen in den USA, wirken sich womöglich besonders negativ auf die Gehirngesundheit aus. PPIs wie Omeprazol (zum Beispiel Antra*), Esomeprazol (beispielsweise Nexium*) und Lansoprazol (Agopton*) sorgen dafür, dass die Magenschleimhaut weniger Magensäure absondert, indem sie wichtige Prozesse in den Parietalzellen (säureproduzierenden Magenzellen) chemisch blockieren, und werden als Mittel gegen Verdauungsbeschwerden, Sodbrennen und Säurereflux vermarktet. Die teilweise rezeptfreien Säureblocker sind in den USA ein 10-Milliarden-Dollar-Geschäft und nahezu allgegenwärtig: Von 2006 bis 2010 wurden sie bei fast 270 Millionen Krankenhausbesuchen an erwachsene Patienten verschrieben, die mit dem Krankenwagen in die Kliniken gebracht worden waren.[18] Weitere Millionen Rezepte wurden im Rahmen regelmäßiger ambulanter Besuche ausgestellt. Dank unserer typischen westlichen Ernährung mit zuckerhaltigen, stark säurebildenden verarbeiteten Lebensmitteln und unserem modernen stressigen Lebensstil gehören PPIs zu den am häufigsten verschriebenen Medikamenten in der westlichen Medizin.

Im Grunde sind PPIs xenobiotische (körperfremde) chemische Substanzen, sodass ihre Einnahme sich auf *alle* Zellen Ihres Körpers auswirken könnte – nicht nur auf die Zellen in Ihrem Magen. Immer mehr Forschungsergebnisse zeigen, dass PPIs das Risiko für Nieren- und Herz-Kreislauf-Erkrankungen und Verdauungsstörungen – inklusive chronisch- entzündlicher Darmerkrankungen und Leberfunktionsstörungen – erhöhen. Außerdem weiß man inzwischen, dass sie die Immunfunktion beeinträchtigen; und sie werden auch mit einer eingeschränkten Gehirnfunktion in Verbindung gebracht. PPIs erhöhen die Belastung des Gehirns mit Amyloid-beta, einer Aminosäure, die den Hauptbestandteil von Beta-Amyloid-Plaques bildet und bekanntermaßen zur Entstehung von Vitamin-B$_{12}$-Mangel (einem weiteren Faktor, der bei der Alzheimerkrankheit eine wichtige Rolle spielt) beiträgt.[19]

Eine groß angelegte wissenschaftliche Untersuchung aus dem Jahr 2016 analysierte über 73 000 demenzfreie Probanden ab einem Alter von 75 Jahren: Diejenigen, die regelmäßig PPIs einnahmen, hatten im Vergleich zu denjenigen, die keine solchen Medikamente erhielten, ein signifikant erhöhtes Demenzrisiko. Die Autoren der Untersuchung kamen zu dem eindeutigen Ergebnis, dass man »durch Verzicht auf PPIs der Entstehung einer Demenz vorbeugen kann«.[20]

Es gibt aber auch eine gute Nachricht für Menschen mit Magenproblemen, die keine PPIs einnehmen möchten: Klinischen Untersuchungen zufolge dämmt eine so einfache Maßnahme wie das Trinken von Wasser die Magensäurebildung wirksamer ein als solche Medikamente – und das ganz ohne Risiken oder Nebenwirkungen.[21]

Kalziumpräparate

Viele Menschen (vor allem Frauen) nehmen solche Nahrungsergänzungsmittel ein, weil sie glauben, dass sie alternde Knochen stärken. Osteoporose wird jedoch nicht durch einen Mangel an Kalk, Austernschalen oder Knochenmehl (Substanzen, aus denen die meisten auf dem Massenmarkt erhältlichen Kalziumpräparate hergestellt werden) verursacht. In Wirklichkeit brauchen die meisten Menschen kein zusätzliches Kalzium aus Quellen außerhalb ihrer Nahrung, und die Risiken der meisten anorganischen Kalziumpräparate überwiegen deren Vorteile bei Weitem. Die Einnahme von überschüssigem Kalzium setzt nicht unbedingt immer beim Hauptproblem an und kann außerdem zu einer ganzen Reihe anderer Probleme beitragen, vor allem zur Entstehung von Herz-Kreislauf-Erkrankungen und zu einem beschleunigten Verlauf der mit Alzheimer einhergehenden Neurodegeneration.[22]

Eine im *British Journal of Nutrition* erschienene, zum Nachdenken anregende wissenschaftliche Untersuchung hat gezeigt, dass die Einnahme von Kalziumpräparaten bei älteren Menschen möglicherweise zur Entstehung von Hirnläsionen führen kann.[23] Diese Läsionen, die in MRT-Aufnahmen als hellere Flecken sichtbar sind und daher auch als *White Matter Hyperintensities* bezeichnet werden, entstehen bekanntermaßen durch mangelnde Durchblutung (Ischämie) und dadurch verursachte neurologische Schäden.

Schmerzmittel

Auf den ersten Blick mögen frei verkäufliche Schmerzmittel uns als harmlose, bequeme Methode erscheinen, Schmerzen und Verletzungen zu lindern; doch inzwischen weiß man, dass sie sich sehr negativ auf Herz und Gefäße und auf unser emotionales Befinden auswirken und zur Entstehung neurodegenerativer Erkrankungen beitragen.

Eine im Jahr 2013 in der renommierten britischen Fachzeitschrift *Lancet* veröffentlichte Übersicht über 754 klinische Studien hat gezeigt, dass die Einnahme nichtsteroidaler Antirheumatika (NSAR) das Risiko für Herzinsuffizienz ungefähr verdoppelt.[24] Vor allem Ibuprofen (zum Beispiel Aktren® oder Dolormin®) fordert Schätzungen zufolge alljährlich Tausende von Todesopfern im Zusammenhang mit Herz-Kreislauf-Erkrankungen. Im Jahr 2015 hat man noch eine weitere sehr besorgniserregende Entdeckung gemacht: nämlich dass Paracetamol (beispielsweise ben-u-ron®) nicht nur die Schmerzen, sondern gleichzeitig auch die emotionalen Reaktionen – vor allem das Einfühlungsvermögen – dämpft.[25]

Außerdem geht die Einnahme von Paracetamol mit Risiken für die Gehirnentwicklung einher. In Untersuchungen an Nagetieren verursachte Paracetamol – während einer empfindlichen Phase der Gehirnentwicklung eingenommen – langfristige Veränderungen im Gehirn, die sich in Form von Beeinträchtigungen der sozialen Fähigkeiten äußerten. Mindestens acht veröffentlichte Studien haben untersucht, welche langfristigen Auswirkungen Paracetamol auf Kinder hat, wenn es von der werdenden Mutter oder während der Kindheit eingenommen wird.[26] Zwei dieser Studien wurden in *JAMA Pediatrics*, einer der angesehensten pädiatrischen Fachzeitschriften, veröffentlicht, und alle wiesen darauf hin, dass die Einnahme von Paracetamol bei einem noch in der Entwicklung begriffenen Gehirn zu langfristigen neurologischen Funktionsproblemen (einschließlich autistischer Störungen) führen kann.[27]

Fluorid

Seit den 1940er-Jahren wird einem Großteil des kommunalen Wassers in den USA Fluorid zugesetzt, um Karies auszumerzen. Die Kariesraten sind seitdem tatsächlich zurückgegangen – allerdings sowohl in Gemeinden mit als auch ohne fluoridiertem Wasser, was bedeutet, dass die Verbesserung der Zahngesundheit vielleicht irrtümlicherweise auf die Wasserfluoridierung zurückgeführt wurde. Außerdem bezahlen wir einen hohen Preis dafür, und zwar im Hinblick auf die Gesundheit unseres Gehirns.[28] Während es in den USA als normal gilt, die gesamte Bevölkerung über das Trinkwasser medikamentös zu behandeln, sind Großbritannien, Irland, Spanien und Serbien die einzigen Mitgliedsstaaten der Europäischen Union, die ihr Wasser fluoridieren. Das sind nur zwölf Millionen Menschen bei einer Gesamtbevölkerung von einer Dreiviertelmilliarde, also 3 Prozent.[29]

Fluorid ist ein starkes Neurotoxin, das, soweit man weiß, keine natürliche biologische Funktion im menschlichen Körper erfüllt. Ganz im Gegenteil: Es wird mit einer Vielzahl schädlicher Auswirkungen in Verbindung gebracht. Für Neurowissenschaftler besonders besorgniserregend sind die Erkenntnis, dass die Einnahme von Fluorid bei Kindern mit einem niedrigeren IQ einhergeht,[30] und der Verdacht, dass sie zur Verkalkung der Zirbeldrüse beiträgt.[31] Die Verkalkung dieser wichtigen Drüse in unserem Gehirn wird nicht nur mit neurodegenerativen Störungen in Zusammenhang gebracht; man vermutet auch, dass sie unseren Schlaf-Wach-Rhythmus und unseren Hormonhaushalt durcheinanderbringt, Kreuzschmerzen, Schlaflosigkeit und bipolare Störungen verursacht und das Risiko für eine Unterfunktion der Schilddrüse erhöht.

Wasser: Fluoridfreie Alternativen

Destilliertes Wasser hat einen geringen Gehalt (höchstens einen Teil pro Million) an gelösten Feststoffen. Somit enthält es im Vergleich zu Leitungswasser, das im Durchschnitt 140 bis 400 ppm (»parts per million«) an gelösten Feststoffen aufweist (das können Hunderte von Verunreinigungen und natürlich vorkommende, aber potenziell toxische Mineralstoffe sein), mit der geringsten Wahrscheinlichkeit Fluorid. Für die Anwendung im ganzen Haus ist ein Umkehrosmosesystem am besten geeignet, da es die meisten dieser Schadstoffe (zu denen auch Fluorid gehören kann) aus dem Leitungswasser herausfiltert. Eine andere Möglichkeit besteht darin, Quellwasser in Flaschen zu kaufen, obwohl dieses Wasser natürlich vorkommendes Fluorid enthält. Dieses Fluorid ist aber weitaus weniger toxisch als die Fluorkieselsäure, die bei der Fluoridbehandlung des kommunalen Trinkwassers verwendet wird und Radionuklide (extrem toxische radioaktive Elemente) und Schwermetalle wie beispielsweise Blei enthält. Wenn Sie Ihr Wasser destillieren, sollten Sie es mit einer natürlichen Mineralstoffquelle – zum Beispiel mit einer Prise Himalaya-Meersalz – anreichern.

Denken Sie daran, dass Ihre Wasserversorgung vielleicht nicht die einzige Quelle für eine Fluoridbelastung ist. Fluorid ist auch in Antibiotika wie Ciprofloxacin, teflonbeschichteter Zahnseide und antihaftbeschichteten Kochtöpfen enthalten. Es befindet sich in Ihrem Swimmingpool und Ihrem Whirlpool (es sei denn, Sie installieren ein Umkehrosmosesystem für Ihr ganzes Haus, was ich sehr empfehle). Außerdem kann es in Säuglingsanfangsnahrung, in landwirtschaftlichen Erzeugnissen aus konventionellem Anbau wie beispielsweise Salat und in handelsüblichen Backwaren enthalten sein. Es wird auch in Textilien wie Gore-Tex verwendet und natürlich mit Stolz als Zahnpastazutat beworben.

Eine der besten Möglichkeiten, einer Überfluoridierung entgegenzuwirken, besteht vielleicht darin, darauf zu achten, dass Ihre Ernährung genügend Jod enthält. Zu den besten Nahrungsquellen für Jod gehören Meeresalgen – sie enthalten jede Menge Mineralstoffe und andere wertvolle Nährstoffe und stellen eine ideale Bereicherung des Speisezettels für alle Menschen dar, die sich wegen ihrer Fluoridaufnahme Sorgen machen. Außerdem liefern Meeresalgen Jod in einer Form, die es Ihrem Körper ermöglicht, nur so viel davon aufzunehmen, wie er braucht, statt ihn mit zu hohen Dosen von isoliertem Jod zu belasten.

Weizen

Dass Weizen als Nahrungsmittel von unserer Evolution her mit unserem Körper inkompatibel ist, weil über 23 000 verschiedene darin enthaltene (umgangssprachlich als »Gluten« bezeichnete) Proteine unseren Darm schädigen und unser Immunsystem durcheinanderbringen können, haben wir bereits besprochen. Aber Gluten hat auch schädliche Auswirkungen auf das Gehirn, und zwar auf mindestens drei verschiedenen Wegen: erstens, weil es aufgrund seines hohen Gehalts an Asparagin- und Glutaminsäure als Excitotoxin wirkt, zweitens, weil es durch die Entstehung von Glutenexorphinen und Gliadorphin eine opioide Wirkung entfaltet, und drittens, weil es die Darm-Hirn-Verbindung – eine bidirektionale Datenautobahn für den Informationsaustausch zwischen diesen beiden Mikrobiomen – unterbricht. Der Verzehr von glutenhaltigem Getreide wird mit einem breiten Spektrum an neuropsychiatrischen Erkrankungen in Verbindung gebracht, die mit Funktionsstörungen des Gehirns zusammenhängen, zum Beispiel mit zerebellärer Ataxie (einer mit unfreiwilligen Bewegungen einhergehenden Störung), Epilepsie, autistischen Störungen, Psychosen, multipler Sklerose, Kopfschmerzen und Schizophrenie.[32]

Kuhmilch

Leiden Sie unter gesundheitlichen Problemen? Abgesehen von der Kuhmilchunverträglichkeit, mit der ich persönlich Bekanntschaft gemacht habe, hat die biomedizinische Literatur festgestellt, dass Kuhmilchkonsum zu einer Vielzahl verschiedener Erkrankungen beiträgt – von Akne und Autismus bis hin zu Diabetes und multipler Sklerose (MS).[33] Wie eine wissenschaftliche Untersuchung aus dem Jahr 2000 gezeigt hat, ist die Bildung von Antikörpern gegen ein Kuhmilcheiweiß namens Butyrophilin ein Schlüsselmechanismus, der hinter der Entstehung der multiplen Sklerose steckt.[34] Dieses Eiweiß kann mit dem Myelin-Oligodendrozyten-Glykoprotein, einem wichtigen Bestandteil unseres zentralen Nervensystems, in Kreuzreaktion treten. In einer Untersuchung aus dem Jahr 2004 waren IgA-Antikörper gegen Milcheiweiß bei MS-Patienten im Vergleich zu Kontrollen statistisch signifikant erhöht.[35] Auch bei Menschen mit Autismus wurde eine Kreuzreaktivität im Zusammenhang mit Kuhmilcheiweiß festgestellt.[36] Eine andere Untersuchung ergab, dass eine milchfreie Ernährung die Folatrezeptor-Autoimmunität beim zerebralen Folatmangelsyndrom – einer Erkrankung, die mit einem verminderten Folattransport zum zentralen Nervensystem einhergeht – herunterreguliert.[37]

Angesichts dieser Beweise dafür, dass Kuhmilch neurologische Autoimmunreaktionen und Schädigungen hervorrufen kann, sollte jeder, der Angst vor Gehirn- oder Immunerkrankungen hat, sich überlegen, ob er dieses Nahrungsmittel nicht doch lieber von seinem Speisezettel streichen möchte. Einem Kalziummangel kann man durch entsprechende Ernährung – beispielsweise durch den Verzehr von grünen Blattgemüsearten wie Grünkohl, die mehr Kalzium pro Milligramm enthalten als Milch – vorbeugen. Denken Sie auch an die logische, aber oft übersehene Tatsache, dass Kuhmilch nicht zum Verzehr für Menschen, sondern für Kälber bestimmt ist. Da sie eine breite Palette an artspezifischen Informationsmolekülen (zum Beispiel bovine Mikro-RNAs) enthält, besteht das Problem nicht einfach nur in der Inkompatibilität von Eiweißen und Lipiden. Kuhmilchkonsum ist ein gutes Beispiel für evolutionäre Fehlanpassung, in deren Rahmen wir etwas essen oder trinken, das nicht für uns bestimmt ist und unerwünschte Auswirkungen auf uns hat.

Mononatriumglutamat als Geschmacksverstärker

Trotz seiner nahezu allgegenwärtigen Verwendung und Akzeptanz in handelsüblichen Produkten kommt Mononatriumglutamat (MNG) einer toxischen Chemikalie oder einem Medikament viel näher als einem harmlosen Lebensmittelzusatzstoff. Es trägt gleich auf zwei verschiedenen Wegen zur Entstehung von Krankheiten bei: Erstens macht es schlechtes Essen wohlschmeckend und verleitet unsere Geschmacksknospen und unsere Intuition auf diese Weise dazu, ungesunde Produkte auch dann noch weiter zu konsumieren, wenn wir längst satt sind. Zweitens *schädigt* es aufgrund seiner neuronalen Excitotoxizität aber auch *direkt* das Nervengewebe. Außerdem verursacht es eine den ganzen Körper betreffende endokrine Störung namens metabolisches Syndrom, zu deren Symptomen Bluthochdruck, Insulinresistenz, erhöhte Blutfettwerte, viszerale Adipositas (Bauchfett) und/oder erhöhter Blutzucker gehören.[38] (Das metabolische Syndrom ist häufig ein Vorbote von Diabetes, und Diabetes weist viele Gemeinsamkeiten mit der Alzheimerkrankheit auf.)

Künstliche Süßstoffe

Trotz seiner erwiesenen Neurotoxizität und Karzinogenität[39] wird das Süßungsmittel Aspartam in den USA seit 1981 verwendet und ist in über 90 Ländern zugelassen. Hunderte wissenschaftlicher Untersuchungen haben über 40 gesundheitsschädliche Auswirkungen von Aspartam belegt;[40] in einer dieser Untersuchungen verursachte die chronische Verabreichung von Aspartam (über 90 Tage) an Ratten in Mengen, die ungefähr der Dosis entsprachen, die die FDA als für den menschlichen Verzehr unbedenklich erachtet, neurologische Veränderungen, die zu Gehirnschäden führen können.[41]

Obwohl wir gut daran tun, unseren Verzehr von raffiniertem Zucker einzuschränken, macht es keinen Sinn, diesen Zucker durch eine giftige Chemikalie zu ersetzen. Sucralose (Handelsname: Splenda®) ist in dieser Hinsicht auch nicht unbedingt besser als Aspartam: In erhitztem Zustand zerfällt sie zu Dioxinen und dioxinähnlichen Verbindungen.[42]

Diese persistenten organischen Schadstoffe sind so toxisch, dass die Internationale Agentur für Krebsforschung (International Agency for Research on Cancer – IARC) sie im Jahr 1997 als Karzinogen der Gruppe 1 eingestuft hat. Sucralose wird aber auch mit anderen systemischen Folgeerkrankungen – von Magen-Darm-Problemen über Hormonstörungen bis hin zu (paradoxerweise!) Gewichtszunahme und Fettleibigkeit – in Verbindung gebracht.[43]

Fettarme Diäten

Viele Menschen ernähren sich fettarm und glauben, ihrer Gesundheit damit etwas Gutes zu tun. Aber Ihr Körper braucht Fett, um gesund zu bleiben. Gewichtsmäßig bestehen 60 Prozent Ihres Gehirns aus Fett.[44] *Essenzielle* Fettsäuren müssen wir unserem Körper per definitionem über die Nahrung zuführen, da er sie nicht selbst herstellen kann. Somit entziehen wir ihm mit einer fettarmen Ernährung das lebensnotwendige Substrat, das er sich aus der Nahrung beschaffen muss, um bei optimaler Gesundheit zu bleiben. Immerhin gibt es Hunderte von Studien, die darauf hindeuten, dass essenzielle Fettsäuren wie beispielsweise Omega-3-Fettsäuren über 300 verschiedenen Erkrankungen vorbeugen oder sie zumindest lindern.[45]

Pestizide

Die meisten Menschen würden nicht absichtlich chemische Substanzen zu sich nehmen, die für die Tötung von Lebewesen bestimmt sind; und doch werden viele der Lebensmittel, die wir essen, mit hochgiftigen Chemikalien besprüht, die genau diesem Zweck dienen. Nahezu alle Pestizide sind krebserregend, und die meisten haben auch eine neurotoxische Wirkung.[46] Der Verzehr von Lebensmitteln aus konventionellem Anbau hat also etwas Selbstzerstörerisches, auch wenn wir uns dessen nicht bewusst sind. Um die richtigen Bedingungen für einen guten Gesundheitszustand zu schaffen, müssen wir uns von pestizidfreien Lebensmitteln aus biologischem Anbau ernähren; und das ist auch sehr leicht nachvollziehbar, wenn man untersucht, wie sehr sich eine Blaubeere aus herkömmlichem Anbau von einer wild wachsenden oder Bioblaubeere unterscheidet. Auch wenn die Beeren äußerlich genau gleich aussehen mögen, geht aus einem Bericht des US-Landwirtschaftsministeriums aus dem Jahr 2008 doch hervor, dass allein Blaubeeren aus konventionellem Anbau über 50 verschiedene Pestizidrückstände enthielten.

Wirtschaftliche Überlegungen spielen bei diesem Thema eine wichtige Rolle, da biologisch angebaute Lebensmittel oft sehr teuer und nicht überall erhältlich sind. Aber im relativen Vergleich ist der Preis, den wir für nicht-toxische Lebensmittel zahlen, sehr viel niedriger als die Kosten für die Behandlung von Krankheiten, die durch konventionelle Ernährung verursacht werden.

Flugreisen

Mit solchen Reisen setzen wir uns allen möglichen gesundheitlichen Problemen aus: Strahlung, Sauerstoffmangel, schlechtem Essen und längerem engem Kontakt mit fremden Personen, die krank sein könnten. Aber die stärkste Giftstoffbelastung in einem Flugzeug liegt sicherlich in der Luft, die wir dort atmen. Schon vor Jahrzehnten sind Flugzeughersteller dazu übergegangen, die Luft für Cockpit und Kabine als Zapfluft aus den Düsentriebwerken zu entnehmen. Diese Luft gelangt zur Kühlung in einen Kompressor, wird aber nicht richtig gefiltert und enthält daher ein toxisches Gemisch aus Motoröl, Schmiermitteln und verschiedenen Kohlenwasserstoffen. Was uns nach einem langen Flug benommen macht, ist also vielleicht gar nicht der Jetlag, sondern eine Vergiftung mit chemischen Substanzen.

Das vielleicht größte Problem ist der Turbinenschmierstoff Tricresylphosphat (TCP). Bei TCP handelt es sich um ein Organophosphat mit bekanntermaßen neurotoxischen Wirkungen von derselben Art wie bei der chemischen Kriegswaffe Sarin, einem Nervengas. TCP und andere Schadstoffe können schon in geringen Dosen toxisch sein und sind oft geruchlos. Eine hohe TCP-Exposition kann zu Neuropathien, Lähmungen und einer Schädigung der Myelinscheiden – ähnlich wie bei der multiplen Sklerose – führen. Diese als »aerotoxisches Syndrom«[47] bezeichnete Symptomkonstellation wird in der medizinischen Fachwelt zunehmend als Problem anerkannt. Wenn es bei einem Flug zu einem »Fume-Event« kommt, bei dem hohe Mengen an Triebwerksverunreinigungen in die Kabinenluft entweichen, sind Sie unter Umständen einer hohen Dosis kontaminierter Luft aus den Triebwerken ausgesetzt; doch selbst eine niedrige Exposition durch häufiges Fliegen kann auf lange Sicht schädlich sein.

Wie kann man seine Exposition gegenüber Luftschadstoffen im Flugzeug reduzieren?

Was kann ein Vielflieger tun, um gesund zu bleiben? Am besten ist es, während des Flugs eine Maske zu tragen, obwohl ich bis jetzt noch keine Maske kenne, die von einer unabhängigen Organisation validiert wurde und die Petrochemikalien, von denen eine Gesundheitsgefahr ausgehen könnte, nachweislich herausfiltert. Ich empfehle Ihnen, selbst nachzurecherchieren und Ihre Erkenntnisse an andere Menschen weiterzugeben, denn letztendlich wird sich an den Missständen im Flugverkehr nur durch Druck vonseiten der Verbraucher etwas ändern. Wenn ich fliege, schalte ich immer die Lüftung über meinem Sitz aus und achte darauf, viel Wasser zu trinken. Wann immer möglich, sollten Sie Ihre Reise mit einer Boeing 787 (Dreamliner) buchen, denn diese Flugzeuge nutzen eine »Bleedless«-Technologie (Triebwerke ohne externe Entnahmemöglichkeit für Zapfluft), bei der Frischluft durch Öffnungen an den Flügelwurzeln angesaugt wird. Allerdings machen die Boeing 787 weniger als 2 Prozent aller in Betrieb befindlichen Verkehrsflugzeuge aus und werden hauptsächlich für Interkontinentalflüge eingesetzt. Solange diese Technologie noch nicht auf breiter Front genutzt wird, »filtern nur die Lungen der Passagiere und der Besatzung diese giftige Suppe aus der Kabine« – so lautet ein berühmt gewordener Ausspruch der prominente Anwältin Alisa Brodkowitz, die kranke Piloten gegen die Luftfahrtindustrie vertritt.[48]

Mobiltelefone

Obwohl allgemein bekannt ist, dass die Strahlung von Mobiltelefonen stark genug ist, um empfindliche Geräte in Flugzeugen oder Krankenhäusern zu stören, wehren sich immer noch viele Menschen gegen die Erkenntnis, dass diese Strahlung auch negative Auswirkungen auf das menschliche Gehirn – ein elektrochemisch und elektromagnetisch hochaktives Organ, das auf elektrische Impulse reagiert – haben könnte.

Eine vor Kurzem durchgeführte Untersuchung von 3G-Telefonen hat gezeigt, dass sie die Aktivität der Hirnströme bereits stören, wenn sie nur 15 Minuten lang gegen das Ohr gedrückt werden. Signifikante Strahlungseffekte wurden für das Alpha-, das langsame Beta-, das schnelle Beta- und das Gamma-Band gefunden,[49] was bedeutet, dass eine Exposition gegenüber 3G-Mobiltelefonen zu elektrophysiologischen Veränderungen in Struktur und Funktion fast des ganzen Gehirns führt. Nach Meinung von Wissenschaftlern sind 4G-Handys noch problematischer, weil sie leistungsfähiger sind. Und wir können nur ahnen, was 5G-Handys alles anrichten werden, wenn diese Technologie erst einmal in Gebrauch ist.

Wie kann man Gehirnschäden durch Mobiltelefone so gering wie möglich halten?

Wenn Sie Ihr Mobiltelefon von Ihrem Gehirn (und – wenn wir schon dabei sind – auch von Ihren Fortpflanzungsorganen) fernhalten, wird Ihr Körper weniger stark geschädigt. Sie können auch Kopfhörer benutzen, das Gerät nicht an Ihren Kopf drücken und Inhalte wie Hörbücher oder Musik lieber herunterladen, um Ihr Mobiltelefon im Flugzeugmodus halten zu können. Nehmen Sie Ihr Mobiltelefon nicht mit ins Schlafzimmer und schlafen Sie möglichst weit weg von jeder Strahlungsquelle – Handys, Tablets und Fernsehern mit Internetanschluss. Nutzen Sie die eingebaute Nachtschaltfunktion bei iPhones, den Nachtmodus bei Androids oder andere ähnliche Funktionen, um bei abendlicher Verwendung des Telefons die blauen Wellenlängen zu minimieren. So können Sie einer Überreizung Ihres Nervensystems und Störungen Ihres Schlaf-Wach-Rhythmus vorbeugen oder solche unerwünschten Auswirkungen zumindest abmildern.

Welche Faktoren führen zur Regeneration von Gehirnzellen?

Trotz alldem gibt es aber auch eine gute Nachricht: Wenn wir Tag für Tag die richtigen Lebensmittel zu uns nehmen – bunt, abwechslungsreich und voller köstlicher Aromen –, können wir unser Gehirn in seiner optimalen Funktion unterstützen. Manche Lebensmittel bringen besonders gute Voraussetzungen dafür mit, unser Gehirn zu ernähren und die Regeneration seiner Zellen zu fördern. Hier nur ein paar Beispiele für diese Grundnahrungsmittel, die in keiner Küche fehlen sollten:

Kräuter und Gewürze

Frische Kräuter und Gewürze, die natürliche medizinische Eigenschaften besitzen, verbessern nicht nur den Geschmack unserer Speisen, sondern bringen gleichzeitig auch enorme gesundheitliche Vorteile: Sie wirken sich positiv auf das zentrale Nervensystem aus, verlangsamen den Alterungsprozess, dämmen Entzündungen ein, schützen vor Schmerzen und verbessern die Verdauung. Wenn Sie sich diese positiven Wirkungen zunutze machen möchten, geben Sie täglich einen Teelöffel getrocknete oder zwei bis drei Esslöffel frische Kräuter und Gewürze in Ihre Salate, Suppen, Beilagen und/oder Hauptgerichte.

Wenn auf dem Etikett dieser Kräuter und Gewürze nicht ausdrücklich steht, dass sie »aus biologischem Anbau« stammen und »nicht bestrahlt« oder in freier Natur gesammelt wurden, sind sie wahrscheinlich einer Gammabestrahlung oder »Kaltpasteurisation« unterzogen worden. (Anm. d. Red.: In Deutschland müssen alle Lebensmittel und Lebensmittelzutaten, die bestrahlt wurden, mit dem Hinweis »bestrahlt« oder »mit ionisierenden Strahlen behandelt« gekennzeichnet werden.) Bei diesem Prozess werden Gewürze und Kräuter mit einem Mehrhundertfachen der für Menschen tödlichen Dosis einer durch einen Kernreaktor erzeugten Strahlung ionisiert, was Nährstoffe und wertvolle Biomoleküle zerstört und die gesundheitsfördernden energetischen und informativen Eigenschaften dieser Lebensmittel zunichtemacht. Im Folgenden habe ich die wichtigsten regenerationsfördernden Gewürze, die Sie in Ihre Ernährung aufnehmen sollten, für Sie aufgeführt.

Alle Lebensmittel und Lebensmittelzutaten, die bestrahlt wurden, müssen mit dem Hinweis »bestrahlt« oder »mit ionisierenden Strahlen behandelt« gekennzeichnet werden.

Kurkuma

Diese auch als Gelbwurz bezeichnete Rhizompflanze spielt beim Schutz vor Krebs und Alzheimer eine sehr wichtige Rolle. Curcumin, das wirksamste darin enthaltene Biomolekül, verleiht dieser Knolle ihre charakteristische goldene Farbe. Es gibt jede Menge Literatur zum therapeutischen Potenzial von Curcumin für Alzheimerpatienten.

Zwei Studien weisen die Fähigkeit von Curcumin nach, die Clearance der krankhaften Beta-Amyloid-Plaques bei Alzheimerpatienten zu verbessern.[50] In Kombination mit Vitamin D₃ verstärkt sich dieser neuroregenerative Prozess sogar noch.[51] Andere präklinische Untersuchungen deuten darauf hin, dass Curcumin und seine Analoga eine hemmende und schützende Wirkung gegen die Alzheimerkrankheit haben, die sich in einem Rückgang der Bildung von Beta-Amyloid-Proteinen äußert.[52]

Ingwer

Wissenschaftliche Untersuchungen zeigen, dass Ingwer über 80 verschiedene pharmakologische Eigenschaften aufweist:[53] Er wirkt krebsvorbeugend, mildert die Toxizität schädlicher chemischer Substanzen ab, mit denen wir in Kontakt kommen, und lindert Übelkeit, Migräne und Menstruationsschmerzen. Außerdem regt er die Verdauung an, hilft gegen Magenbeschwerden und dämmt Entzündungsprozesse ein. Dank seiner Fähigkeit, die Produktion von Distickstoffmonoxid und entzündungsfördernden Zytokinen zu hemmen, könnte er auch gegen neurodegenerative Erkrankungen wirken.

Eine im *Indian Journal of Experimental Biology* veröffentlichte Untersuchung deutet darauf hin, dass Ingwer eine ganz hervorragende natürliche Alzheimertherapie sein könnte. Forscher der Abteilung für Neurochemie am National Institute of Mental Health and Neurosciences in Bangalore berichten, dass Ingwer sich auf »mehrere therapeutische Zielmoleküle auswirkt, die bei der Alzheimerkrankheit eine Rolle spielen, und dass man es als wirksames, nicht toxisches Nahrungsergänzungsmittel zur Behandlung der Alzheimerkrankheit betrachten kann«.[54] Diese Untersuchung fußt auf früheren Forschungsarbeiten[55], die die antioxidativen und entzündungshemmenden Eigenschaften von Ingwer nachweisen. Beide Eigenschaften sind wirksame Waffen in der Bekämpfung der Ursachen der mit Alzheimer einhergehenden Neurodegeneration. Exosomen aus Ingwer können Entzündungsprozesse positiv beeinflussen;[56] und da Exosomen in der Lage sind, die Blut-Hirn-Schranke zu überwinden, könnte Ingwer eine therapeutische Wirkung auf das Gehirn haben, indem es Entzündungswege herunterreguliert.

Sie können Ingwer als Zutat zu Tees, Suppen, Pfannengerichten, Salatdressings und Smoothies verwenden, um etwas für die Gesundheit Ihres Gehirns und Immunsystems zu tun.

Rosmarin

Dieser mehrjährige kleine Strauch aus der Familie der Lippenblütler wird schon seit der Antike geschätzt, weil er die Gehirnleistung verbessert. Griechische Gelehrte trugen Rosmarin im Haar, um etwas für ihr Gedächtnis und ihre geistige Leistungsfähigkeit zu tun. Immer mehr wissenschaftliche Untersuchungen zeigen, dass diese Pflanze tatsächlich das Gedächtnis, die kognitiven Fähigkeiten und das sinnliche Wahrnehmungsvermögen verbessert.[57] Eine sehr aufschlussreiche, im *Journal of Medicinal Food* erschienene Studie bestätigt das überlieferte Wissen über die Heilkraft von Rosmarin. Bei den älteren Menschen, die an der Studie teilnahmen und kleine Dosen eines Pulvers aus getrockneten Rosmarinblättern einnahmen, verbesserte sich die Gedächtnisgeschwindigkeit im Vergleich zur Placebogruppe signifikant. In einer anderen Gruppe von Teilnehmern, die das Kraut in hohen Dosen einnahmen, waren die kognitiven Fähigkeiten beeinträchtigt, was zeigt, dass kulinarische Dosen eine weitaus therapeutischere Wirkung haben können als übermäßige.[58] Rosmarinblätter – frisch oder getrocknet – verleihen Soßen, Fleisch und Gemüse ein würziges Aroma.

Kaffee

Nach wie vor gibt es lebhafte Diskussionen darüber, ob Kaffee gesund ist oder nicht; doch inzwischen zeigen viele wissenschaftliche Untersuchungen, dass er sich möglicherweise positiv auf das Gehirn auswirkt. Einem in der Zeitschrift *Clinical Nutrition* erschienenen Artikel zufolge steht der Konsum von ein bis zwei Tassen Kaffee (im Gegensatz zu weniger als einer Tasse) pro Tag in umgekehrter Relation zum Auftreten von kognitiven Störungen wie Alzheimererkrankung, Demenz, kognitivem Abbau und kognitiver Beeinträchtigung.[59] In Japan zeigte eine Studie mit über 23 000 erwachsenen Teilnehmern im Alter von über 65 Jahren bei denjenigen, die zwei bis vier Tassen Kaffee pro Tag tranken, einen Rückgang fortgeschrittener Demenz um 20 bis 30 Prozent. Selbst koffeinfreier Kaffee kann die kognitive Funktion verbessern.[60] Eine andere Studie zeigte, dass Kaffeekonsum mit einer längeren Lebensdauer einhergeht.[61] Letztendlich kommt es dabei auf das richtige Maß und den richtigen Zeitpunkt an, wie das ungarische Sprichwort »Kaffee vor dem Mittag ist Medizin, Kaffee nach dem Mittag ist Gift« besagt.

Grüner Tee

Tee – vor allem Grüntee – hat sogar noch positivere Auswirkungen als Kaffee, weil er oxidativen Stress reduziert, unserem Mikrobiom als Nahrung dient und den Alterungsprozess verlangsamt. Die tägliche Aufnahme von Grünteekatechinen (den in Tee enthaltenen Polyphenolen) verzögert den Rückgang des Gedächtnisses und das Auftreten von Hirnfunktionsstörungen bei alten Mäusen.[62] Ein hervorragendes Beispiel für eine der vielen Studien über grünen Tee stammt aus Japan, wo eine Gruppe von Wissenschaftlern nachweisen konnte, dass ältere Probanden mit höherem Grünteekonsum bei kognitiven Tests besser abschnitten.[63] Tee enthält Flavonoide, Koffein und L-Theanin, eine Aminosäure, die eine ganze Reihe gesundheitlicher Vorteile bringt; so baut sie beispielsweise Stress ab und verbessert die kognitiven Fähigkeiten.

Eines der überzeugendsten Experimente im Hinblick auf die Gehirngesundheit hat gezeigt, dass sehr niedrige Dosen von Epigallokatechin-3-Gallat – dem wichtigsten in grünem Tee enthaltenen Polyphenol – die Aktivität des Wachstumsfaktors *BDNF* (»brain-derived neurotrophic factor«) erhöhen, der für das Wachstum von Nervenzellen eine wichtige Rolle spielt. Diese Dosen entsprechen Grüntee-Einzelportionen.[64] Die durch Grüntee bewirkte Neurogenese eröffnet faszinierende Möglichkeiten; und da der Konsum dieses Tees sich jahrtausendelang als sicher erwiesen hat, brauchen wir nicht noch auf weitere wissenschaftliche Untersuchungen zu warten, sondern können sofort in den Genuss seiner regenerativen Wirkung kommen.

Viele Tees sind gesund; doch auf Ihr Gehirn wirkt sich eine bestimmte Grüntee-Art namens Matcha vielleicht am positivsten aus, weil sie den höchsten Gehalt an L-Theanin hat, das der Körper aus diesem Tee auch besonders gut aufnehmen kann und das, wie experimentelle und klinische Studien nachgewiesen haben, Stress reduziert.[65] Man kann diesen Tee auch beim Kochen verwenden oder Smoothies damit anreichern; somit ist er eine sehr vielseitig verwendbare Zutat, die nicht nur als Getränk konsumiert werden kann.

Igel-Stachelbart

Der Igel-Stachelbart (*Hericium erinaceus*) ist ein zottiger Pilz, der auf der ganzen Welt verbreitet ist und vor allem in Asien, wo man ihn schon seit Jahrhunderten zur Förderung von Gedächtnis, Kreativität und Aufmerksamkeit verzehrt, sehr geschätzt wird. Buddhistische Mönche trinken vor dem Meditieren bereits seit Jahrhunderten Tee aus Igel-Stachelbart, um ihr Konzentrationsvermögen zu steigern. Paul Stamets – meine oberste Autorität, wenn es um das Thema Mykologie geht – hält diesen Pilz für ein sehr wirksames regeneratives Mittel, weil er die Neuroplastizität und die Freisetzung unseres körpereigenen Nervenwachstumsfaktors förddert, eines Neuropeptids, das bei der Regeneration und Differenzierung und dem Überleben von Neuronen eine Rolle spielt.

Da der Igel-Stachelbart zwei hochwirksame Nervenwachstumsfaktoren enthält, ist er der beste Pilz, den Sie in Ihren Speisezettel aufnehmen können, um etwas für die Gesundheit Ihres Nervensystems zu tun. Er ist in Form von Nahrungsergänzungsmitteln als Pulver oder Tinktur in vielen Naturkostläden erhältlich. Ich persönlich verwende am liebsten Paul Stamets' Marke »Fungi Perfecti« – nicht nur, weil ich ihn in seiner Arbeit unterstützen möchte, sondern auch, weil die für die Herstellung dieses Präparats verwendeten Pilze in freier Natur gesammelt werden, was ihre genetische Integrität garantiert. Wenn Sie diesen Pilz mit seiner fleischartigen Konsistenz lieber als Mahlzeit genießen möchten, braten Sie ihn in geklärter Butter (auch unter dem Namen »Ghee« bekannt) an, um sein Aroma zu verstärken, oder verwenden Sie ihn als Fleischersatz in Suppen und Eintöpfen.

Walnüsse

Halten Sie sich einmal das raffinierte Design der Walnuss vor Augen: Ihre schädelähnliche Schale umschließt ein aus zwei Hälften bestehendes »Gehirn« voller Omega-3-Fettsäuren, die für unser menschliches Gehirn eine sehr wichtige Rolle spielen. Das äußere Erscheinungsbild dieser Nuss weist eine erstaunliche Ähnlichkeit mit der Anatomie unseres Gehirns auf – und impliziert das schöne, beruhigende Versprechen, unseren Körper zu nähren und zu heilen. Die griechischen Ärzte Galen (1290–216 nach Christus) und Dioskurides (40–90 nach Christus) stellten in ihrer »Signaturenlehre« fest, dass Pflanzen, die in ihrem äußeren Erscheinungsbild an bestimmte Organe erinnern, gerade für diese Organe besonders hilfreich sind.

Diese Lehre wurde als magisches Denken abgelehnt; doch die Neue Biologie hat einen möglichen wissenschaftlichen Mechanismus entdeckt, über den diese beiden scheinbar nicht miteinander verwandten Entitäten – die Walnuss und das menschliche Gehirn – einander auf so buchstäbliche und poetische Weise widerspiegeln: Da Pflanzen und Tiere sich über unzählige Jahrtausende hinweg in engem Zusammenleben miteinander entwickelt haben und in vielerlei Hinsicht voneinander abhängig geworden sind, könnten diese optischen Homologien auf die Existenz einer Informationsbrücke hindeuten, durch die genetische/epigenetische Informationen geflossen sind. Dank der Neuen Biologie wissen wir heute, dass Pflanzen und Tieren mithilfe von Exosomen RNA-kodierte genetische Informationen miteinander austauschen können. Und da die ganze Biosphäre an diesem auf Exosomen beruhenden Informationsaustauschnetzwerk teilhat – ist es da nicht plausibel, dass sich in der Ähnlichkeit der Walnüsse mit dem Säugetiergehirn die enge genetische Verbindung und Wechselbeziehung dieser beiden Lebewesen widerspiegelt?

Insofern ist es eigentlich nicht verwunderlich, dass Walnüsse, wie viele wissenschaftliche Untersuchungen beweisen, die kognitiven Fähigkeiten – einschließlich des sprachlogischen Denkens[66] – fördern und sich bei täglichem Verzehr vor allem positiv auf die Gehirngesundheit älterer Menschen auswirken. Laut Schätzungen von Wissenschaftlern der Harvard University und des Brigham and Women's Hospital verlangsamte sich der kognitive Abbau bei Frauen ab 70 Jahren durch regelmäßigen Walnusskonsum um zwei Jahre.[67] Es ist erwiesen, dass ein vermehrter Verzehr von Nahrungsmitteln mit starker antioxidativer Wirkung wie beispielsweise Walnüssen die Gesundheitsspanne verlängern und die kognitive und motorische Funktion im Alter verbessern kann.

Ginkgo biloba

Diese Pflanze kann über 1000 Jahre alt werden. Ihre Fähigkeit, trotz vieler widriger Lebensumstände – beispielsweise Bedrohung durch Fressfeinde, Infektionen, Strahlung, Schwankungen im Klima und in der Verfügbarkeit von Nährstoffen – lange zu leben, zeigt sich in ihren traditionellen medizinischen Verwendungszwecken. Durch den Verzehr von *Ginkgo biloba* können wir uns einen Teil der phytochemischen Anti-Aging-Power dieser Pflanze einverleiben. Inzwischen gibt es viele wissenschaftliche Untersuchungen, die die Fähigkeit von Ginkgo zur Verbesserung von Gedächtnis und Kognition untermauern.[68]

Dank seiner Funktion als Radikalfänger schützt *Ginkgo biloba* die Nervenzellen vor Oxidation, verbessert die Mikrozirkulation im Gehirn und reduziert die Thrombozytenaggregation (und kann auf diese Weise einem Schlaganfall vorbeugen).[69] Außerdem regt er die Bildung des Wachstumsfaktors *BDNF* an, der die Gehirnfunktion und kognitive Funktion verbessert und die Regeneration fördert.[70] Am besten nimmt man Ginkgo als Nahrungsergänzungsmittel den Angaben auf dem Etikett entsprechend ein, beispielsweise in standardisierten Präparaten, die 24 Prozent Flavonglykoside und 6 Prozent Terpene (Ginkgolide und Bilobalide) enthalten und nach Möglichkeit als frei von einem in Ginkgo natürlich vorkommenden Neurotoxin, dem sogenannten Ginkgotoxin, zertifiziert sein sollten. Dieses Antivitamin ähnelt von seiner Struktur her dem Vitamin B_6 und kann bei hierfür anfälligen Personen, die an Vitamin-B_6-Mangel leiden, oder bei Menschen, die Ginkgo in hohen Dosen konsumieren, neurologische Probleme verursachen. Die Blätter dieser Pflanze gelten allgemein als harmlos, aber Vorsicht kann nicht schaden, vor allem, wenn Sie schon einmal unter epileptischen Anfällen gelitten haben.

Cannabidiol

Cannabidiol (CBD) – der am besten erforschte Wirkstoff von Marihuana, der auch in Hanf vorkommt – könnte dazu beitragen, eine Wende im Kampf gegen die in erschreckendem Ausmaß zunehmende Alzheimerepidemie herbeizuführen. Es gibt über 100 wissenschaftliche Untersuchungen über CBD, die seine neuroprotektiven Eigenschaften belegen. Selbst der in Marihuana vorkommende Inhaltsstoff namens Delta-9-Tetrahydrocannabinol (THC), dem die typische »high« machende Wirkung der Pflanze zugeschrieben wird, hat sich in zweifacher Hinsicht als therapeutisch wertvoll erwiesen: erstens durch die kompetitive Hemmung des Enzyms Acetylcholinesterase (AChE), ähnlich den derzeit zur Behandlung von Alzheimersymptomen eingesetzten Medikamenten, und zweitens durch die Verhinderung der AChE-induzierten Beta-Amyloid-Peptid-Aggregation, die als wichtigster pathologischer Marker der Alzheimerkrankheit gilt.[71] Das ist schon paradox, wenn man an die herrschende Klischeevorstellung denkt, dass der Konsum von Marihuana das Gehirn »brät« und zu Gedächtnisstörungen führt.

Kokosöl

Dieses Öl ist ein weit verbreitetes traditionelles Nahrungsmittel und eine gute Vorbeugung gegen kognitive Probleme. Es hat bereits nach dem Verzehr *einer einzigen* 40-Milliliter-Dosis (das entspricht ungefähr zweieinhalb Esslöffeln) positive Auswirkungen auf das Gehirn. Mittelkettige Triglyzeride (MCT) – das leicht verdauliche Fett, das in Kokosöl in großen Mengen vorkommt – kurbeln den Gehirnstoffwechsel an und bewirken eine fast sofortige Verbesserung der kognitiven Funktion. In neuen wissenschaftlichen Untersuchungen kam es bereits nach vier- bis sechswöchiger Einnahme dieses Öls zu signifikanten neurologischen Heilungsprozessen.[72] Die MCTs in Kokosöl erhöhen die Energieproduktion im Gehirn, indem sie die Nervenzellen mit Ketonkörpern (als Alternative zu Glukose) versorgen. Das Öl enthält aber auch hochwirksame antioxidative Polyphenole, die oxidativen Stress reduzieren, die Blutzirkulation im Gehirn verbessern und Neuroinflammation (Entzündungsprozesse im Nervengewebe) eindämmen können. Und es ist gar nicht so schwierig, Kokosöl in moderaten Mengen in Ihre tägliche Ernährung aufzunehmen – zum Beispiel als Alternative zu Olivenöl oder Butter in Pfannen- und Schmorgerichten.

Kokoswasser

Kokoswasser enthält eine ganze Reihe wertvoller Biomoleküle, die Sie brauchen, um gesund zu bleiben: zum Beispiel Vitamine, Mineralstoffe, Antioxidanzien, Aminosäuren, Enzyme, Wachstumsfaktoren und andere Nährstoffe, die noch gar nicht vollständig beschrieben sind. Außerdem liefert Kokoswasser Zytokinine – Pflanzenhormone, die die Zellteilung regulieren und denen Anti-Aging-Eigenschaften zugeschrieben werden. Ein Zytokinin namens trans-Zeatin wurde bereits als mögliche neue Therapie für die Alzheimerkrankheit untersucht.[73]

Aufgrund seiner isotonischen Eigenschaften ist Kokoswasser eine der besten natürlichen Möglichkeiten, unseren Körper mit Flüssigkeit zu versorgen: Es kann die Zellmembranen leicht passieren und somit dazu beitragen, die Flüssigkeitsbilanz im Gehirn wiederherzustellen, was möglicherweise zu einer erhöhten Energieproduktion in den Geweben führt, die für kognitive Prozesse zuständig sind. Trinken Sie es pur oder mit Wasser verdünnt nach dem Training oder geben Sie es als Geschmacksverstärker in Frucht-Smoothies.

Lebensgewohnheiten, mit denen Sie Ihr Nervensystem regenerieren können

Erholsamer Schlaf

Gesunder Schlaf spielt für Ihre Gesundheit eine sehr wichtige Rolle. Schlaf festigt Erinnerungen, sorgt für einen ausgewogenen Hormonhaushalt, reguliert die Emotionen und spült Stoffwechselendprodukte aus dem Gehirn heraus, die seine Selbstregulation erschweren. Bei erholsamem Schlaf fördert dieser praktische Entsorgungsweg den konvektiven Austausch zwischen Liquor und Gewebsflüssigkeit, was wiederum den Abtransport von Beta-Amyloid-Plaques und anderen die Nervenzellen vergiftenden Abfallprodukten, die sich im zentralen Nervensystem ansammeln, verbessern kann.[74]

Eine Strategie, die Ihnen zu genügend Schlaf verhelfen kann, besteht darin, Ihre Lebensweise mit dem 24-Stunden-Zyklus der Sonne und der Melatoninausschüttung Ihrer Zirbeldrüse zu synchronisieren. Der tägliche Hell-Dunkel-Zyklus beeinflusst unseren Stoffwechsel und unsere Hormone. Schlafstörungen sind, wie man inzwischen weiß, ein wichtiger Faktor in der Pathogenese der Alzheimerkrankheit, da Wachheit die Ansammlung des Proteins Beta-Amyloid im Gehirn verstärkt, während Schlaf sie verringert.[75] Melatonin ist nachweislich ein Faktor, der die Bildung von Beta-Amyloid und das Fortschreiten der krankhaften Ansammlung dieses Proteins im Gehirn hemmt.[76] Auch Infrarotlichttherapie hat in Tiermodellen eine regenerative Wirkung auf das Gehirn bei Parkinson und Alzheimer gezeigt und kennzeichnet somit den Beginn einer neuen Art der Prävention und Behandlung neurodegenerativer Erkrankungen.[77]

Im Endeffekt kann ich Ihnen also nur empfehlen: Schlafen Sie so viel, wie Ihr Körper braucht – mindestens sechs Stunden pro Nacht, vielleicht sogar acht bis neun Stunden, so wie ich es tue. Schlafen Sie in einem kühlen, dunklen Raum (ich empfehle Verdunkelungsvorhänge), fernab von Lärm und elektronischen Geräten. Setzen Sie sich tagsüber in vertretbarem Maß dem Sonnenlicht aus – am besten frühmorgendlichem Licht draußen im Freien, das auf den suprachiasmatischen Kern in Ihrem Gehirn einwirkt und so Ihren Schlaf-Wach-Rhythmus reguliert. Schon zehn Minuten Lichteinwirkung pro Tag haben erhebliche positive Auswirkungen auf Ihre Gesundheit. Falls Sie in einer Gegend leben, wo dies aufgrund des Klimas nicht möglich ist, sollten Sie über die Anschaffung einer Lichttherapielampe nachdenken.

Aerobes Training

Mit zunehmendem Alter kann es verlockend sein, sich zu schonen und seine körperliche Fitness zu vernachlässigen. Doch immer mehr wissenschaftliche Untersuchungen zeigen, wie wichtig es ist, so lange wie möglich fit zu bleiben, um sich eines gesunden Körpers und vor allem eines gesunden Geistes zu erfreuen.[78] Den Ergebnissen dieser Untersuchungen zufolge können wir vermutlich auf lange Sicht etwas für ein gesundes Gehirn tun, wenn wir uns in mittleren Jahren konsequent um die Verbesserung unserer körperlichen Fitness bemühen. Eine Untersuchung aus dem Jahr 2016, die die Vorteile von körperlicher Aktivität in der Lebensmitte und deren Zusammenhänge mit dem Hirnvolumen im späteren Lebensalter erforschte, hat gezeigt, dass schlechte Herz-Kreislauf-Fitness, hoher diastolischer Blutdruck und eine hohe Herzfrequenz während des körperlichen Trainings fast 20 Jahre später mit einem geringeren Gesamthirnvolumen einhergingen.[79] Und eine Untersuchung aus dem Jahr 2017, die sich mit den Vorteilen einer guten Herz-Kreislauf-Gesundheit im jungen Erwachsenenalter befasste, ergab, dass sie sich positiv auf die Hirnstruktur in der Lebensmitte auswirkt. Die Autoren dieser Untersuchung kamen zu dem Ergebnis, dass »die Aufrechterhaltung einer optimalen kardiovaskulären Gesundheit im jungen Erwachsenenalter mit einem größeren Gesamthirnvolumen in mittleren Jahren einhergeht«.[80]

In einem vor Kurzem in der Fachzeitschrift *Neurology* veröffentlichten Leitartikel heißt es, dass »Funktionsstörungen des Herz-Kreislauf-Systems und Gefäßalterung systemische Erkrankungen sind, die alle wichtigen Zielorgane einschließlich des Gehirns in Mitleidenschaft ziehen. Daraus folgt, dass Herz-Kreislauf-Erkrankungen (…) und Risikofaktoren für solche Erkrankungen mit einem erhöhten Demenzrisiko einhergehen.«[81]

Intensive körperliche Aktivität wurde auf ihre neuroprotektiven Wirkungen gegen Parkinson untersucht, und es hat sich gezeigt, dass sie das Fortschreiten dieser Krankheit signifikant hemmen kann.[82] Wissenschaftler empfehlen körperliche Fitnessprogramme als Zusatztherapie bei Parkinson und raten zu einer strukturierten, abgestuften Fitness-Unterweisung für Parkinson-Patienten mit schlechter körperlicher Kondition.

Wenn Sie auf der Suche nach einem aeroben Fitnessprogramm sind, das über das herkömmliche Angebot eines Fitnessstudios hinausgeht, versuchen Sie es doch einmal mit Tanzen. Einer kürzlich in der Zeitschrift *Frontiers in Human Neuroscience* veröffentlichten Untersuchung zufolge verlangsamen die meisten Formen körperlicher Aktivität zwar den altersbedingten geistigen Abbau; Tanzen bietet aber noch viel weitreichendere Vorteile: Als psychosoziale Intervention betrachtet, kombiniert Tanzen die stimmungsaufhellenden Effekte einer vermehrten sozialen Interaktion mit Verbesserungen der Gehirnfunktion, Herz-Kreislauf-Fitness und allgemeinen Lebensqualität. Das Erlernen neuer Rhythmen, Schritte und Tanzfiguren in Kombination mit vermehrter sozialer Einbindung fördert die Hirnaktivität, was zusätzliche kognitive Vorteile bringt.[83]

Meditation

In Tiermodellen hat sich gezeigt, dass Stress zur Verkalkung der Zirbeldrüse beiträgt.[84] Yoga und Meditation gehören zu den bestuntersuchten Behandlungsmodalitäten zum Stressabbau und bieten erhebliche Vorteile ohne große Risiken. Yoga, das Meditation, kontrollierte Atmung und auch ein gewisses Ausmaß an Bewegung miteinander kombiniert, wirkt sich positiv auf die Stimmung aus. Meditation fördert eine gesunde Durchblutung des Gehirns, was bedeutet, dass dieses für uns so wichtige Gewebe gut mit Sauerstoff und Nährstoffen versorgt wird. Wie ein Forscher von der Harvard University festgestellt hat, vergrößert sich durch Meditation die graue Substanz des Hippocampus – einer Gehirnregion, die mit Lernen und Gedächtnis zu tun hat –, während die graue Substanz in der Amygdala (der Hirnregion, die Stressreaktionen in Gang setzt) dadurch abnimmt.[85] Und eine Untersuchung an Menschen mit subjektivem kognitivem Abbau hat ergeben, dass die freiwilligen Probanden nach sechsmonatigem Praktizieren der Kirtan-Kriya-Meditation über ein verbessertes Gedächtnis berichteten und in kognitiven Leistungskriterien besser abschnitten.[86] Die meisten Wissenschaftler, die sich mit diesem Thema beschäftigten, haben festgestellt, dass selbst kurze, fünf- bis zehnminütige Meditationssitzungen Vorteile bringen. Außerdem können die tiefere Selbsterfahrung und Wahrnehmung des jetzigen Augenblicks, die sich bei regelmäßigem Meditieren einstellt, einen tiefgreifenden Einfluss auf Ihre allgemeine Lebensqualität und Ihre Beziehungen haben. Jeder, der einen resilienteren Körper und Geist entwickeln möchte, sollte sich vornehmen, täglich zu meditieren.

Musik

Musik – die vielleicht älteste Form menschlichen Ausdrucks und ekstatischen Erlebens – kann unser hormonelles und immunologisches Gleichgewicht wiederherstellen und neurodegenerative Erkrankungen bessern, indem sie die Bildung neuer Gehirnzellen und die neuronale Konnektivität anregt.[87]

Musik ist etwas Ursprüngliches – ein Zufluchtsort, der uns schützend umhüllt, in unserer Verzweiflung tröstet und aus dem dunklen Abgrund der Entfremdung und Verzweiflung befreit. Sie ist eine Erlösung von den Belastungen, die wir mit uns herumtragen, und eine solidaritätsstiftende Kraft, die die Abgründe zwischen den Kulturen verkleinert, spirituelle Erfahrungen vermittelt und ein heiliges Gefühl der Einheit in uns weckt.

Es ist erwiesen, dass Musik die Hirnnerven des Menschen vom fötalen Stadium bis zum Erwachsenenalter beeinflusst. Wissenschaftlichen Untersuchungen zufolge fördert Musik die zerebrale Plastizität, die Erweiterung neuronaler Netzwerke und die Konnektivität[88] – ein Prozess, der wahrscheinlich durch Steroidhormone, die von Nervenzellen gebildet werden und eine neuroaktive und neuroprotektive Wirkung haben, vermittelt wird.

Die Verarbeitung emotional belastender Erfahrungen im Gehirn, die bei Menschen mit psychiatrischen Störungen, Demenz, Alzheimer und anderen neurodegenerativen Erkrankungen nicht selten beeinträchtigt ist, kann sich durch Einbeziehung von Musik in neurologische Therapien verbessern. Studien an Alzheimerpatienten haben gezeigt, dass Musik, die den Probanden von ihrer Vergangenheit her vertraut ist, durch Rekonfiguration bestehender neuronaler Netzwerke als Katalysator für das Abrufen anderer Langzeiterinnerungen fungieren kann. Andere Untersuchungen zeigen, dass Musikhören die emotionale Intelligenz und die Wiederherstellung der kognitiven Funktion nach einem Schlaganfall verbessern, Symptome von Stimmungsstörungen lindern und exekutive Hirnfunktionen fördern kann.[89]

KAPITEL 6

IHR HERZ BESSER VERSTEHEN

Mythen und Fakten über Medikamente, Cholesterin, Fett und den Zusammenhang zwischen Herz-Kreislauf-Erkrankungen und Entzündungen

In dem schon seit Langem bestehenden kardiologischen Paradigma betrachtet man die Regeneration von Herzgewebe als Science-Fiction. Das Säugetierherz galt schon immer als terminal differenziertes oder »postmitotisches« Organ und die Neubildung von Herzzellen als unmöglich. Neue wissenschaftliche Untersuchungen haben diese antiquierte Sichtweise jedoch in Zweifel gezogen und gezeigt, dass die Herzmuskelzellen sich doch eine gewisse Teilungsfähigkeit bewahren.[1] Außerdem haben Wissenschaftler in Herz und Knochenmark endogene Herzvorläuferzellen entdeckt, die sich im Herzen in verschiedene Gewebetypen – beispielsweise Endothelzellen, glatte Muskelzellen und Herzmuskelzellen – umwandeln können.[2] Das menschliche Herz kann sich also trotz aller Misshandlungen, die wir ihm mit unserem heutigen Lebensstil zufügen, tatsächlich regenerieren.

Das ist die gute Neuigkeit. Es gibt aber auch eine weniger gute Nachricht: Herz-Kreislauf-Erkrankungen sind in unseren modernen Industrienationen nach wie vor die Haupttodesursache. Laut Schätzungen der *Global Burden of Disease Study* wurden im Jahr 2001 weltweit 12,45 Millionen Todesfälle durch Herz-Kreislauf-Erkrankungen und zerebrovaskuläre Erkrankungen verursacht. Für Überlebende eines Herzinfarkts scheinen die Behandlungsmöglichkeiten sehr begrenzt zu sein, weil man schon seit Langem davon ausgeht, dass das Herz sich nicht selbst heilen kann.

Die Angst vor der Krankheit ist bei Herz-Kreislauf-Erkrankungen – ähnlich wie bei Krebs – ein wichtiger physiologischer Einflussfaktor. Eine Metaanalyse kam zu dem Ergebnis, dass Angst ein unabhängiger Risikofaktor für das Auftreten einer koronaren Herzkrankheit und für kardiale Sterblichkeit ist.[3] Eine andere systematische Übersicht und Metaanalyse entdeckte einen signifikanten Zusammenhang zwischen Panikstörungen und dem Auftreten von Herz-Kreislauf-Erkrankungen.[4] Epidemiologische Daten zeigen außerdem, dass chronischer Stress ein prädiktiver Faktor für Herz-Kreislauf-Erkrankungen ist und dass eine chronische Exposition gegenüber berufsbedingten Stressoren das Risiko für ein erstes unerwünschtes Herz-Kreislauf-Ereignis erhöht.[5] Starker psychischer Stress bewirkt eine übermäßige Produktion reaktiver Sauerstoffspezies (ROS), die wiederum zu einer Dysfunktion der Herzendothelzellen, zu Bluthochdruck, Atherogenese (Ablagerung arteriosklerotischer Plaques) und einem Remodelling der Blutgefäße führt.[6] Schon kurzzeitiger Stress kann aufgrund von stressbedingten Entzündungsreaktionen und Störungen hämostatischer Prozesse und Vorgänge im autonomen Nervensystem einen Herzinfarkt auslösen.[7]

Was ist Arteriosklerose?

»Herz-Kreislauf-Erkrankungen« ist ein Oberbegriff, der oft zur Beschreibung einer ganzen Reihe von Krankheiten des kardiovaskulären Systems herangezogen wird. Zu diesen Erkrankungen gehören unter anderem die koronare Herzkrankheit (die wiederum Herzinfarkt und Angina pectoris umfasst), Schlaganfall, kongestive Herzinsuffizienz, Bluthochdruck, periphere arterielle Verschlusskrankheit und andere Gefäßerkrankungen. Trotz der unterschiedlichen Namen gehen all diese Krankheiten auf ein und denselben pathophysiologischen Mechanismus namens Arteriosklerose zurück.

Der deutsche Pathologe Felix Jacob Marchand hat diesen Begriff geprägt, um die Ansammlung von Plaques in den Arterien zu einer »breiartigen Verhärtung« zu beschreiben. Arteriosklerotische Plaques finden sich vor allem in den Wänden der herzversorgenden Arterien – eine Erkrankung, die man als »koronare Herzkrankheit« bezeichnet. Bevor wir die nötigen Werkzeuge hatten, um die histologischen Veränderungen in arteriosklerotische Läsionen genau untersuchen zu können, herrschte während des größten Teils des 20. Jahrhunderts die Lipidtheorie der Arteriosklerose vor. Sie stellte die Arteriosklerose als einfache Fettspeicherkrankheit dar, deren Hauptursachen Cholesterin und gesättigte Fette seien. Neueren Erkenntnissen zufolge handelt es sich bei der Arteriosklerose jedoch nicht einfach nur um eine lokale Verengung der Arterien, sondern um einen chronischen immunentzündlichen Prozess. Bei der Bildung von Fettstreifen, der Einwanderung von Immunzellen in die subendothelialen Schichten und dem Auftreten unerwünschter Gefäßereignisse spielt sowohl das angeborene als auch das adaptive Immunsystem eine Rolle.[8] Eines der wichtigsten Bindeglieder zwischen Immunsystem und Herz-Kreislauf-Erkrankungen sind lösliche Faktoren namens Zytokine, die während des Arterioskleroseprozesses von Zellen abgesondert werden und auch auf diese einwirken.[9]

Dieser Prozess beginnt, wenn die Endothelzellauskleidung der Blutgefäße durch Verletzungen oder Infektionen beschädigt oder anderweitig in ihrer Funktion gestört wird: So entstehen arteriosklerotische Läsionen, sogenannte Fettstreifen, in den Arterienwänden. Spezialisierte Immunzellen, die Makrophagen (auch »Fresszellen« genannt) nehmen Lipide in sich auf und verwandeln sich daraufhin in aktivierte Schaumzellen, die Wachstumsfaktoren freisetzen, eine fortgesetzte Entzündungsreaktion hervorrufen und weitere Lymphozyten an den Schauplatz der Läsion rufen. Dieser initiale Fettstreifen stellt aus klinischer Sicht kein Problem dar, da sich die Arterienwand verdicken kann, um die wachsende Plaque aufzunehmen, ohne dass der Innendurchmesser (Lumen) der Arterien zu stark abnimmt.[10] Passiert dies jedoch in den Herzkranzgefäßen (Koronararterien), so kann es gravierende Probleme nach sich ziehen: Denn wenn sich dieser Vorgang mehrfach wiederholt, verkleinert sich das Lumen der Arterien, und die Arterienwände verhärten sich, während die Plaque immer weiter wächst und einen von einer faserigen Matrix umhüllten Fettkern bildet, der erodieren oder einreißen kann. Auf diese Vorgänge sind 70 Prozent aller tödlichen akuten Herzinfarkte und plötzlichen Herztode zurückzuführen.[11]

Laut herkömmlicher Denkweise ist der Cholesterinspiegel – genauer gesagt: das Low-Density-Lipoprotein (LDL), das Cholesterin zu den Zellen transportiert – für Gefäßschäden und für die Verstopfung von Gefäßen verantwortlich. Der »Cholesterin-Mythos« oder die »Cholesterin-Hypothese« geht von der Prämisse aus, dass das LDL-Cholesterin der Übeltäter ist. Es stimmt zwar, dass es ohne Vorhandensein von LDL- und VLDL-Cholesterin im Blut nicht zu der ersten, nicht-tödlichen arteriosklerotischen Läsion kommen kann; doch dieses Cholesterin deshalb für die Verstopfung von Gefäßen verantwortlich zu machen, würde bedeuten, Korrelation mit Kausalität zu verwechseln: Cholesterin kann zwar am Tatort vorhanden sein, muss deshalb aber nicht unbedingt der Täter sein. Erst durch bestimmte entzündliche Prozesse verändertes LDL kann Endothelzellen und glatte Gefäßmuskelzellen schädigen.[12] Oxidiertes LDL sendet Signale aus, die das Immunsystem zu Hilfe rufen; daraufhin eilen weiße Blutkörperchen an den Schauplatz des Geschehens. Das oxidierte LDL veranlasst sämtliche Akteure zur Freisetzung von Entzündungssubstanzen, die weitere weiße Blutkörperchen anlocken, wobei die Endothelzellen, die die Blutgefäße auskleiden, »Zelladhäsionsmoleküle« (ICAM-1 und VCAM-1) exprimieren, mit deren Hilfe zirkulierende weiße Blutkörperchen an ihrer Oberfläche haftenbleiben und leichter in die Intima (innerste Gefäßwandschicht) eindringen können.

Wissenschaftler haben jedoch festgestellt, dass der für die Bestimmung des Herz-Kreislauf-Risikos wichtigste Faktor nicht die LDL-Konzentration innerhalb eines Partikels, sondern die *Anzahl* der LDL-Partikel ist, die Cholesterin und Fette im Körper hin und her transportieren. Je mehr LDL-Partikel in der Blut-Autobahn herumschwimmen, umso höher ist ihre Chance, mit der leicht verletzbaren Innenauskleidung einer Arterie zu kollidieren, das Endothel zu durchdringen und den Prozess der Plaquebildung in der Arterienwand in Gang zu setzen. Auch die Partikelgröße spielt eine Rolle: Kleine, klebrige LDL-Partikel können eher einen Plaquebildungsprozess auslösen und das Herz-Kreislauf-Risiko erhöhen als große, lockere LDL.[13]

Höchstwahrscheinlich wird Ihr Arzt aber trotzdem Ihre Cholesterinkonzentration und nicht die Partikelzahl messen. Diese Fixierung auf die LDL-Konzentration ist wie ein Verkehrsbericht, der die Anzahl der Passagiere pro Fahrzeug und nicht die Anzahl der Autos auf der Straße angibt, obwohl die Wahrscheinlichkeit eines Staus eindeutig von letzterem Faktor abhängt. Bei einer bloßen Messung der LDL-Konzentration (unter Vernachlässigung der LDL-Partikelzahl) fallen Patienten durch das Raster der Diagnostik, bei denen eine Diskrepanz zwischen Konzentration und Partikelzahl besteht – ein Muster, das bei Menschen mit metabolischem Syndrom, die bereits ein höheres Risiko für Herz-Kreislauf-Ereignisse haben, häufig zu beobachten ist.[14]

Pharmaunternehmen, die cholesterinsenkende Medikamente vertreiben, haben die Entstehung einer polarisierten Dichotomie begünstigt, bei der das LDL-Cholesterin als Feind und das High-Density-Lipoprotein (HDL), das Cholesterin aus dem Blutkreislauf »einfängt« und beseitigt, als Held dargestellt werden. Menschen, bei denen der Arzt einen hohen Cholesterinspiegel diagnostiziert, werden routinemäßig Statine verschrieben – eine Medikamentenklasse, die den LDL-Cholesterinspiegel senkt, indem sie in einen Enzymweg namens Mevalonatweg eingreift und die komplexe Zellmaschinerie Ihres Körpers stört. Ärzte verschreiben ungefähr einem von vier erwachsenen Amerikanern über 45 Jahren Statine; manche US-Gesundheitsbehörden sind sogar schon so weit gegangen, die Anreicherung des Trinkwassers mit Statinen zu fordern.[15] Und das, obwohl Studien zufolge rund 50 Prozent aller Menschen, die mit einer koronaren Herzkrankheit ins Krankenhaus eingeliefert werden, einen LDL-Spiegel haben, der den aktuellen Richtlinien zufolge als optimal gilt.[16]

Immer mehr setzt sich die Erkenntnis durch, dass die unerwünschten negativen Auswirkungen von Statinen mit ihren 28 verschiedenen Toxizitätsmodi die angeblichen Vorteile dieser Medikamente womöglich bei Weitem überwiegen. Statine können Nervenschäden,[17] Muskelschäden,[18] Leberschäden[19] und Geburtsdefekte[20] verursachen. Sie werden mit endokrinen Störungen[21] und kognitiven Beeinträchtigungen[22] in Verbindung gebracht, sind diabetogen[23] und krebserregend.[24] Tatsächlich sind Statine trotz ihrer angeblich lebensrettenden kardioprotektiven Eigenschaften geradezu ein Inbegriff der Kardiotoxizität.[25] Eine Netzwerk-Metaanalyse von 170 255 Patienten aus 76 randomisierten Studien zeigte ein vermehrtes Auftreten von Diabetes unter Statintherapie.[26] Außerdem stören Statine den Stoffwechsel essenzieller Fettsäuren, die für die Vorbeugung von Herz-Kreislauf-Erkrankungen eine so wichtige Rolle spielen,[27] fördern die Entstehung eines Mangels an verschiedenen Mikronährstoffen wie beispielsweise Zink und Kupfer,[28] Selen[29] und Vitamin E[30] und haben nachweislich über 30 weitere besorgniserregende unerwünschte pharmakologische Effekte.[31] Statine haben bei Männern mittleren Alters, die bereits einen Herzinfarkt erlitten hatten, eine so minimale Senkung des absoluten Risikos gezeigt, dass ihre Einnahme zum Schutz vor Herz-Kreislauf-Erkrankungen aus praktischer Sicht äußerst fragwürdig ist.[32]

Die große Lüge: Cholesterin, gesättigte Fette und Herz-Kreislauf-Erkrankungen

Ein paar interessante Botschaften aus den Blauen Zonen

Was dem einen Menschen guttut, bekommt dem anderen vielleicht gar nicht; daher sollte man diese Daten nicht so verstehen, dass jeder mit einem hohen Fettkonsum gut zurechtkommt. Menschen mit bestimmten genetischen Varianten – zum Beispiel dem *APOE4*-Genotyp in Kombination mit Insulinresistenz und metabolischem Syndrom – reagieren möglicherweise empfindlicher auf Veränderungen des Nahrungscholesterins, Gesamtfettverzehrs und der Fettsäurezusammensetzung ihrer Nahrung.[33] In manchen Fällen können gesättigte Fettsäuren aus der Nahrung das Eindringen von Endotoxinen (der äußeren Zellmembran gramnegativer Bakterien) in den Körperkreislauf verstärken und dadurch einen entzündlichen Zustand namens Endotoxämie hervorrufen.[34] Diese Endotoxämie ist wiederum ein Risikofaktor für die Entstehung von Arteriosklerose, Sepsis, Fettleber, Fettleibigkeit und Diabetes.

Ob das für Sie ein Problem darstellt, hängt wahrscheinlich von der bakteriellen Zusammensetzung Ihres Darmökosystems und dem Endotoxingehalt der Lebensmittel ab, die Sie essen; vorverpackte und bereits zerkleinerte Produkte haben einen höheren Endotoxingehalt und sind sehr viel anfälliger für mikrobiellen Verderb. Außerdem gibt es auch noch andere Variablen, von denen die Fettmenge abhängt, die wir zu uns nehmen sollten: beispielsweise die Frage, ob unser Körper genügend Gallensäuren bildet, die Fette in Fettsäuren aufspalten.

Unsere Fähigkeit, Nahrungsfett zu vertragen, und das Ausmaß unserer Gallensäureproduktion können durch das Erbgut unserer Vorfahren beeinflusst werden. Bevölkerungen, die von den Inuit abstammen, bei denen schon immer sehr viel Nahrungsfett in Form von Robbenfett auf dem Speisezettel stand, oder Abkömmlinge der Massai, die schon seit jeher 60 bis 70 Prozent ihrer Kalorien aus Fleisch, Milch und Blut von Tieren beziehen, vertragen möglicherweise einen höheren Fettkonsum. Für Menschen anderer Abstammungslinien – beispielsweise der Bewohner von Kitava, die fast 70 Prozent ihrer Kalorien in Form von unverarbeiteten Kohlenhydraten wie Yamswurzel, Süßkartoffel, Taro und Maniok und nur 20 Prozent ihrer Kalorien aus Fett zu sich nehmen – könnte eine fettreiche Ernährung problematischer sein. Ähnlich verhält es sich bei den Okinawanern in Japan, die in einer »Blauen Zone« mit überproportional hoher Anzahl von Hundertjährigen leben: Sie nehmen Kohlenhydrate und Eiweiß in einem geschätzten Verhältnis von 10 : 1 zu sich, wobei zwei Drittel ihrer täglichen Kalorienzufuhr aus stärkereichen Kohlenhydraten stammen.

Es ist ein großer Fehler, irgendeinen Makronährstoff oder einzelnen Bestandteil echter Lebensmittel aus dem Zusammenhang zu reißen und zu verunglimpfen. Gesundheit und Langlebigkeit hängen nicht so sehr von dem Makronährstoffverhältnis zwischen Kohlenhydraten, Fett und Eiweiß in unserer Ernährung, sondern mehr von der Mikronährstoffdichte und Qualität der Nahrung ab. Unabhängig vom Verhältnis der Makronährstoffe, die sie zu sich nehmen, haben die Bewohner der »Blauen Zonen« ganz andere Gemeinsamkeiten: nämlich einen vermehrten Konsum echter Nahrungsmittel, die aus der Erde stammen, und eine weitgehende Freiheit von Übergewicht, Diabetes, Schlaganfall und Herzinfarkt.

Wie Bauchfett Ihr Herz-Kreislauf-Risiko erhöht

Um die Konstellation verschiedener Faktoren, die zu Herz-Kreislauf-Erkrankungen führen, besser verstehen zu können, müssen wir uns zunächst einmal mit dem metabolischen Syndrom befassen – jenem Zustand, aus dem solche Erkrankungen häufig entstehen und der bei jedem vierten Erwachsenen auftritt.[35] Das metabolische Syndrom ist ein Konglomerat aus mehreren Risikofaktoren für die Entstehung von Herz-Kreislauf-Erkrankungen, Bluthochdruck, zentraler Adipositas (überschüssigem stammbetontem Fett, das sich um innere Organe oder unter der Haut ansammeln kann), »viszeraler Adipositas« (Bauchfett) und erhöhtem Blutzucker.[36] Ein weiteres typisches Merkmal des metabolischen Syndroms sind abnormale Lipoproteinspiegel, die man unter dem Oberbegriff »Dyslipidämie« (Fettstoffwechselstörung) zusammenfasst: zu niedriges HDL-Cholesterin und Erhöhung von Markern wie beispielsweise Triglyzeriden, kleinen, dichten LDL-Partikeln und Apolipoprotein B.[37] Der rote Faden, der sich durch diese scheinbar uneinheitlichen Kriterien hindurchzieht, besteht in biochemischen Mechanismen wie beispielsweise Insulinresistenz und Funktionsstörungen der Endothelzellen, Herzzellen und glatten Muskelzellen der Blutgefäße.[38] Oxidativer Stress (zu viele freie Radikale), Entzündungsprozesse und Autoimmunreaktionen, bei denen das Immunsystem irrtümlicherweise körpereigene Gewebe angreift, vermitteln und verstärken diese ungünstigen Veränderungen.[39]

Nach Meinung von Wissenschaftlern spielen beim metabolischen Syndrom möglicherweise in erster Linie Anomalien im Fettstoffwechsel und in der Körperfettverteilung eine Rolle, wobei übermäßiges Bauchfett an der Entstehung der Erkrankung mitbeteiligt ist.[40] Zentrale Adipositas ist einer der Hauptindikatoren für ein metabolisches Syndrom und stark mit einer Insulinresistenz assoziiert.[41] Insulinresistenz entsteht, wenn Ihre Zellen gegenüber der Wirkung von Insulin desensibilisiert werden, was zu einem Zustand namens Hyperglykämie – zu viel Zucker im Blut – führt. Dieser zu hohe Blutzuckerspiegel ist schädlich und verursacht mikrovaskuläre Komplikationen, die das Risiko für Herz-Kreislauf-Erkrankungen erhöhen.[42]

Außerdem führt die Ansammlung von Bauchfett bei zentraler Adipositas zur Produktion von Adipokinen – Signalmolekülen, die vom Fettgewebe selbst freigesetzt werden. Durch vermehrte Bildung entzündungsfördernder Adipokine und verringerte Produktion eines schützenden Adipokins und eines Proteins namens Adiponektin, das die Insulinsensitivität erhöht, verschlimmern sich Insulinresistenz und Dyslipidämie – ein verhängnisvoller Teufelskreis.[43] Außerdem führt die stammbetonte Adipositas zu einer ektopischen Anhäufung von unveresterten Fettsäuren in Muskeln und Leber,[44] was den Boden für eine Fettlebererkrankung bereitet. Die in der Leber eines Fettleberpatienten angesammelten Fettsäuren werden zu Triglyzeriden (TG) umgewandelt und gelangen als Bestandteil von Lipoproteinen sehr niedriger Dichte (VLDL) und Apolipoprotein B (beide sind Fetttransporter im Blut und Prädiktoren für eine koronare Herzkrankheit) in den Blutkreislauf.[45] Durch diese erhöhten VLDL-Konzentrationen nimmt wiederum die Anzahl der HDL-Cholesterinpartikel ab, und es entstehen mehr kleine, dichte, atherogene LDL-Partikel, die sich leichter in den Arterienwänden festsetzen können.[46]

Die überschüssigen Lipide, die bei Patienten mit nicht-alkoholischer Fettleber in Form hoher VLDL-Konzentrationen in den Blutstrom gelangen, können aufgrund eines Zustands namens metabolische Inflexibilität – der Unfähigkeit, je nach Verfügbarkeit zwischen Fett und Glukose als primärem Brennstoff hin und her zu wechseln (einem typischen Merkmal des metabolischen Syndroms) – nicht als Brennstoff genutzt werden.[47] Wenn viel Zucker in der Nahrung vorhanden ist, sollte der Körper diesen über den Stoffwechselweg der Glykolyse verbrennen; und wenn Fett in größeren Mengen zur Verfügung steht, sollte er die Beta-Oxidation problemlos steigern können, um Fett als Brennstoff zu verstoffwechseln. Diese Nährstoffsensorik und Fähigkeit zur Umstellung des Energiesubstratstoffwechsels wird durch die metabolische Inflexibilität,[48] die dem Ausbrechen einer Herz-Kreislauf-Erkrankung vorausgeht, geschwächt.[49] Und als ob koronare Herzkrankheit und Fettleber allein noch nicht genug wären, erhöht das metabolische Syndrom zusätzlich auch noch das Risiko für ein polyzystisches Ovarialsyndrom (PCOS), Gallensteine, Schlafapnoe und Diabetes und kann sogar zur Entstehung und zum Fortschreiten bestimmter Krebsarten beitragen.

Das Grundübel aller Herz-Kreislauf-Erkrankungen: endotheliale Dysfunktion

Die Hauptursache für Herz-Kreislauf-Erkrankungen liegt nicht in abnormalen Cholesterinwerten, sondern in Entzündungsprozessen, die mit wiederholten Verletzungen und Reparaturen des Endothels (jener einzelligen Schicht, die die ultimative Barriere zwischen Blut und anderen Körpergeweben darstellt) einhergehen. Bei einer Dysfunktion dieses Endothels können Ihre Blutgefäße sich nicht mehr richtig erweitern; und dann kann das Blut auch nicht mehr dorthin fließen, wo es hinmuss. Das Endothel, das früher einfach nur als »Zellophanpapier« des

Gefäßbaums galt,[50] ist eines der größten Organe unseres Körpers (sogar sein größtes endokrines Organ), wiegt beim erwachsenen Menschen etwa ein Kilogramm und hat eine Fläche von 4000 bis 7000 Quadratmetern. Dieses Endothel ist nicht einfach nur eine passive Abgrenzung des Gefäßsystems, die als Barriere zwischen zirkulierendem Blut und Organsystemen »Wache steht«, sondern ein aktives Organ, das sämtliche Blutgefäße auskleidet und das empfindliche Gleichgewicht zwischen entzündungsfördernden und -hemmenden Prozessen reguliert. Das Endothel steht mit fast allen Organsystemen Ihres Körpers in Interaktion und reagiert auf verschiedene Reize wie beispielsweise Temperatur, transmuralen Druck, Scherstress, psychischen Stress und neurohumorale Reaktionen.[51]

Diese Fähigkeit Ihrer Blutgefäße, sich zu entspannen und zusammenzuziehen – je nachdem, was die Physiologie und Ihre Lebenssituation gerade erfordern –, entscheidet über Ihren Blutdruck und darüber, wie viel Arbeit Ihr Herz leisten muss, um Blut in den Körper hineinzupumpen. Das Endothel fungiert aber auch als halbselektive Barriere, die den Durchtritt von Flüssigkeiten und Elektrolyten und das Hin- und Herwandern von Leukozyten und anderen Zellen zwischen Gefäßlumen und umliegendem Gewebe reguliert. In gesundem Zustand bleibt das Blut, das durch Herz, Arterien, Venen und Kapillaren fließt und dabei ständig mit gesunden Endothelzellen in Berührung kommt, flüssig. Doch verschiedene Faktoren – beispielsweise Tabakkonsum, Fettleibigkeit, sitzende Lebensweise, Bluthochdruck, Flüssigkeitsmangel, Fettstoffwechselstörungen und ungesunde Ernährung – können zu Schädigungen oder Funktionsstörungen des Endothels führen und das Blutgerinnungssystem aktivieren, sodass die Makromoleküle der Basallamina (einer Schicht der extrazellulären Matrix, die von den Endothelzellen synthetisiert wird) stark thrombogen werden, also die Bildung von Blutgerinnseln begünstigen.[52]

Dann heften sich Blutplättchen (Thrombozyten) und weiße Blutkörperchen an das Gefäß an und können die Entstehung eines Thrombus – eines Blutgerinnsels, das im Blutgefäß sitzt und den Blutfluss behindert, sodass das betroffene Gewebe nicht mehr normal durchblutet und mit Sauerstoff versorgt wird – fördern. Je nach Ort des Geschehens kann dieser Thrombus eine tiefe Venenthrombose, eine Art Brustschmerz namens instabile Angina pectoris, eine periphere arterielle Ischämie der Gliedmaßen, einen Herzinfarkt, einen ischämischen Schlaganfall oder eine Lungenembolie verursachen; letzteres passiert, wenn sich ein Teil von dem Gerinnsel ablöst und mit dem Blutstrom in die Lungen geschwemmt wird.

Diese Schädigung und die daraus resultierende Funktionsstörung des Endothels ist der erste Schritt in der Entstehung von Arteriosklerose: Sie setzt eine ganze Kette von Ereignissen in Gang, die zu sogenannten Herz-Kreislauf-Erkrankungen führen. Durch die endotheliale Dysfunktion kommt es zu einem Ungleichgewicht zwischen Produktion und Verbrauch von Stickstoffmonoxid (NO): Es wird mehr NO verbraucht als gebildet, was die strukturelle Schädigung der Arterien und die Plaquebildung noch weiter vorantreibt.[53]

Da das Hauptinteresse Ihres Körpers darin besteht, sich selbst zu schützen, wird durch Schädigungen und Verletzungen des Epithels eine immunvermittelte Reaktion mobilisiert, um den Schaden zu reparieren.

Die häufigsten Gefahren für Ihr Endothel

Wiederholte Verletzungen, Entzündungsprozesse und Rekrutierungen der körpereigenen Selbstheilungsmechanismen können außer Kontrolle geraten und zur Bildung von Endothelläsionen führen. Hier einige Hauptursachen für wiederholte Schädigungen des Endothels:

- Opportunistische Infektionen durch Bakterien oder Viren
- Umweltreizstoffe wie beispielsweise Tabak
- Oxidativer Stress aufgrund einer Überproduktion reaktiver Sauerstoffspezies (ROS)
- Sauerstoffmangel im Gewebe (Hypoxie)
- Fettstoffwechselstörungen (Hyperlipidämie)
- Schlechte Mundgesundheit
- Emotionaler Stress, durch den sich die Blutgefäße verengen können
- Chronisch erhöhte Herzfrequenz und Bluthochdruck
- Medikamente wie Ibuprofen
- Erhöhter Blutzucker und die damit einhergehende klebrige »Verzuckerung« des Blutes (Glykierung), die die Blutgefäße schädigt
- Häufiger Verzehr von Weizen, frittierten Lebensmitteln, oxidierten Fetten, raffiniertem Zucker, Mehl und anderen Bestandteilen unserer typischen westlichen Ernährung
- Mangel an Obst und Gemüse in der Ernährung[54]

Es gibt eine ganze Kategorie regenerativer Stammzellen, die aus dem Knochenmark freigesetzt werden: nämlich die endothelialen Vorläuferzellen, die permanent Schäden an der Auskleidung Ihrer Blutgefäße beheben. Da die Ursachen dieser Schäden und Funktionsstörungen aber häufig weiterbestehen, kann der Körper mit diesen Bemühungen nicht viel ausrichten: Irgendwann nimmt das Verhängnis doch seinen Lauf. Wir zwingen unseren Körper dazu, in pausenloser Hektik geschädigte Blutgefäße zu flicken, und das tut er auch; doch nach jahrzehntelanger ständiger Selbstschädigung mit anschließenden Selbstheilungsversuchen entwickeln sich die Läsionen in den Blutgefäßen zu dick hervortretenden Plaques, die das Gefäßlumen verengen und den Blutfluss beeinträchtigen, sodass unser Körper den Blutdruck erhöhen muss, um diesen vermehrten Widerstand zu überwinden. Im Lauf der Zeit lagern sich immer größere Plaques in den Gefäßen an und bilden eine Art »Deckel« aus Kalzium. Das ist ein potenziell tödliches Stadium des Krankheitsprozesses: Denn jetzt kann die Plaque so brüchig werden, dass durch einen plötzlichen Blutdruckanstieg womöglich ein Stück davon abreißt, die Arterie blockiert und zu einem Schlaganfall oder Herzinfarkt führt. Doch auch ohne verstopfte Arterie kann es zu tödlichen Herz-Kreislauf-Ereignissen kommen: Bei einem Herzstillstand, der manchmal durch eine Störung der elektrischen Erregungsleitung im Herzen verursacht wird, kann zu viel Kalzium eine »Verkrampfung« des Herzmuskels auslösen.

Dieses komplexe Zusammenspiel verschiedener Faktoren – die nicht nur auf den Verzehr von Fleisch und Eiern zurückzuführen sind – führt schließlich dazu, dass sich die Waagschale zugunsten einer Herz-Kreislauf-Erkrankung neigt. Der Schlüssel zur Senkung dieses Risikos liegt darin, der eigentlichen Ursache von Herz-Kreislauf-Erkrankungen vorzubeugen: näm-lich der Unfähigkeit der Innenauskleidung Ihrer Blutgefäße, sich vollständig zu erweitern – einer Folge meist symptomloser Schäden, deren Entstehung oft schon früh im Leben beginnt. Wenn diese Grunderkrankung ungehindert fortschreitet und dann auch noch zusätzliche Risi-ken durch die Einnahme synthetischer Arzneimittel hinzukommen, sind die Nebenwirkungen dieser Medikamente oft tödlicher als die behandelte Erkrankung selbst. Beispielsweise können antithrombotische Substanzen wie Warfarin zerebrale Mikroblutungen,[55] intrazerebrale Blutun-gen[56] und schwere Blutungen verursachen und zu einer Abnahme der Knochendichte führen.[57] Schon eine einzige Dosis Aspirin kann die Durchlässigkeit des Magen-Darm-Trakts infolge eines »Leaky-Gut-Syndroms« erhöhen; dadurch können Mikroben, Giftstoffe und unverdaute Nahrungseiweiße in den Blutstrom gelangen und Entzündungen verursachen. Und die Aspirin-100-Tablette pro Tag, die – so weit geht die herkömmliche Schulmedizin inzwischen schon – sogar für gesunde Menschen ab einem bestimmten Alter empfohlen wird, ist auch nicht un-bedingt besser.[58] (Anm. d. Red.: Die Empfehlung, niedrig dosiertes Aspirin einzunehmen, gilt nur für die USA. In Deutschland wird dies nicht empfohlen.)

Gesunde Fette für Ihr Herz

- Avocadoöl (roh, aus biologischem Anbau)
- Chiasamenöl (roh, aus biologischem Anbau)
- Geklärte Butter, auch unter dem Namen »Ghee« bekannt (roh, aus biologischem Anbau)
- Kokosöl (extra nativ, roh, aus biologischem Anbau)
- Leinöl (roh, aus biologischem Anbau)
- Macadamiaöl (roh, aus biologischem Anbau)
- Olivenöl (extra nativ, aus biologischem Anbau)
- Rotes Palmöl* (wild geerntet, roh)

* Achten Sie auf das RSPO-Label »Certified« für Palmölprodukte, die nicht zur Abholzung und Zerstörung von Torfgebieten und zum Verlust von Lebensräumen beitragen.

Nach den Erkenntnissen der Neuen Biologie kann man den wahren Ursachen von Herz-Kreislauf-Erkrankungen durch ausreichende Flüssigkeitszufuhr, regelmäßigen Verzehr von Nahrungsmitteln, die die Regeneration des Herzmuskels stimulieren, und Vermeidung von Nahrungsmitteln und Gewohnheiten, die die Entstehung einer endothelialen Dysfunktion begünstigen, in vielen Fällen vorbeugen. Durch den Verzehr der richtigen Obst- und Gemüsearten versorgen Sie Ihren Körper mit strukturiertem Wasser von höchster Qualität, wichtigen Mikronährstoffen und Mikro-RNA-vermittelten Informationen, die Ihre Genexpression in Richtung einer Entzündungshemmung verändern können. Durch den Konsum von Lebensmitteln, die Ihr Endothel in Gefahr bringen, können Sie das Gegenteil bewirken. Auf den folgenden Seiten möchte ich die wichtigsten dieser »Übeltäter« beschreiben.

Das Problem mit dem Kalzium

Der Gedanke, dass Kalziumpräparate Herz und Gefäßen schaden können, ist nicht neu: Viele Befürworter naturbelassener Lebensmittel warnen schon seit Langem vor der Einnahme von Nahrungsergänzungsmitteln aus Kalkstein, Austernschalen, Eierschalen oder Knochenmehl (Hydroxylapatit). In den letzten Jahren haben mindestens drei wissenschaftliche Untersuchungen[59] – darunter zwei Metaanalysen – einen statistisch signifikanten Anstieg des Herzinfarktrisikos bei Menschen gezeigt, die Kalziumpräparate einnahmen.[60]

Lebensmittel – von Pflanzen und Tieren stammend, frisch und naturbelassen – sind eine intelligente, genau auf Ihren Körper zugeschnittene Form der Nahrungsversorgung. Doch von echten Nahrungsmitteln abgekoppeltes, elementares Kalzium enthält keine der Aminosäuren, Lipide, Mikro-RNAs oder sonstigen Bestandteile, mit deren Hilfe Ihr Körper es auf biologisch adäquate Weise verwerten könnte. Vom Nahrungsversorgungssystem der Natur isoliertes Kalzium trägt nicht zur Stärkung Ihrer Knochen bei. Im Gegenteil, es kann sich in den Weichteilen Ihres Körpers ansammeln – ein Prozess, den man als ektopische Verkalkung bezeichnet. Außerdem kann es in Ihrem Darm landen und zu Verstopfung oder in Ihren Nieren zu Steinbildung führen; und es kann auch in Ihr Blut gelangen und zur Entstehung des gefährlich brüchigen Kalzium-»Deckels« beitragen, der sich im lebensbedrohlichsten Stadium der Arteriosklerose an der Oberseite arterieller Plaques bildet. Ein Überschuss an Kalzium kann dazu führen, dass der Herzmuskel übermäßig kontrahiert (also hyperton wird), weshalb man in der Schulmedizin Kalziumkanalblocker zur Blutdrucksenkung einsetzt. In sehr großen Mengen kann Kalzium sogar eine unnatürlich beschleunigte Zellteilung von Knochenzellen (Osteoklasten) anregen, durch die das regenerative Potenzial dieser Zellen sich mit der Zeit erschöpfen kann.

Am besten ist es, auf dem Massenmarkt erhältliche Kalziumpräparate grundsätzlich zu meiden. Wenn Sie sich jedoch für die Aufnahme von Kalzium über Milchprodukte, Nahrungsergänzungsmittel oder mit Kalzium angereicherte Produkte entscheiden, sollten Sie einen Ausgleich durch zusätzliches Magnesium in Betracht ziehen. Magnesium regt die Produktion von

Calcitonin an – einem Hormon, das Kalzium aus den Weichteilen und dem Blut entfernt (wodurch Ihr Risiko für einen Herzinfarkt und verschiedene andere Krankheiten sinkt)[61] und es zu den Knochen sendet, wo es am dringendsten gebraucht wird.

Pflanzliche Quellen für Knochenmineralien

Ich halte es für besser, ganz auf die Einnahme von Nahrungsergänzungsmitteln zu verzichten und Kalzium stattdessen in Form echter Lebensmittel aufzunehmen, die Ihr Körper richtig verarbeiten kann – zum Beispiel aus folgenden Nahrungsquellen:

- Sardinen mit Gräten
- Grünkohl und anderes grünes Gemüse
- Miso-Suppe
- Pflaumen
- Granatäpfel

Rotwein – nicht der Alkohol macht ihn so gesund

Vielleicht haben Sie auch schon gehört, dass Rotwein aufgrund des darin enthaltenen natürlichen Antioxidans Resveratrol gesund für Ihr Herz sein kann. Doch die Neue Biologie zeigt, dass er sogar ein noch stärkeres Herz-Kreislauf-Tonikum ist, als man ursprünglich gedacht hatte – und sie erklärt auch, warum.

Resveratrol trägt tatsächlich dazu bei, Oxidationsprozesse – die im Grunde nichts anderes sind als biologischer Rost und Ihr Herz schädigen können – einzudämmen. Allerdings wissen wir inzwischen, dass Resveratrol noch mehr bewirkt, als nur Schäden zu reduzieren: Es scheint auch zur Regeneration von Herzzellen beizutragen. In einer in der Fachzeitschrift *Molecular Medicine Reports* erschienenen wissenschaftlichen Untersuchung stiegen bei Ratten, denen man Resveratrol injizierte, Spiegel der Marker an, die auf eine Stammzellproliferation im Herzen hindeuten. Und nicht nur das: Diese Stammzellen differenzierten sich sogar zu nagelneuen Herzzellen.[62] Vorläufige Untersuchungsergebnisse zeigen, dass Resveratrol ein breites Spektrum an Mikro-RNA-Expressionsprofilen im Herzen moduliert, was zum Schutz des Herzens und zu einer erhöhten Widerstandsfähigkeit gegen Schädigungen (beispielsweise durch Sauerstoffmangel) beiträgt.[63]

Bevor Sie sich nun aber ein Glas herzhaften Rotwein zum Abendessen einschenken, sollten Sie sich lieber erst einmal ein paar Fragen stellen. Seien Sie ehrlich zu sich selbst, was Ihren Alkoholkonsum angeht: Wenn Sie feststellen, dass dieses Glas Wein für Sie zu wichtig ist, oder wenn es Ihnen schwerfällt, schon nach einem Glas aufzuhören, ist es vielleicht besser, auf Wein zu verzichten und nach einer Alternative zu suchen. Schokolade, rote Weintrauben und Blaubeeren – vor allem aus biologischem Anbau – enthalten physiologisch signifikante Mengen an Resveratrol.

Das zweite Problem bei Rotwein ist, dass manche Sorten besorgniserregende Mengen an Arsen, Pestiziden und zugesetzten Sulfiten enthalten, die sehr toxische Wirkungen haben können. Arsen ist ein in der Natur vorkommendes Metall, das aus dem Gestein in das Wasser gelangt, aus dem Wein hergestellt wird. Aufgrund geologischer Unterschiede haben amerikanische Weine normalerweise einen höheren Arsengehalt als europäische; und da sich in den Schalen roter Trauben besonders viel Arsen einlagert, weist Rotwein in der Regel mehr von diesem Schwermetall auf als Weißwein. In einer Untersuchung der University of Washington überschritten mehrere amerikanische Weine den Arsengehalt, den die Umweltschutzbehörde bei Trinkwasser zulässt.[64] Doch dieses Problem beschränkt sich keineswegs nur auf die Vereinigten Staaten; Weine aus der ganzen Welt können Schwermetalle enthalten, und zwar bis zum 200-Fachen der Konzentration, die für den menschlichen Verzehr als unbedenklich gilt.[65]

Knoblauch – der »Rohrreiniger« der Natur

Untersuchungen zufolge kann Knoblauch Ihr Herzinfarkt- und Schlaganfallrisiko halbieren und Ihr Risiko für allgemeine Herzprobleme um 38 Prozent senken.[66] Dieses Wunder bewirkt die würzige kleine Knolle dank ihrer direkten Wirkung auf die Verkalkung. In einer an der UCLA durchgeführten Studie wurden 65 Personen untersucht, die Statine einnahmen und bei denen man davon ausging, dass sie ein mittleres Risiko für Herz-Kreislauf-Erkrankungen hatten. Diese freiwilligen Probanden erhielten entweder ein Placebo oder Knoblauchextrakt, den sie ein Jahr lang einnehmen sollten. Anschließend maßen die Forscher den Grad der Verkalkung in ihren Herzkranzgefäßen. In der Placebogruppe hatte die Verkalkung der Koronararterien um 26,5 Prozent zugenommen; in der Gruppe, die den Knoblauchextrakt einnahm, war sie dagegen nur um einen Bruchteil dieses Werts (6,8 Prozent) fortgeschritten.[67] Falls Sie das gleiche Nahrungsergänzungsmittel einnehmen möchten wie die freiwilligen Probanden in dieser Studie: Die Forscher setzten das Präparat »Kyolic Formula 108« der Firma Wakunaga ein, das zusätzlich auch noch Vitamin B_{12}, B_6, Folsäure und L-Arginin enthält. Die Kombination aus Knoblauch und diesen Vitaminen scheint sich äußerst positiv auf die Arterien auszuwirken – selbst bei denjenigen Probanden, die weiterhin Statine einnahmen. Die positiven Wirkungen von Knoblauch auf das Herz-Kreislauf-System sind sehr vielfältig: Die Knolle wirkt entzündungshemmend, antioxidativ, blutdrucksenkend und antiinfektiös und löst sogar Kalzium in den Arterien auf.

Aber vergessen Sie bitte nicht, Knoblauch als naturbelassenes Lebensmittel zu genießen! Nichts geht über das Aroma von Knoblauch und Zwiebeln, in Olivenöl angedünstet. Falls der intensive Geschmack für Sie kein Problem ist, versuchen Sie, jeden Tag etwas rohen Knoblauch zu essen: Schneiden Sie die Zehen in kleine Stücke und reichern Sie Speisen wie beispielsweise Salsa damit an. Wenn Sie Angst davor haben, dass Ihr Atem dann nach Knoblauch riecht, essen Sie etwas Petersilie oder trinken Sie frisches Zitronenwasser; das neutralisiert den Geruch.

Schokolade: Süßigkeit oder Medizin?

Die südamerikanischen Ureinwohner haben die herzöffnende und heilende Wirkung von dunkler Schokolade schon vor Jahrtausenden erkannt: Sie verwendeten Schokolade in ihren Zeremonien und hielten sie für ein »Getränk der Götter«. Schokolade enthält unter anderem Theobromin; die Bezeichnung dieses Inhaltsstoffs leitet sich vom griechischen *theos* und *broma* her, was so viel bedeutet wie »Götterspeise«.

Es besteht eine starke umgekehrte Korrelation zwischen Schokoladenkonsum und Herz-Kreislauf-Sterblichkeit. In einer Untersuchung aus dem Jahr 2009 hatten Personen, die mindestens zweimal pro Woche Schokolade gegessen hatten, ein um 66 Prozent niedrigeres relatives kardiales Sterblichkeitsrisiko als die Nicht-Schokoladenesser. In den letzten zehn Jahren konnte nachgewiesen werden, dass Schokolade und Kakao (der Hauptbestandteil von Schokolade) den Blutdruck und das Schlaganfallrisiko senken, die Arterien erweitern, Insulinresistenz und endotheliale Dysfunktion bessern und einer Cholesterinoxidation (die normale Lipoproteine wie LDL in oxidiertes LDL verwandelt, welches die Arterien schädigen kann) vorbeugen.[68]

Schokolade hat eine so starke pharmakologische Wirkung, dass es leicht zur Gewohnheit werden kann, sie als Selbstmedikation zu essen. Vielleicht fällt es Ihnen leichter, sich beim Schokoladenkonsum zu mäßigen, wenn Sie eine Marke mit niedrigerem Zuckergehalt und höherem Kakaogehalt wählen. Und obwohl Rohschokolade oft nicht so gut schmeckt wie stärker verarbeitete Formen, empfehle ich sie aufgrund ihres besseren therapeutischen Profils, und zwar in einer Konzentration von mindestens 65 Prozent Kakao. Allerdings sollten Sie auch bedenken, dass die Herstellung von Schokolade oft mit Kinderarbeit, Menschenhandel und Sklaverei einhergeht, vor allem an der Elfenbeinküste.[69] Wenn Sie sichergehen möchten, dass die Schokolade, die Sie kaufen, ohne Ausbeutung von Arbeitskräften hergestellt wird, sollten Sie beim Kauf auf das Rainforest-Alliance-Zertifikat achten und Kakao aus westafrikanischem Anbau meiden. Außerdem sollten Sie zertifizierte Bioprodukte wählen, da Schokolade aus konventionellem Anbau Glyphosat-Rückstände enthalten kann.[70]

Granatapfel als Heilmittel für Ihre Arterien

Manchmal gibt uns die Natur eindeutige Hinweise auf die heilende Wirkung eines Lebensmittels. Granatäpfel – eine meiner Lieblingsfrüchte, nicht nur wegen ihres Geschmacks, sondern auch wegen ihrer positiven Wirkung auf das Befinden – stecken voller solcher Hinweise.

Diese Frucht schmeckt süß, hat aber auch eine angenehm adstringierende Wirkung: Wenn Sie ein Glas Granatapfelsaft trinken, ziehen Mund und Zahnfleisch sich zusammen und fühlen sich wie gereinigt an. Und obwohl Sie Flüssigkeit zu sich nehmen, fühlt Ihr Mund sich danach etwas trocken an. Das liegt daran, dass Granatäpfel die Schleimhäute – im Grunde die gleiche Art von Gewebe, das auch Ihre Blutgefäße auskleidet – zusammenziehen und desinfizieren. Der Granatapfel bietet aber auch optische Hinweise auf seine positive gesundheitliche Wirkung: Sein Saft hat die gleiche Farbe wie Blut, und die ganze Frucht erinnert an ein aus zwei Kammern bestehendes Herz.

Eine positive Wirkung von Granatapfelsaft auf die Epithelzellen der Arterien hat mit der Intima-Media-Dicke zu tun – einem Maß für die Dicke der Tunica intima und Tunica media, der beiden innersten Arterienwandschichten. Wenn die Tunica intima und Tunica media entzündet und durch Plaques verstopft sind, werden sie dicker, und es bleibt weniger Platz für den Blutfluss durch die Arterie. Einer israelischen Studie zufolge nahm die Intima-Media-Dicke von Probanden, die Granatapfelsaft tranken, innerhalb eines einzigen Jahres um über 30 Prozent ab, während die Intima-Media-Dicke in der Placebogruppe im selben Zeitraum um 9 Prozent zunahm. Außerdem zeigte diese Studie, dass die Menge an oxidiertem LDL durch Trinken von Granatapfelsaft um 90 Prozent abnahm; die Anzahl der Antikörper gegen oxidiertes LDL sank um 19 Prozent, der systolische Blutdruck um 21 Prozent, und die totale antioxidative Kapazität nahm um 130 Prozent zu.[71] Außerdem lindert Granatapfelsaft chronische Entzündungsprozesse und kann zur Heilung der viralen und bakteriellen Infektionen beitragen, mit denen Herz-Kreislauf-Erkrankungen manchmal einhergehen.[72]

Rote Bete – gut fürs Blut

Wenn Sie schon einmal Rote Bete zubereitet haben, wissen Sie, dass dieses Gemüse Ihre Küchentheke in ein Blutbad verwandelt – aber ein sehr schönes Blutbad voller wertvoller Nährstoffe. Genau wie beim Granatapfel spiegelt sich auch beim Rote-Bete-Saft schon im äußeren Erscheinungsbild auf sehr bildhafte Art und Weise wider, wo das Pendant dieses Nahrungsmittels in unserem Körper liegt: Dieser Saft verkündet lautstark, dass die Rote Bete eines der besten Stärkungsmittel der Natur für Ihr Blut ist.

Rote Bete gehört zu den wirksamsten »Superfoods«. Wenn Sie sie regelmäßig verzehren, können Sie Ihre Trainingsintensität steigern und die Muskelermüdung eindämmen.[73] Rote Bete kann vor Grippe und Staphylokokkeninfektionen schützen,[74] scheint Leberschäden vorzubeugen[75] und hat möglicherweise sogar eine krebsbekämpfende Wirkung.[76] Aber vor allem ist sie gut für Ihr Herz. Einer in der Zeitschrift *Hypertension* veröffentlichten Studie zufolge enthält Rote Bete pharmakologisch signifikante Mengen an Nitrat, einer natürlichen anorganischen Substanz, die die Blutgefäße erweitert: Drei Stunden, nachdem die Probanden 500 Milliliter Rote-Bete-Saft getrunken hatten, sank ihr Blutdruck – eine direkte Folge des erhöhten Nitratspiegels in ihrem Blutplasma.[77] Sie können auch fertigen Rote-Bete-Saft kaufen, aber achten

Sie darauf, dass er keinen Zuckerzusatz enthält! Um mehr Kontrolle darüber zu haben, was in Ihren Körper hineingelangt, sollten Sie sich eine Saftpresse anschaffen, um sich zu Hause selbst ein Stärkungsmittel für Ihr Herz zubereiten zu können. Sie können Rote-Bete-Saft pur trinken oder mit dem Saft von Karotten, Äpfeln, Grünkohl oder mit Ingwer vermischen. Ihre Blutgefäße werden es Ihnen danken.

Kurkuma erweitert die Blutgefäße

Kurkuma ist ein ganz besonderes Gewürz mit nachweislich positiven gesundheitlichen Auswirkungen, deren Anzahl im dreistelligen Bereich liegt. Doch als ich erfuhr, dass dieses uralte indische Gewürz auch das Herz schützen kann, faszinierte mich das ganz besonders. Einem im *Journal of Nutrition and Metabolism* erschienenen Artikel zufolge verbesserte sich die Erweiterungsfähigkeit der Blutgefäße bei gesunden Erwachsenen, die zwei Monate lang Curcumin (Kurkumaextrakt) einnahmen, signifikant,[78] was darauf hindeutet, dass diese Substanz einer endothelialen Dysfunktion entgegenwirkt. Kurkuma hat viele ähnliche positive Auswirkungen auf das Herz-Kreislauf-System wie Sport (obwohl es – um das hier gleich klarzustellen – kein Ersatz für körperliche Aktivität ist!). In einer achtwöchigen Studie, die verschiedene Gruppen körperlich aktiver Frauen miteinander verglich, hatte die Gruppe, die Curcumin in ihre Ernährung aufnahm, elastischere Blutgefäße[79] und somit auch eine bessere Endothelfunktion.

Wassermelone

Eines der besten Herz-Kreislauf-Medikamente aus der Apotheke der Natur ist die Wassermelone, eine köstliche Sommerfrucht. Sie liefert ein sehr gut bioverfügbares Karotinoid namens Lykopin[80] und große Mengen der Aminosäure L-Citrullin[81] – beide Substanzen sind sehr gesund für das Herz-Kreislauf-System. In einer im *American Journal of Hypertension* erschienenen Untersuchung verbesserte sich die Arterienfunktion fettleibiger Probanden mittleren Alters mit Bluthochdruck durch eine sechswöchige Einnahme von Wassermelonenextrakt, und der Blutdruck in ihren Fußknöcheln sank.[82] Wassermelone wurde auch zur Linderung vieler anderer Begleiterkrankungen von Herz-Kreislauf-Leiden untersucht, beispielsweise von Fettstoffwechselstörungen,[83] metabolischem Syndrom,[84] oxidativem Stress[85] und arterieller Steifheit.[86]

Omega-3-Fettsäuren

Obwohl ich es normalerweise vorziehe, den Körper durch gesunde Ernährung zu heilen, gibt es doch ein Nahrungsergänzungsmittel, das ich von ganzem Herzen empfehlen kann: Fischöl ist eine sehr gute Quelle bioverfügbarer Omega-3-Fettsäuren, die bekanntermaßen Entzündungsprozesse im ganzen Körper herunterregulieren und außerdem nachweislich das Risiko für einen plötzlichen Herztod senken.

Hervorragende Nahrungsquellen für Omega-3-Fettsäuren sind kleine, fette Fische wie Sardinen und Sardellen, wobei Sie jedoch daran denken sollten, dass Fische wie Thunfisch und Makrele (die häufig als Quellen für Omega-3-Fettsäuren empfohlen werden) oft einen hohen Gehalt an Schwermetallen wie beispielsweise Quecksilber haben, weshalb ich sie nicht empfehlen kann. Ich bevorzuge Wildlachs, da dieser im Vergleich zu anderen Fischen immer noch einen relativ geringen Quecksilbergehalt aufweist. In der sehr hilfreichen Tabelle der FDA können Sie den relativen Quecksilbergehalt der heute auf dem Weltmarkt erhältlichen Fische einsehen: https://tinyurl.com/mercuryfishfda.

Es gibt zwar sehr solide Forschungsergebnisse, die den Zusammenhang zwischen Fischöl und Herz-Kreislauf-Gesundheit belegen; doch neuere Untersuchungen stellen diese Erkenntnisse infrage. Möglicherweise liegt die Ursache für diese zunehmende Diskrepanz in der biomedizinischen Literatur in der Einnahme von Statinen: Diese häufig verschriebenen Medikamente könnten die Wirksamkeit von Omega-3-Fettsäuren beeinträchtigen und somit auch die Ergebnisse neuerer wissenschaftlicher Untersuchungen verfälscht haben.[87]

Kann man die negativen Auswirkungen eines Burgers durch Avocados neutralisieren?

Ist ein Beefburger gesund für Ihr Herz? Wenn es einer der üblichen Burger ist, lautet die Antwort wahrscheinlich Nein – aber nicht aus dem Grund, an den Sie jetzt vielleicht denken. Das Hauptproblem besteht darin, dass Hackfleisch größtenteils von getreidegefütterten Kühen stammt. Getreide hat einen unverhältnismäßig hohen Anteil an Omega-6-Fettsäuren, während Gras viele Omega-3-Fettsäuren enthält. Da die natürliche Ernährung einer Kuh aus Gras besteht, verwandelt der Organismus von Kühen Getreide in eine Fettart namens Arachidonsäure, die im Übermaß entzündungsfördernd wirkt. Und wenn man Rindfleisch, das einen hohen Gehalt an mehrfach ungesättigten Fetten hat, erhitzt, wird ein Teil dieser Fette oxidiert, was ebenfalls negative Auswirkungen hat; unter anderem entstehen dabei schädliche Fettsäureradikale. Aus diesen Gründen kann selbst etwas so Einfaches wie ein Hamburger sich negativ auf die Gesundheit unseres Herz-Kreislauf-Systems auswirken.

Die Avocado bietet da eine gute Lösung. Wissenschaftler vom Center for Human Nutrition der UCLA forderten gesunde Probanden auf, einen Hamburger zu essen. Die eine Hälfte der Versuchspersonen aß einfache, die andere Gruppe mit Avocado belegte Burger. Zwei Stunden nach dem Essen hatten sich die Blutgefäße der Gruppe mit den einfachen Burgern verengt, während die Gefäße in der Avocado-Burger-Gruppe unverändert geblieben waren. Drei Stunden später wurden beiden Gruppen Blutproben entnommen: Die Probanden, die die einfachen Burger gegessen hatten, wiesen erhöhte Entzündungsmarker auf; diejenigen, die Burger plus Avocado erhalten hatten, zeigten höhere Werte eines Markers namens IκBα – ein Zeichen dafür, dass die Entzündungswege bei ihnen nicht aktiviert worden waren. Außerdem stiegen in der Gruppe mit den einfachen Burgern nach dem Essen die Triglyzeridwerte an, während sie in der Avocado-Burger-Gruppe stabil blieben. Die Forscher kamen zu dem Ergebnis, dass der Verzehr eines Burgers mit Avocado der Sorte Hass entzündungshemmende und gefäßschützende Auswirkungen auf die Gesundheit der Probanden hatte.[88]

Der ideale Burger

Avocados haben einen hohen Gehalt an einer einfach ungesättigten Fettsäure namens Ölsäure, die auch in Olivenöl in großen Mengen vorkommt; außerdem enthalten sie Chlorophyll und hochwirksame Antioxidanzien. Diese Substanzen schaffen wahrscheinlich ein Gleichgewicht zu den schädlichen Omega-6-Fetten und der Lipidperoxidation, die bei Burgern problematisch sind. Ursprünglich waren Rezepte für Lebensmittel und Mahlzeiten für die Heilung bestimmt, ähnlich wie die Rezepte, die der Arzt uns heute ausstellt; und die traditionelle Gewohnheit, unsere Gerichte mit Beilagen, Würzsoßen, Dressing und Gewürzen anzureichern, hat Gründe, die über eine bloße Verbesserung des Aromas hinausgehen: Diese »Extras« können die im Hauptgericht enthaltenen wertvollen Inhaltsstoffe schützen und in ihrer Wirkung verstärken, während sie die negativen Auswirkungen mancher weniger gesunder Inhaltsstoffe ausgleichen oder neutralisieren. Wenn Sie einen Burger essen möchten, wählen Sie einen, der von Rindern stammt, die auf humane Weise aufgezogen wurden und auf der Weide grasen durften. Und belegen Sie ihn mit Avocado und anderen natürlichen, traditionellen Beilagen!

Geist, Körper und Herz

Der Zustand unseres Geistes und der unseres Herzens hängen eng miteinander zusammen. Wenn wir entspannt, glücklich oder dankbar sind, sehen und spüren wir das an unserem ganzen Körper. Wissenschaftliche Untersuchungen zeigen, dass es eine fest in uns einprogrammierte neurobiologische Grundlage für diesen engen Zusammenhang zwischen Kopf und Herz gibt. In den letzten 40 Jahren hat das HeartMath Institute Forschungsergebnisse gesammelt, die zeigen, dass das Herz Neuronen enthält, die einen bidirektionalen Kanal zum Gehirn bilden.[89] Diese beiden Organe stehen also in ständigem Dialog miteinander, wobei das Herz mehr Signale ans Gehirn sendet als umgekehrt! Das ist eine tiefgreifende Abkehr von der früheren Sichtweise, die das Herz einfach nur als unermüdliche Blutpumpe betrachtete, obwohl es in Wirklichkeit gleich auf vier wichtigen Wegen mit dem Gehirn kommuniziert:

1. Neurologische Kommunikation (Nervensystem)
2. Biochemische Kommunikation (Hormone)
3. Biophysikalische Kommunikation (Pulswelle)
4. Energetische Kommunikation (elektromagnetische Felder)

Dies hat erhebliche Auswirkungen auf die Geist-Körper-Verbindung oder – genauer gesagt – auf die Verbindung zwischen Herz und Geist. Erkrankungen, die früher isoliert voneinander entweder nur dem Kopf oder nur dem Herzen zugeordnet wurden, müssen in der Kardiologie jetzt also aus einer ganzheitlicheren Perspektive betrachtet werden.

Denken Sie nur einmal an unsere Erfahrungen mit »Herzschmerz«: Wenn Menschen erfahren, dass sie an einer Erkrankung mit schlechter Prognose (beispielsweise Krebs) leiden, ist das Risiko für einen Herz-Kreislauf-Tod in der Woche nach der Diagnose um das bis zu 26,9-Fache erhöht. Demnach ist also nicht unbedingt die diagnostizierte Krankheit an sich tödlich für Herz und Gefäße, sondern die Gefühle, die sie in dem Patienten auslöst. Die Verbindung zwischen Körper und Geist und Herz und Körper geht sehr tief; daher ist es wichtig, dass wir unsere Emotionen verstehen, akzeptieren und lernen, sie auf konstruktive Weise auszudrücken, damit unser Körper zu einem Zustand der Gesundheit und des inneren Gleichgewichts zurückfindet.

KAPITEL 7

STOFFWECHSELERKRANKUNGEN RÜCKGÄNGIG MACHEN

Natürliche Heilmittel gegen Insulinresistenz, Bauchfett und endokrine Disruptoren in unserer Nahrung

Das metabolische Syndrom ist inzwischen schon zu einer Epidemie geworden. Ein offenkundiges Zeichen dafür ist die Tatsache, dass über zwei Drittel aller Amerikaner übergewichtig und rund 50 Prozent sogar fettleibig sind.[1] Das metabolische Syndrom ist ein Cluster aus Erkrankungen wie Bluthochdruck, Insulinresistenz, erhöhtem Taillen-Hüft-Verhältnis und Dyslipidämie (aus dem Gleichgewicht geratenen Blutfettwerten, also einen ungünstigen Cholesterin- und Triglyzeridspiegel). Wenn Sie unter mindestens drei dieser Symptome leiden, fallen Sie bereits in die Kategorie der Patienten mit diesem Syndrom, zu der 23 Prozent aller erwachsenen Amerikaner gehören. Diese Konstellation erhöht das Risiko, beeinträchtigende oder gar tödliche Erkrankungen wie Diabetes, Schlaganfall und Herz-Kreislauf-Leiden zu entwickeln, deren Häufigkeit weltweit sehr stark angestiegen ist.

Aber Körperfett ist nicht gleich Körperfett. Ein Teil Ihres Körperfetts ist braun, der andere weiß; und ersteres ist gesünder als letzteres. Doch auch die Frage, wo sich dieses Fettgewebe ansammelt, spielt eine wichtige Rolle. Abdominelle Fettleibigkeit – auch als Bauchfett bezeichnet – erhöht das Risiko, Diabetes oder Herz-Kreislauf-Erkrankungen wie beispielsweise einen Schlaganfall zu entwickeln. Bauchfett ist der wichtigste Einzelindikator für das metabolische Syndrom und stellt einen unabhängigen Risikofaktor für die Gesamtsterblichkeit dar, *der sogar noch stärker ins Gewicht fällt als Rauchen.*

Eine der langfristigen Folgen eines gestörten Stoffwechsels besteht darin, dass er optimale Bedingungen für die Entstehung einer Arteriosklerose schafft. Doch schon mit ein paar einfachen Umstellungen Ihrer Ernährung können Sie Ihren Stoffwechsel von Grund auf verbessern und Ihre Entzündungslast und Ihre Neigung zur Fettbildung und -speicherung eindämmen. Diese Veränderung Ihrer Ernährung trägt gleichzeitig auch zur Regeneration von Zellen bei, die durch Einwirkung von Toxinen, schädlichen chemischen Substanzen und stressverursachendem Verhalten permanent geschädigt werden.

Im alten Paradigma wurden Stoffwechselerkrankungen mit einer Kombination aus palliativen (symptomlindernden) Medikamenten und – oftmals oberflächlichen – Lebensstil- und Ernährungsempfehlungen behandelt, wobei letztere auf veralteten Ernährungskonzepten beruhen, zum Beispiel dem Ratschlag, statt einfacher Kohlenhydrate mehr komplexe Kohlenhydrate (Vollkornprodukte) zu essen. Das metabolische Syndrom ist eines der besten Beispiele für eine chronische Krankheit, die durch Ernährung, Lebensstiländerungen und einen gesünderen Umgang mit Stress gemildert und rückgängig gemacht werden kann.

Welche Erkrankungen gehen mit einem metabolischen Syndrom einher?

Typ-1-Diabetes ist eine Autoimmunerkrankung, die entsteht, wenn das Immunsystem des Wirts auf eine Schädigung der Betazellen in der Bauchspeicheldrüse reagiert. Die Anfälligkeit für diesen Diabetestyp ist zwar teilweise erblich bedingt; doch es gibt auch andere Einflussfaktoren, die einen Verlust der immunologischen Selbsttoleranz bewirken und den angeborenen regenerativen Reparaturmechanismus des Körpers überfordern können: zum Beispiel Exposition gegenüber Chemikalien, Ungleichgewicht der mikrobiellen Flora, Nahrungsmittelunverträglichkeiten und -allergien sowie Stress. Wenn die insulinproduzierenden Betazellen der Bauchspeicheldrüse mit dem erforderlichen höheren Zellaustausch nicht Schritt halten können, kann dies zu Organschäden führen. Ohne Insulin kann Glukose nicht in Ihre Zellen gelangen: Statt als Brennstoff für Ihren Stoffwechsel zu dienen, sammelt sie sich im Blut an, bindet an Proteine und Lipide und führt zur Entstehung gewebsschädigender Glykierungsendprodukte. Etwa fünf Prozent aller Diabetespatienten gehören dem Typ 1 an, bei dem die Schädigung der Bauchspeicheldrüse in der Medizin mit einer synthetischen Insulinersatztherapie behandelt wird. Zwar wird das metabolische Syndrom allgemein mit Typ-2-Diabetes in Verbindung gebracht; doch es tritt auch bei ungefähr einem von drei Patienten mit Typ-1-Diabetes auf.[2]

Typ-2-Diabetes wird häufig durch Lebensstilfaktoren verursacht, nämlich durch den Verzehr falscher Nahrungsmittel in Mengen, die die Fähigkeit des Körpers, Glukose auf gesunde Art und Weise zu verarbeiten, übersteigen. Wenn diese Lebensstilbedingungen längere Zeit andauern, nimmt die Empfindlichkeit der Insulinrezeptoren an den Zellen ab, sodass weniger Glukose in die Zellen hineingelangt, während sich gleichzeitig ein Überschuss an Glukose und Insulin im Blut ansammelt. Das ist eine Insulinresistenz. Wenn die Glukose keinen Eingang mehr in die Zellen findet, bleibt sie im Blut und führt zu einem Blutzuckeranstieg. Zu hoher Blutzucker und die dadurch entstehenden Glykierungsendprodukte schädigen unser Gewebe, vor allem die Innenauskleidung der Blutgefäße. Außerdem »denkt« die Bauchspeicheldrüse dann: »Aha, es ist zu viel Glukose im Blut. Also sage ich den Betazellen lieber mal, dass sie mehr Insulin produzieren sollen, um diese Glukose in die Zellen hineinzubekommen.« Doch dadurch werden die Zellen *noch* insulinresistenter – ein Teufelskreis entsteht: Denn *jetzt* ist Ihr Insulinspiegel so hoch, dass er die Funktion von Herz, Gehirn und Hormonen stören kann, wenn man nichts dagegen tut. Diese Insulinresistenz kann auch das normale Sättigungsgefühl durcheinanderbringen: Häufig führt es zu vermehrtem Appetit, wodurch sich das Problem noch verschlimmert.

Von den 30,3 Millionen Amerikanern, die an Diabetes leiden, gehören etwa 95 Prozent dem Typ 2 an – und das ist noch nicht einmal die schlimmste Nachricht: Denn wenn sich der Teufelskreis aus steigendem Blutzucker und zunehmender Insulinproduktion im Lauf der Zeit immer weiter fortsetzt, können die Betazellen dadurch erschöpft werden und ihre Fähigkeit, Insulin zu produzieren, vollständig verlieren. Dieser Zustand namens Doppeldiabetes zeichnet sich durch eine Schädigung der Betazellen, geringere Insulinproduktion, hohen Blutzucker und Insulinresistenz aus. Kommt dann auch noch eine Behandlung mit synthetischem Insulin und oralen Antidiabetika hinzu,[3] die beide in manchen Fällen nachweislich die Entstehung von Stoffwechselstörungen verstärken oder beschleunigen, welche mit einer höheren Herz-Kreislauf-Sterblichkeit einhergehen,[4] geraten die Patienten in eine Abwärtsspirale, die sich nur noch schwer stoppen lässt.

Zu einem **Prädiabetes** kommt es, wenn der Blutzuckerspiegel zwar höher als normal, aber für die Diagnose »Diabetes« noch nicht hoch genug ist. Rein medizinisch gesehen beruht die Diagnose »Prädiabetes« auf Blutuntersuchungen,[5] die zeigen, dass ein Biomarker für die Glykierung des roten Blutfarbstoffes namens HbA_{1c} noch im Bereich von 5,7 bis 6,4 Prozent liegt. Ab einem Wert von 6,5 Prozent würde man Sie als Prädiabetiker einstufen. Eine alarmierende Anzahl von 84,1 Millionen Amerikanern fällt in diese Kategorie der Prädiabetiker. Und die weltweiten Statistiken sind noch viel erschreckender: Bis zum Jahr 2030 wird diese Diagnose bei fast einer halben Milliarde Menschen vorliegen, was eine Belastung für die Gesundheitssysteme in Höhe von Billionen Dollar mit sich bringen könnte.[6]

Von allen Medikamenten, die gegen Diabetes verschrieben werden, ist Metformin (zum Beispiel Glucophage®) mit Abstand am populärsten. Kurzfristig senkt Metformin den Blutzuckerspiegel; aber man weiß nicht, ob sich damit auch das längerfristige Ziel erreichen lässt, das Herzinfarktrisiko und die Gesamtsterblichkeit zu senken. Mit der Zeit verschreiben viele Ärzte immer höhere Dosen zur Senkung des Blutzuckerspiegels, oft in Kombination mit anderen Medikamenten, den sogenannten Sulfonylharnstoffen. Aber auch diese Substanzen sind keine nachhaltige Lösung. Einer Studie des University Group Diabetes Program (UDGP) zufolge gab es unter Diabetikern, die den Sulfonylharnstoff Tolbutamid einnahmen, zweieinhalbmal so viele Todesfälle wie bei Patienten, die ihren Diabetes ausschließlich mithilfe ihrer Ernährung einstellten.[7] Eine dritte Medikamentenklasse namens Insulinsensitizer scheint die Sterblichkeit ebenfalls zu erhöhen. Eine Auswertung von 42 verschiedenen Studien zeigte einen Anstieg der Herzinfarkte von 43 Prozent bei Menschen, die Avandia* (einen Insulinsensitizer) einnahmen, und einen Anstieg der Todesfälle von 64 Prozent durch Herz-Kreislauf-Erkrankungen im Vergleich zur Placebogruppe. Außerdem wiegen Diabetiker, die Metformin einnehmen, sich womöglich in dem Glauben, dieses Medikament sei ein Sicherheitsnetz, sodass sie dann essen dürfen, was sie wollen. Das kann dazu führen, dass Ärzte glauben, die Diabetesdiät wirke bei diesen Patienten nicht richtig, und ihnen deshalb noch mehr Medikamente verschreiben.

Das neue Paradigma der Stoffwechselerkrankungen

Stoffwechselerkrankungen sind ein Versuch unseres Körpers, mit einer völlig unangemessenen Ernährung, verschiedensten Giftstoffbelastungen, körperlicher Inaktivität und anhaltendem gesundheitsschädlichem Stress fertig zu werden. Die vielleicht faszinierendste Erkenntnis der Neuen Biologie lautet, dass Lebensstilfaktoren die Hauptursache für Erkrankungen wie beispielsweise metabolisches Syndrom sind und somit auch als Heilmittel dafür dienen können. Indem wir diese Ursachen erkennen und beseitigen, aktivieren wir das volle Potenzial unseres eigentlichen Standardmodus: unaufhörliche Selbstheilung und Regeneration.

Sobald Sie auf die Ernährung Ihrer Vorfahren umsteigen, pflanzliche Heilmittel in Ihren Speisezettel aufnehmen und bewusst und regelmäßig körperlich aktiv sind, kann Ihre Insulinresistenz vollständig in Remission gehen. Bluthochdruck und zu hoher Blutzucker sinken, die Blutfettwerte normalisieren sich, und überschüssiges Bauchfett schmilzt weg. Wie sich gezeigt hat, konnten insulinpflichtige Typ-2- und in manchen Fällen sogar Typ-1-Diabetiker ihre Abhängigkeit von synthetischem Insulin dadurch allmählich reduzieren. Obwohl vieles davon nur Einzelfallberichte sind und erst noch im Rahmen klinischer Studien nachgewiesen werden muss, wird die Plausibilität dieser Fallberichte doch durch immer mehr wissenschaftliche Untersuchungen bestätigt, die zeigen, dass die insulinproduzierenden Betazellen der Bauchspeicheldrüse sich regenerieren können und das auch tun – vor allem, wenn man seinem Diabetes mit natürlichen Substanzen wie Mangold, Bittergurken oder Curcumin zu Leibe rückt.[8]

Wie hängen Toxine und Insulinresistenz zusammen?

Jedem, der ein erhöhtes Risiko für eine Stoffwechselerkrankung hat, wird sofort eingeschärft, weniger Fette und Zucker zu sich zu nehmen. Doch dieser Ratschlag ist viel zu allgemein und außerdem irreführend. Manche Fette und einfache Kohlenhydratquellen können für Patienten mit Stoffwechselstörungen sehr gesund sein. Wenn Sie Ihren Blutzuckerspiegel senken oder einfach nur etwas Bauchfett abbauen wollen, werden Sie sichtbare Erfolge erleben, wenn Sie den Verzehr der im Folgenden beschriebenen Lebensmittel und Substanzen drastisch einschränken.

Weizen

Das alte Paradigma befürwortete den Verzehr von Vollkornprodukten. Die Neue Biologie hingegen erinnert uns daran, dass die Samen von Getreidegräsern mit der Ernährung unserer Vorfahren, die unseren Stoffwechsel im Gleichgewicht hält, inkompatibel sind.

Weizen stört den Stoffwechsel, indem er eine Insulinresistenz erzeugt. Weizenstärke besteht zu rund 75 Prozent aus Amylopektin, von dem man inzwischen weiß, dass es ein besonders wichtiger Risikofaktor für die Entstehung einer Insulinresistenz ist.[9] Das ist der Grund, warum Weizenbrot Statistiken von Harvard Health Publishing zufolge einen noch höheren glykämischen Index hat als Weißzucker.[10] Außerdem beeinträchtigt Weizen die biologische Aktivität des Sättigungshormons Leptin. Dieses Leptin wird von Fettzellen produziert, die über die Blutbahn zum Gehirn wandern und dem Körper mitteilen, dass er aufhören soll zu essen. Weizenlektin kann jedoch an die Leptinrezeptoren im Gehirn binden und diese antagonisieren, was die appetithemmende Wirkung von Leptin beeinträchtigt und eine Leptinresistenz verursacht. Das ist einer der Gründe, warum man nach dem Verzehr von Brot, Nudeln, Frühstücksflocken, Kräckern und süßen Backwaren aus Weizenmehl noch mehr Hunger hat als vorher.

Fruktose

Wir alle – vor allem Menschen mit einem erhöhten Risiko für Stoffwechselstörungen – sollten auf übermäßigen Zuckerkonsum verzichten. Aber Zucker ist nicht gleich Zucker. Fruktose (ein lateinischer Fachbegriff, der so viel wie »Fruchtzucker« bedeutet) ist nämlich durchaus eine reine, gesundheitsfördernde Substanz, wenn man sie in ihrer rohen, organischen Form als ganze Frucht zu sich nimmt.

Aber seien wir ehrlich: Es gibt nicht viele Menschen, die übermäßig wild auf frisches Obst sind. Ganz im Gegenteil: Wir nehmen eher zu wenig frisches, rohes, naturbelassenes Obst zu uns. Denken Sie daran, dass Nahrung nicht einfach nur eine Energiequelle ist, sondern auch Informationen und Software für Ihren Körper liefert: Obst enthält gesunde Moleküle, steckt voller Vitamine, Ballaststoffe, pflanzlicher Stammzellen und Antioxidanzien und liefert Informationen, die vor allem für das Herz-Kreislauf- und Fortpflanzungssystem von Säugetieren unentbehrlich sind. Industriell verarbeitete Fruktose kann genauso süchtig machen wie Alkohol[11] und vielleicht sogar wie Morphium.[12]

Laut wissenschaftlichen Untersuchungen des US-Landwirtschaftsministeriums über die wichtigsten Trends im Lebensmittelkonsumverhalten der Amerikaner zwischen 1970 und 2005 nehmen wir heute Fruktose in einer Größenordnung von mindestens 50 Pfund pro Jahr zu uns. Den größten Beitrag dazu leisten Zucker und Maissirup (manchmal irreführend als »Maiszucker« bezeichnet); aber auch pasteurisierte Fruchtsäfte stellen eine versteckte Gefahr dar, da sie nach wie vor mit zusätzlichem Zucker oder fruktosereichem Maissirup angereichert werden.

Da Maissirup mit hohem Fruktosegehalt freie Monosaccharide aus Fruktose und Glukose enthält, kann man ihn nicht als biologisches Äquivalent zu Saccharose (Haushaltszucker) betrachten, welche eine glykosidische Bindung aufweist, die Fruktose und Glukose aneinanderbindet und ihren Abbau im Körper verlangsamt.

Fruktose kann mit einer Prise Hefe leicht in Ethanol umgewandelt werden, um alkoholische Getränke herzustellen. In ihrer Fähigkeit, die Dopaminproduktion im Gehirn anzuregen, hat sie große Ähnlichkeit mit Alkohol (Ethanol). Sie weist auch ähnliche Stoffwechselwege und Auswirkungen auf die Leber auf. »Gereinigte« Fruktose ist so giftig, dass wir auf unserer Webseite GreenMedInfo.com schriftliche Untersuchungen zu über 70 schädlichen gesundheitlichen Auswirkungen im Zusammenhang mit einem übermäßigen Konsum solcher Fruktose indexiert haben.

Gibt es einen Zusammenhang zwischen Zucker und Stimmungsstörungen?

Auch wenn die Parallelen zwischen Fruktose- und Alkoholkonsum auf den ersten Blick etwas weit hergeholt erscheinen mögen, sind immer mehr Wissenschaftler davon überzeugt, dass ein enger Zusammenhang zwischen unserer Ernährung und unserer psychischen Gesundheit besteht – vor allem angesichts neuer Forschungsergebnisse, die einen Zusammenhang zwischen Aggression und dem Konsum von Transfettsäuren, akuten Weizenmanie-Episoden und den in vielen gängigen Lebensmitteln enthaltenen opiatähnlichen Peptiden herstellen. Die Schwäche für Fruktose-Opiate ist tief in der Biologie der Säugetiere verankert; dieses Phänomen ist bereits seit Ende der 1980er-Jahre Gegenstand wissenschaftlicher Untersuchungen. Eine im *European Journal of Pharmacology* veröffentlichte Untersuchung hat ergeben, dass sowohl Glukose als auch Fruktose Morphin-induzierte schmerzlindernde Wirkungen haben können[13] – wahrscheinlich aufgrund der direkten Opioidwirkung dieser Zucker oder ihrer metabolischen Nebenprodukte auf das zentrale Nervensystem. Die Untersuchung hat sogar gezeigt, dass Fruktose in dieser Hinsicht eine noch stärkere Wirkung hat als Glukose.

Um den Verzehr von Fruktose zu vermeiden, sollten Sie sich im Lesen von Lebensmitteletiketten üben. Fruktosereicher Maissirup verbirgt sich häufig hinter folgenden Begriffen: Glukosesirup, Maissirup, Tapiokasirup, Glukose-Fruktose-Sirup, kristalline Fruktose, HFCS oder Fruktose. Wenn Sie unverpackte, naturbelassene Lebensmittel kaufen, erhalten Sie dagegen nur Fruktose, die auf natürliche Weise in den gesündesten und köstlichsten Nahrungsmitteln der Natur – beispielsweise Obst oder Honig – »verpackt« ist.

Mononatriumglutamat

Mononatriumglutamat (MNG) ist in unseren modernen Massenmarkt-Lebensmitteln fast schon allgegenwärtig. Die Lebensmittelhersteller machen sich hier die fest in unserer Biologie verankerten Geschmacksrezeptoren zunutze – vor allem diejenigen, die schmackhafte Aromen wahrnehmen. Das Gefühl »Hmmm, lecker!«, das uns unmittelbar nach dem Verzehr eines mit MNG angereicherten Essens überkommt, ist die Empfindung, die die Japaner »umami« (Schmackhaftigkeit) nennen und als eine der fünf Grundgeschmacksrichtungen einstufen.

Ich halte MNG eher für eine süchtig machende Droge als für einen Lebensmittelzusatzstoff – eine Vorstellung, die mittlerweile durch immer mehr wissenschaftliche Untersuchungen bestätigt wird.[14] Unser Körper, der komplexe sensorische und kognitive Methoden entwickelt hat, um anhand von Aussehen, Geschmack und Geruch eines Lebensmittels herauszufinden, ob es gut oder schlecht für uns ist, wird in zunehmendem Maß chemisch manipuliert. MNG verleitet unsere Geschmacksknospen dazu, eine völlig banale, ernährungsphysiologisch wertlose Substanz voller halbsynthetischer Zutaten unwiderstehlich köstlich zu finden. Im Lauf der Zeit erscheinen uns »echte« Nahrungsmittel im Vergleich dazu unweigerlich weniger reizvoll und befriedigen unsere Essensgelüste nicht mehr so sehr.

Technisch gesehen ist MNG das Natriumsalz der Glutaminsäure – einer natürlich vorkommenden nicht-essenziellen Aminosäure. Zu den glutaminsäurereichen Lebensmitteln gehören Weizen, Milchprodukte, Mais, Soja, Fisch und Meeresfrüchte. Das Problem ist: Wenn man eine einzelne Aminosäure aus einem komplexen Nahrungsmittel isoliert und seine Konzentration in unnatürlichem Ausmaß erhöht, kann diese Aminosäure (wie beispielsweise Glutaminsäure) verheerende gesundheitliche Auswirkungen haben; nicht zuletzt kann sie einen unersättlichen Appetit auf immer mehr von dieser Chemikalie wecken.

Aber MNG macht nicht nur süchtig. Wissenschaftlichen Fachartikeln aus der U.S. National Library of Medicine zufolge besteht auch ein Zusammenhang zwischen MNG und Fettleibigkeit. Dabei spielen nicht nur die durch die geschmacksverstärkende Wirkung von MNG hervorgerufenen übermäßigen Essensgelüste eine Rolle; MNG kann auch auf direktem Weg Hirnläsionen, Insulin- und Leptinresistenz verursachen.[15] Daher kann man MNG nicht mehr einfach nur als Geschmacksverstärker betrachten: Bei dieser Substanz handelt es sich vielmehr um eine schädliche Chemikalie, die Ihren Hormonhaushalt und Ihre Blutfettwerte durcheinanderbringen und aktiv zur Entstehung von metabolischem Syndrom, Fettleibigkeit, Fettleber, Fettstoffwechselstörungen und einer Vielzahl neurologischer Probleme beitragen kann.[16]

MNG: geschickt getarnt

Hier ein paar der vielen Bezeichnungen, hinter denen MNG sich auf Lebensmitteletiketten verbergen kann:

- Autolysiertes Protein
- Autolytischer Hefeextrakt
- Kalziumkaseinat
- Brühe aus der Dose
- Gelatine
- Glutamat
- Glutaminsäure
- Hydrolysiertes Pflanzenprotein (oder hydrolysiertes Pflanzeneiweiß)
- Hydrolysiertes Protein (oder hydrolysiertes Eiweiß)
- Hydrolysiertes pflanzliches Protein (oder hydrolysiertes pflanzliches Eiweiß)
- Maltodextrin

- Modifizierte Maisstärke
- Modifizierte Lebensmittelstärke
- Monokaliumglutamat
- Natürliche Geschmacksstoffe (oder natürliche Aromastoffe)
- Protein-Isolat (oder Eiweiß-Isolat)
- Würzstoffe
- Natriumkaseinat
- Sojasauce
- Texturierte Eiweißstoffe
- Torula-Hefe
- Hefeextrakt
- Backhefe
- Hefenährstoff

Bisphenol A (BPA)

Wenn Sie gern abnehmen würden – vor allem um die Körpermitte herum –, schauen Sie zuerst einmal in Ihre Speisekammer; denn giftstoffhaltige verarbeitete und verpackte Lebensmittel und die Behältnisse, in denen sie aufbewahrt werden, können zu einer Gewichtszunahme führen. Lebensmittel und Getränke in dünnen, durchsichtigen, bruchsicheren Plastikbehältern oder Dosen können BPA enthalten, eine Industriechemikalie, die höchstwahrscheinlich zur Entstehung von Fettleibigkeit und metabolischem Syndrom führen kann. BPA ist inzwischen schon fast allgegenwärtig, tritt aber vor allem aus Behältern, die aus dieser Chemikalie hergestellt werden, aus und gelangt auf diese Weise in unsere Lebensmittel. Andere BPA-Quellen sind PVC-Rohrleitungen, Plastikgeschirr, CDs, Spielzeug, Zahnversiegelungen und medizinische Geräte. Außerdem ist BPA mehr oder weniger in allen Zahlungsmitteln der Welt enthalten, ebenso in Kassenbelegen, die auf Thermopapier ausgedruckt werden. Man weiß, dass BPA unser endokrines System, das unter anderem Hormone wie Insulin und Leptin reguliert, durcheinanderbringt. Einer Untersuchung von Kaiser Permanente zufolge waren Mädchen zwischen neun und zwölf Jahren mit überdurchschnittlich hohen BPA-Werten im Urin mit doppelt so hoher Wahrscheinlichkeit fettleibig wie Mädchen mit niedrigeren Werten.[17] Diese Untersuchung bestätigt Erkenntnisse aus früheren Tierversuchen, denen zufolge hohe BPA-Werte das Risiko für Gewichtszunahme und Fettleibigkeit erhöhen können.

So können Sie Ihre BPA-Exposition eindämmen

Hier ein paar Möglichkeiten, Ihre Exposition gegenüber BPA auf ein Mindestmaß zu reduzieren:

- Meiden Sie Lebensmittelkonserven. Selbst wenn auf dem Etikett »BPA-frei« steht, kann die Innenbeschichtung der Dose doch aus dem ebenso toxischen Bisphenol S (BPS) oder Bisphenol F (BPF) bestehen, zwei Substanzen, die zur selben chemischen Kategorie gehören.
- Kaufen Sie Lebensmittel in Gläsern oder gewachsten Pappkartons (sogenannten Tetra-Packs).
- Verwenden Sie keine Babyfläschchen, Becher, Schalen oder Lebensmittelbehälter, die mit »PC« (für Polycarbonat) oder dem Recycling-Label Nr. 7 gekennzeichnet sind.
- Garen Sie keine Lebensmittel in Plastikbehältern in der Mikrowelle.
- Berühren Sie keine Kassenbelege von Geschäften. Bitten Sie die Kassiererin, sie in Ihre Tasche fallen zu lassen, fotografieren Sie sie für Ihre Unterlagen oder verzichten Sie ganz auf einen Beleg und lassen Sie sich die Quittung per E-Mail zuschicken.
- Verzichten Sie nach Möglichkeit auf das Essen und Trinken aus Plastikbehältern.

Natürliche Wege zur Besserung Ihrer Insulinresistenz

Verschiedene Pflanzenstoffe – darunter auch viele, die in gängigen Lebensmitteln enthalten sind – können den Regenerationsprozess Ihrer Bauchspeicheldrüse anregen.

Die Medizin hat viel Geld in die Erforschung und Entwicklung von Stammzelltherapien, Transplantation von Inselzellen (hormonproduzierenden Bauchspeicheldrüsenzellen) und verschiedenen synthetischen Medikamenten investiert; dabei steht eine wirksame Behandlung – ja sogar mögliche Heilung – für Stoffwechselstörungen vielleicht gerade jetzt in diesem Augenblick in Ihren Küchenregalen oder wächst in Ihrem Garten.

Eine der besten natürlichen Alternativen zu Metformin und anderen Diabetes-Medikamenten besteht darin, die Insulinempfindlichkeit Ihrer Zellen wiederherzustellen; in manchen Fällen fungieren diese Alternativen sogar gleichzeitig als Betazell-Regeneratoren (das heißt, sie tragen dazu bei, die körpereigene Insulinproduktion wieder in Gang zu setzen). Wenn Sie Ihrem Körper diese natürlichen Heilmittel in Kombination mit der Ernährung und dem Lebensstil Ihrer Vorfahren und unter Beobachtung eines qualifizierten Arztes zuführen, können sie möglicherweise ein Ersatz für Diabetes-Medikamente sein oder – noch besser – Ihren Blutzuckerspiegel so stabil halten, dass Sie solche Arzneimittel gar nicht erst brauchen.

1. **Kurkuma:** In einer bahnbrechenden Studie, die in *Diabetes Care*,[18] der Zeitschrift der American Diabetes Association, veröffentlicht wurde, erhielten 240 erwachsene Prädiabetiker täglich entweder 250 Milligramm Curcumin oder ein Placebo. Nach neun Monaten war der Prädiabetes bei *keinem* der Probanden, die Curcumin einnahmen, zu einem Diabetes fortgeschritten, wohl aber bei 16,4 Prozent der Placebogruppe – Curcumin hatte der Entstehung eines Typ-2-Diabetes also mit hundertprozentiger Wirksamkeit vorgebeugt.

2. **Ingwer:** In einer 2014 durchgeführten randomisierten, doppelblinden, placebokontrollierten Studie wurden 88 Probanden mit Diabetes in zwei Gruppen aufgeteilt: Die eine Gruppe erhielt täglich ein Placebo, die andere nahm jeden Tag drei Ein-Gramm-Kapseln Ingwerpulver ein. Nach acht Wochen war der Nüchternblutzucker in der Ingwergruppe um 10,5 Prozent gesunken, in der Placebogruppe hingegen um 21 Prozent *gestiegen*. Auch die Insulinempfindlichkeit hatte sich in der Ingwergruppe signifikant stärker verbessert.[19] In einer anderen Studie konnte gezeigt werden, dass 1600 Milligramm Ingwer pro Tag acht verschiedene Diabetes-Marker – darunter auch die Insulinempfindlichkeit – verbessern.[20] Da 1600 Milligramm nur ungefähr einem Viertel Teelöffel entsprechen, braucht man nicht unbedingt eine hohe Dosis, um beeindruckende Ergebnisse zu erzielen.

3. **Zimt:** Zimt kommt schon seit Jahrtausenden nicht nur als Gewürz, sondern auch als »wärmendes« Medikament zur Verbesserung des Blutes zum Einsatz. Eine im *Journal of Medicinal Food* veröffentlichte Metaanalyse von acht Studien kam zu dem Ergebnis, dass Zimt (oder Zimtextrakt) den Nüchternblutzuckerspiegel senkt.[21] Unter anderem kommt dieser Effekt dadurch zustande, dass Zimt eine zu schnelle Entleerung des Magens nach dem Essen verhindert. Wenn Sie nur einen halben Teelöffel Zimt pro Tag auf Ihre Mahlzeiten oder in Ihre Smoothies streuen, können Sie Ihren Blutzuckerspiegel senken – sogar wenn Sie an Typ-2-Diabetes leiden.[22] Aber kaufen Sie Ceylon-Zimt, der seinen Namen der alten geografischen Bezeichnung für Sri Lanka (Ceylon) verdankt, wo er ursprünglich geerntet wurde! Alles andere ist wahrscheinlich überhaupt kein Zimt, sondern Kassia, ein bloßer Cousin des echten Zimts.

4. **Olivenblattextrakt:** Wissenschaftler von der University of Auckland konnten nach-weisen, dass Olivenblattextrakt die Insulinempfindlichkeit erhöht. In einer randomi-sierten, doppelblinden, placebokontrollierten Studie wurden 46 übergewichtige Män-ner in zwei Gruppen eingeteilt. Die eine Gruppe erhielt Kapseln mit Olivenblattextrakt, die andere ein Placebo. Nach zwölf Wochen hatte der Olivenblattextrakt die Insulin-resistenz um durchschnittlich 15 Prozent gesenkt und die Produktivität der insulin-produzierenden Zellen in der Bauchspeicheldrüse um 28 Prozent erhöht. Die Einnahme des Olivenblattextrakts führte somit zu Ergebnissen, »die mit denen gängiger Diabetes-Medikamente (insbesondere Metformin) vergleichbar sind«.[23]

5. **Beeren:** Nach einer Mahlzeit, die Beeren enthält, benötigt Ihr Körper nach dem Essen weniger Insulin. In einer Studie an gesunden Frauen in Finnland aßen die Probandinnen Weiß- und Roggenbrot entweder mit oder ohne einer Auswahl verschiedener pürierter Beeren. Der Blutzuckerspiegel der Frauen, die das Brot ohne Beerenbelag aßen, stieg nach dem Verzehr schnell an; bei den Probandinnen, die das Brot mit Beeren aßen, fiel der Blutzuckeranstieg nach dem Essen viel geringer aus.[24]

6. **Schwarzkümmel** (Nigella sativa)**:** Schwarzkümmel ist auch unter den Bezeichnungen rumänischer Koriander, schwarzer Sesam, schwarzer Kreuzkümmel und schwarzer Kümmel bekannt. Schon zwei Gramm Schwarzkümmel pro Tag können den Blutzucker deutlich senken und die Bildung von Glykierungsendprodukten erheblich reduzieren. Außerdem kann sich durch Einnahme dieser Dosis auch die Insulinresistenz bessern.[25]

7. **Spirulina und Soja:** Spirulina ist eine Blaualgenart und eine hervorragende Quelle für Eiweiß, Kalzium, Eisen und Magnesium. Sie eignet sich auch als Nahrungsmittel, ob-wohl sie in den USA am häufigsten in Pulverform eingenommen oder als Zutat für Smoothies und Shakes verwendet wird. In einer Studie aus Kamerun wurden Spirulina und Sojapulver direkt miteinander verglichen, weil die Wissenschaftler herausfinden wollten, welches von beiden die Insulinempfindlichkeit stärker verbessert. In dieser ran-domisierten Studie an Probanden mit Insulinresistenz, die durch eine Behandlung mit antiretroviralen Medikamenten entstanden war, erhielt eine Gruppe acht Wochen lang täglich 19 Gramm Spirulina, die andere 19 Gramm Soja. Am Ende der Studie war die Insulinempfindlichkeit in der Soja-Gruppe um 60 Prozent gestiegen, was schon relativ gut ist; doch in der Spirulina-Gruppe war die Insulinempfindlichkeit im Durchschnitt sogar um 224,7 Prozent in die Höhe geschnellt. Und obwohl sich die Insulinempfind-lichkeit bei 69 Prozent der Probanden aus der Soja-Gruppe verbessert hatte – was eben-falls ein ziemlich guter Erfolg ist –, war bei *allen* Probanden in der Spirulina-Gruppe eine Verbesserung zu beobachten.[26] Das ist eine sehr überzeugende Bestätigung der Heil-kraft von Spirulina, selbst bei Patienten unter extrem ungünstigen Bedingungen wie bei-spielsweise den unerwünschten Nebenwirkungen von HIV-Medikamenten.

8. **Berberin:** Vielleicht ist die Bitterkeit von Berberin – einer Substanz, die in den Wurzeln von Pflanzen wie der Kanadischen Gelbwurz und der Berberitze vorkommt – ein Hinweis auf seine blutzuckerstabilisierende Wirkung. In einer in China durchgeführten Studie an 36 Patienten senkte eine dreimonatige Behandlung mit Berberin den Blutzucker genauso wirksam wie Metformin.[27] Allerdings möchte ich an dieser Stelle darauf hinweisen, dass bei Pflanzen mit Inhaltsstoffen wie Berberin besondere Vorsicht geboten ist: Zwar sind sie im Allgemeinen weitaus unbedenklicher als pharmazeutische Medikamente, aber eben doch nicht ganz ohne Nebenwirkungen, und sie sollten daher unter Anleitung eines auf Pflanzenheilkunde spezialisierten Mediziners oder eines erfahrenen Arztes für integrative Medizin eingenommen werden.

9. **Resistente Stärke:** Im Gegensatz zu anderen Nahrungsmitteln aus dieser Kategorie hat resistente Stärke einen viel niedrigeren glykämischen Index, da sie im Dickdarm langsam abgebaut wird. Aufgrund dieser »Resistenz« gegen den Verdauungsprozess verursacht sie wahrscheinlich eher keine Blutzuckerspitzen. Außerdem hat sie auf diese Weise viel Zeit zum Gären im Darm, was Ihren gesunden Darmbakterien guttut. Als Nahrungsquelle für fermentierbare Ballaststoffe kann resistente Stärke zur Verbesserung der Insulinempfindlichkeit[28] und zum Abbau von Körperfett[29] beitragen.

Folgende Lebensmittel, die resistente Stärke enthalten, sollten Sie in Ihren Speiseplan aufnehmen

- Amaranth
- Maniok
- Kichererbsen

- Müsli
- Eingeweichte Bohnen (alle Sorten)
- Unverarbeiteter Hafer

Noch ein Wort zum Thema Bauchfett

Die Natur hat uns Menschen in einer wunderbaren Vielfalt an Formen und Größen erschaffen, und diese Größen können sich mit zunehmendem Alter ändern: Dann sammelt sich bei Ihnen vielleicht mehr Fett um Hüften und Oberschenkel herum an, oder es fällt Ihnen schwerer als früher, Ihr Gewicht zu halten. In Maßen sind solche Veränderungen völlig normal und gesund. Man muss nicht unbedingt klein und schlank sein, um sich eines guten Gesundheitszustands zu erfreuen; aber Sie sollten schon darauf achten, dass sich bei Ihnen kein übermäßiges Bauchfett ansammelt. Wenn Sie verarbeitete Lebensmittel, verarbeitete fruktosehaltige Produkte, fruktosereichen Maissirup, Weizen und Mononatriumglutamat (MNG) aus Ihrer Ernährung streichen oder darauf achten, dass sich in Ihrem Körper keine Petrochemikalien wie Bisphenol A (BPA) aus der Nahrung oder aus anderen Quellen ansammeln, wird Ihre Konsequenz vielleicht durch einen schlankeren Bauch, niedrigeren Blutzuckerspiegel und eine viel höhere Chance belohnt werden, bis ins Alter hinein gesund, vital und krankheitsfrei zu bleiben.

Damit es Ihnen leichter fällt, Ihr Bauchfett und Ihren Blutzuckerspiegel in vernünftigen Grenzen zu halten, möchte ich Ihnen nun ein paar bewährte Strategien erläutern.

Fasten lernen

Vielen Menschen fällt das traditionelle Fasten schwer, und sie halten es auch nicht lange durch. Wissenschaftliche Untersuchungen zeigen jedoch, dass man auch in den Genuss der Vorteile von Fastenkuren kommen kann, ohne dabei unbedingt gleich bis ins Extrem zu gehen. Forscher der University of Florida haben eine spezielle Form des intermittierenden Fastens namens »Fasten oder Schlemmen« entwickelt. Dabei nimmt man abwechselnd an einem Tag (»Schlemmen«) ungefähr 175 Prozent seiner normalen Kalorienzufuhr und am anderen Tag (»Fasten«) dafür nur 25 Prozent seiner üblichen Kalorienmenge zu sich. Ein durchschnittlicher Mann würde an Schlemmertagen normalerweise ungefähr 4550 Kalorien und an Fastentagen 650 Kalorien zu sich nehmen; bei den meisten Frauen wäre es etwas weniger. Rechnet man die Kalorienmengen von Schlemmer- und Fastentagen zusammen, so ergibt sich eine durchschnittliche Kalorienzahl, die in etwa der üblichen Tageskalorienmenge entspricht. Aber es kommt eben auf das richtige Timing an![30]

Eine Studie, die die Auswirkungen dieser Diät untersuchte, hat gezeigt, dass der Insulinspiegel der Probanden dadurch nach zehn Wochen signifikant abgenommen hatte. Wenn Sie Ihren Blutzuckerspiegel senken möchten, könnte diese Diät also eine gute Möglichkeit dazu sein. Schlagen Sie sich an Schlemmertagen mit gesunden, naturbelassenen Lebensmitteln mit regenerierender Wirkung den Bauch voll. An Fastentagen essen Sie ebenfalls solche Lebensmittel, beschränken sich dabei aber auf eine einzige Mahlzeit und auf ungefähr ein Viertel dessen, was Sie normalerweise pro Tag essen würden.

Falls Ihnen die »Fasten oder Schlemmen«-Diät trotzdem immer noch schwerfällt, können Sie sich auch mit kleinen Schritten in Richtung Fasten bewegen. Bis Ihr Körper den ganzen Zucker einer Mahlzeit verbrannt hat, dauert es acht bis zwölf Stunden – es sei denn, Sie treiben nach dem Essen mehr Sport, was durchaus eine gute Idee sein kann, wenn Ihre Zeit und Ihr Terminkalender es zulassen. Wenn Sie zwischen den Mahlzeiten keine acht bis zwölf Stunden verstreichen lassen, verbrennt Ihr Körper nur Kohlenhydrate und hat keine Chance, Fett – inklusive Bauchfett – als Brennstoff zu nutzen.

Schon durch kurze, einfache Fastenphasen können Sie Ihre Fettverbrennung optimieren. Der erste Schritt besteht darin, nach acht Uhr abends mit dem Essen aufzuhören: Nach dem Abendessen ist endgültig Schluss. Der zweite Schritt besteht darin, nicht vor acht Uhr morgens zu frühstücken – so gönnen Sie Ihrem Körper jeden Tag eine zwölfstündige Mikrofastenpause! Da Sie die meisten dieser Stunden schlafend verbringen, dürfte Ihnen das Fasten nicht allzu schwerfallen; und es gibt Ihrem Körper die Möglichkeit, die intensive Regenerationsarbeit zu erledigen, zu der er nicht in der Lage ist, wenn man ihn durch späte Mahlzeiten mit übermäßigen Essensmengen belastet. Sobald Sie sich an dieses Zwölf-Stunden-Fastenprogramm gewöhnt haben, können Sie Ihre Fastenphase noch weiter ausdehnen: Betreten Sie die Küche ab sieben Uhr abends nicht mehr und frühstücken Sie am nächsten Morgen erst um elf.

Fasten hat nichts mit Hungern zu tun. Wenn Sie sich dabei unwohl oder schwach fühlen, brechen Sie das intermittierende Fass ab. Doch wenn Ihnen das Auslassen von Mahlzeiten gut bekommt, kann sich Ihr Stoffwechsel dadurch verbessern, auch wenn Sie sonst gar nichts an Ihrer Ernährung verändern.

Kurbeln Sie Ihren Stoffwechsel durch Sonnenbäder an

Sonnenlicht kann die Knochen stärken und aufbauen und die Stimmung heben. Wenn die menschliche Haut ultraviolettem Licht ausgesetzt ist, kann der Körper die Verstoffwechselung von Fett, das direkt unter der Haut liegt (subkutanes Fett), beschleunigen.[31] Im Gegensatz zum Bauchfett, das Ihre inneren Organe umgibt, gilt subkutanes Fett nicht als Risikofaktor für Stoffwechselerkrankungen. Aber Menschen, die an einem Vitamin-D-Mangel leiden, neigen eher zur Ansammlung von Bauchfett![32] Und viele wissenschaftliche Untersuchungen haben Zusammenhänge zwischen Fettleibigkeit und Vitamin-D-Mangel entdeckt.[33] Sich UVB-Strahlung auszusetzen, könnte eine einfache und wichtige Strategie zur Verbrennung von Bauchfett sein, denn dadurch helfen Sie Ihrem Körper, Vitamin D aus Cholesterin herzustellen. Also gehen Sie während der UVB-reichen Tageszeit zwei Stunden vor und nach Mittag (Sonnenhöchststand) für 15 bis 20 Minuten an die Sonne – und zwar ohne Sonnencreme. Verwenden Sie stattdessen lieber »innere Sonnenschutzmittel« in Form von Nahrungsmitteln mit hohem Gehalt an Chlorophyll, Astaxanthin und Antioxidanzien. Äußerlich können Sie eine Titandioxid-Sonnencreme oder -milch auftragen, solange diese keine Nanopartikel enthält (achten Sie darauf, dass auf dem Etikett »non-nano« steht), oder Sonnenschutzmittel aus Zinkoxid verwenden.

Beginnen Sie mit einem hochintensiven Intervalltraining

Früher bestand die Definition eines idealen Workouts in einem in moderatem Tempo durchgeführten 30- bis 60-minütigen Herz-Kreislauf-Training. Neue Untersuchungen zeigen jedoch, dass sehr kurze, hochintensive Intervalltrainingssitzungen (HIIT) den Glukosestoffwechsel drastisch verbessern und sofortige Erfolge bringen können. Gleichzeitig ist dies auch die wirksamste Trainingsmethode zum Abbau von Bauchfett für fettleibige Frauen mit metabolischem Syndrom.[34]

Amerikaner hören von ihren Ärzten im Hinblick auf körperliches Training oft den Ratschlag, dass es immer noch besser ist, »wenigstens *etwas* zu tun als gar nichts«. Das stimmt: Es ist tatsächlich besser, einmal um den Häuserblock zu gehen, als auf der Couch zu sitzen, oder Treppen zu steigen, statt den Aufzug zu nehmen. Jede Art von physischer Aktivität oder gezielter Bewegung hilft dem Körper, gespeicherte Energie zu verbrennen. Sie erhöht die Anzahl der Insulinrezeptoren in den Muskelzellen, sodass mehr Blutzucker als Energiequelle in die Zellen gelangen kann; außerdem können dabei appetithemmende Hormone und Neurotransmitter freigesetzt werden. Wenn Sie gern eine halbe Stunde oder länger in moderatem Tempo trainieren, lassen Sie sich durch mich nicht davon abhalten! Wenn Sie jedoch ein erhöhtes Risiko für eine Stoffwechselerkrankung haben oder ernsthaft Bauchfett verlieren wollen, können Sie das mit der HIIT-Methode doppelt so schnell erreichen.

Beispiel für eine HIIT-Einheit

Wie wäre es, etwas für Ihre Herz-Kreislauf-Fitness zu tun – entweder mithilfe eines hochintensiven Intervalltrainings (HIIT), durch regelmäßiges Schwimmen oder Trainieren auf dem Fahrradergometer oder einem Kardiogerät?

Dauer	Intensität
10 Minuten	Aufwärmen
30 Sekunden	hochintensives Training
4 Minuten	Erholungstempo (sehr langsam)
30 Sekunden	hochintensives Training
4 Minuten	Erholungstempo (sehr langsam)
30 Sekunden	hochintensives Training
4 Minuten	Erholungstempo (sehr langsam)
30 Sekunden	hochintensives Training
4 Minuten	Erholungstempo (sehr langsam)
5–10 Minuten	Cooldown

Wenn Sie das Thema Stoffwechselerkrankungen aus der Perspektive eines Lebensstils betrachten, der aus evolutionärer Sicht gut zu Ihnen passt, werden Sie eine ganze Reihe von Möglichkeiten zur Vorbeugung und Heilung entdecken. Wenn Sie einen großen Bogen um toxische Chemikalien machen, die sich verheerend auf Ihren Stoffwechsel auswirken, und stattdessen Nahrungsmittel und natürliche Substanzen zu sich nehmen, die die Betazellen Ihrer Bauchspeicheldrüse regenerieren, werden Ihre Symptome mit der Zeit vielleicht ganz von selbst verschwinden. Und wenn Sie zusätzlich auch noch etwas Fasten, hochintensives Intervalltraining und gezielte Sonnenexposition in Ihr Programm einbauen, wird Ihre Stimmung sich drastisch verbessern. Dadurch wird nicht nur Ihre Taille schlanker; Sie gewinnen auch mehr innere Kraft. Mit einem niedrigeren Blutzucker und einer optimierten Reaktion Ihrer Zellen auf Insulin können Sie Stoffwechselerkrankungen erfolgreich in die Schranken weisen, ein gesundes Gewicht halten und Ihr Leben verlängern.

KAPITEL 8

EINE NEUE SICHTWEISE AUF DEN ALTERUNGSPROZESS

So können Sie Ihre biologische Uhr zurückdrehen!

Älterwerden ist *keine* Krankheit und auch keine Garantie dafür, krank zu werden. Unser Körper ist heutzutage zwar einem noch nie dagewesenen Ausmaß an toxischen Belastungen ausgesetzt; und auch unsere Ernährung ist oft alles andere als optimal. Auch Stressfaktoren tragen zu einer Beschleunigung des biologischen Alterungsprozesses bei, die weit über das natürliche Tempo hinausgeht. Aber es gibt auch eine gute Nachricht: Wir können unseren biologischen Alterungsprozess und die Entstehung der meisten chronischen Krankheiten verlangsamen, vermeiden oder sogar rückgängig machen, indem wir anders leben, essen und denken als bisher.

Den Erkenntnissen der Neuen Biologie zufolge haben unsere Lebensgewohnheiten mehr Einfluss auf unsere gesundheitliche Zukunft als unsere Gene. Durch einfache Veränderungen Ihrer Ernährung und Ihres Verhaltens können Sie Ihre Gesundheit völlig neu definieren, Ihren inneren Arzt aus seiner Versenkung hervorlocken und die Voraussetzungen für eine grundlegende Selbstregeneration schaffen. Aber betrachten Sie das nicht einfach nur als einen Versuch, Ihre Lebensspanne zu verlängern, sondern auch als Möglichkeit, die Spanne Ihrer Gesundheit zu erweitern! Konzentrieren Sie sich nicht nur auf die Anzahl, sondern auch auf die Qualität dieser gewonnenen Jahre, um möglichst viele freudige Augenblicke zu erleben, in denen Sie *wirklich leben*.

Einer der ersten Schritte, um die Kontrolle über Ihr biologisches Schicksal zurückzugewinnen, besteht in der Erkenntnis, dass Ihr Körper ungeheuer stark, belastbar und widerstandsfähig ist.

Er ist ein heiliges Gefäß und ein System von ganz erstaunlicher Leistungsfähigkeit, er kann in jeder Sekunde Billionen komplizierter, genau aufeinander abgestimmter biologischer Prozesse in Gang setzen und sich während seines ganzen Lebens immer wieder irgendwie regenerieren. Die Aussage der Neuen Biologie, dass unser Körper dank des Samens der Unsterblichkeit, der schon vor Jahrtausenden tief in uns eingepflanzt wurde, die Fähigkeit zur Regeneration besitzt, ist ein grundlegender Perspektivenwechsel.

Ja, Sie haben richtig gelesen: Unsterblichkeit. Unser Körper enthält eine Population unsterblicher Zellen. Obwohl der menschliche Körper oft als Inbegriff der Sterblichkeit angesehen wird, tragen Sie in Ihren Hoden (wenn Sie ein Mann sind) oder (als Frau) in Ihren Eierstöcken eine unsterbliche biologische Linie in Form von Spermien beziehungsweise Eizellen. Diese phänomenalen Zellen, aus denen alle anderen Zellen unseres Körpers entstanden sind, kamen in Form der ursprünglichen Zygote (mit Sperma befruchtete Eizelle) von Ihrem Vater und Ihrer Mutter, und die hatten sie wiederum von ihren Vätern und Müttern erhalten. Somit gehen diese Zellen nicht nur auf den Ursprung unserer eigenen Spezies zurück, sondern auch auf die früheren Säugetier- und Prä-Säugetierarten, aus denen wir uns entwickelt haben.

Erstaunlicherweise vermehrten sich diese Keimbahnzellen immer wieder aufs Neue und bildeten eine unsterbliche Linie, die sich über Milliarden von Jahren durch eine fast unendliche Anzahl von Replikationszyklen bis zur allerersten Zelle, aus der sämtliche Lebewesen entstanden sind, zurückverfolgen lässt. Dieses Mysterium liegt allen heutigen biologischen Systemen zugrunde. Diese ursprüngliche Protozelle namens LUCA ist vermutlich vor ungefähr 3,4 Milliarden Jahren entstanden. Das Erbe von LUCA findet sich in all unseren Zellen, vor allem aber in den Stammzellen, die in unseren verschiedenen Geweben unermüdlich damit beschäftigt sind, beschädigtes oder krankes Gewebe zu ersetzen und neu zu bilden. Diesen Stammzellen verdanken wir unser enormes Regenerationspotenzial; sie verbinden uns direkt mit allen anderen Lebewesen im Netzwerk des Lebens.

Wir sind ungeheuer mächtige und resiliente biologische Entitäten; und genau auf diese Kraft greifen wir zurück, wenn wir uns die Vorteile einer regenerativen Ernährung und Lebensweise zunutze machen, mit deren Hilfe man chronische Krankheiten und einen vorzeitigen Alterungsprozess rückgängig machen kann.

Das ist kein mystischer Glaube, sondern ein durchaus realistisches Ziel, dessen Erreichen uns ein langes Leben bescheren wird. Denken Sie nur einmal an *Ginkgo biloba*, die älteste lebende Pflanze der Welt, deren bloße Existenz ein Archetyp der Unsterblichkeit und Resilienz ist: Sie kann weit über 1000 Jahre alt werden, und wie alle Pflanzen enthält sie Stammzellen – sogenannte Meristemzellen –, aus denen die verschiedenen pflanzlichen Gewebe entstehen. Man nimmt an, dass *Ginkgo biloba* vor ungefähr einer Viertelmilliarde Jahren entstanden ist, was dieser Pflanze den treffenden Spitznamen »lebendes Fossil« eingetragen hat.[1] *Ginkgo biloba* hat die fünf Massenaussterbensereignisse auf der Erde überlebt und als einzige Pflanzenart den Atombombenabwurf auf Hiroshima vom 6. August 1945 überdauert: Einen Monat nach der Bombardierung standen noch sechs *Ginkgo-biloba*-Bäume im Epizentrum der Explosion. Sie trieben kurz danach aus und sind noch heute am Leben.[2]

Erstaunlicherweise überträgt sich die unglaubliche Widerstandsfähigkeit und zelluläre Langlebigkeit dieser Pflanze auch auf uns Menschen. Auf Zellebene wirkt sie als Antioxidans und bekämpft oxidativen Stress, der zu Krankheiten führen kann, die wir mit dem Alterungsprozess in Verbindung bringen: beispielsweise Krebs, Alzheimer und Herz-Kreislauf-Erkrankungen. Außerdem verbessert sie die Mitochondrienatmung, einen Weg, auf dem Zellen Energie erzeugen. Und diesen Anti-Aging-Effekt ruft *Ginkgo biloba* gleich bei mehreren verschiedenen Zelltypen hervor: Neuronen, Blutplättchen und Fibroblasten (die das Kollagen bilden, welches unserer Haut Festigkeit verleiht und sie glatt macht) sowie Leber-, Herz- und Endothelzellen.[3] Das sind nur ein paar Einblicke in die geheimnisvolle Kraft von *Ginkgo biloba*, die diese Pflanze allen Menschen verleiht, die Ginkgo-Präparate einnehmen.

Magnesium, Zellalterung und erholsamer Schlaf

Schon seit Langem weiß man, dass Astronauten im Weltraum schneller altern: Sie kehren mit einer Herz-Kreislauf-Kapazität zur Erde zurück, wie man sie bei jemandem erwarten würde, der zehnmal so schnell gealtert ist wie normal. Zu den Verursachern gehört wahrscheinlich die Abnahme des Magnesiumspiegels im Blutserum, zu der es bei Weltraumflügen häufig kommt.[4]

Magnesiummangel ist aber auch hier auf der Erde ein sehr häufiges Problem, weil unsere typische westliche Ernährung nicht viele magnesiumreiche Lebensmittel beinhaltet. Am meisten von diesem Mineralstoff ist in grünem Blattgemüse enthalten, das viel magnesiumreiches Chlorophyll enthält. Magnesiummangel könnte die Ursache für eine beschleunigte Alterung des Herz-Kreislauf-Systems sein, er kann eine gesunde Zellregeneration verhindern und auch noch zu vielen anderen Symptomen und Störungen führen, welche wir mit dem »normalen« Alterungsprozess in Verbindung bringen.

Sie brauchen Magnesium, um Ihre Herzmuskelzellen in Gang zu halten. Diese Zellen ziehen sich automatisch zusammen – ohne Signale vom Gehirn. Mit diesen Kontraktionen halten Sie Ihr Blut in Bewegung. Als Antioxidans hindert Magnesium freie Radikale daran, Ihr Herz zu schädigen. Und es kann auch als natürliche Alternative zu Kalziumkanalblockern fungieren, einer Klasse blutdrucksenkender Medikamente, die erhebliche unerwünschte Nebenwirkungen verursachen: Unter anderem schwächen sie den Herzmuskel, indem sie ihn daran hindern, sich vollständig zusammenzuziehen.

Die Bedeutung von Magnesium geht jedoch weit über die Herzmuskelzellen hinaus: Sie umfasst Zellregenerationsprozesse im ganzen Körper. Magnesiummangel beschleunigt die Alterung verschiedener Zelltypen und beeinträchtigt deren Fähigkeit, sich zu teilen und zu erneuern. Dazu gehören zum Beispiel die Endothelzellen, die Blutgefäße und Herz auskleiden. Ihr Körper braucht Magnesium aber auch, um einer vorzeitigen Alterung der Fibroblasten vorzubeugen – jener Zellen, die in Bindegewebe wie Knochen, Sehnen und Knorpel enthalten sind. Diese Zellen spielen für die Bildung von Kollagen, das Ihre Zellstruktur aufrechterhält und Ihrer Haut ein festes, elastisches Aussehen verleiht, eine wichtige Rolle. Wenn sich diese

Zelltypen nicht so oft replizieren können, wie sie eigentlich sollten, kann es zu Gewebsveränderungen kommen, die denen des Alterungsprozesses ähneln.[5] Mit der richtigen Menge an Magnesium können solche Gewebe viel länger gesund bleiben.

Magnesium ist ein echter Allzweck-Mineralstoff, der erstaunlich viele Funktionen erfüllt und an 3700 verschiedene Bindungsstellen im Körper andockt.[6] Auch für Ihre Stimmung und Ihre kognitiven Fähigkeiten spielt Magnesium eine wichtige Rolle: Studien zufolge verbessert es eine leichte bis mittlere klinische Depression innerhalb von nur zwei Wochen und kann in stressigen Zeiten als Puffer wirken, indem es zur Modulation der Hypothalamus-Hypophysen-Nebennieren (HPA)-Achse beiträgt.[7] Wenn Sie unter Stress stehen, schüttet Ihr Körper eine ganze Kaskade von Hormonen wie Dopamin, Adrenalin und Noradrenalin in Ihr Blut aus. Wenn solche Stressreaktionen länger andauern, beeinträchtigen sie den regenerativen Selbstheilungsprozess Ihres Körpers.[8]

Ein weiterer großer Vorteil von Magnesium besteht darin, dass es den Schlaf verbessern kann, indem es einige mit dem Alterungsprozess einhergehende Veränderungen teilweise rückgängig macht. Laut einer 2002 in der Zeitschrift *Pharmacopsychiatrie* veröffentlichten Studie stellt die Einnahme von Magnesiumpräparaten die Hirnwellenmuster während des Schlafs wieder her und bessert die neuroendokrinen Störungen, zu denen es nachts mit zunehmendem Alter kommt.[9]

Die besten Nahrungsquellen für Magnesium

Unser Körper ist auf den Verzehr von Nahrungsmitteln eingerichtet, die Magnesium enthalten; doch unsere moderne Monokultur und die Verwendung von Düngemitteln ohne Magnesium haben zu einer Bodenerosion geführt und den Magnesiumgehalt unserer Nahrung verringert. Vielen Menschen würde die Einnahme eines Magnesiumpräparats guttun; doch noch besser ist es, Ihrem Körper diesen Mineralstoff hauptsächlich aus Nahrungsquellen wie beispielsweise chlorophyllreichem Gemüse zuzuführen, die zudem auch noch viele andere gesundheitliche Vorteile bieten.

Eine der besten Nahrungsquellen für Magnesium wird Sie vielleicht überraschen: Kaffee. Ein Espresso, wie man ihn in einem Café bekommt, enthält ungefähr 48 Milligramm Magnesium.[10] Bei diesem Mineralstoff kommt es genau auf die richtige Menge an; also achten Sie darauf, nur so viel davon zu sich zu nehmen, wie Ihr Darm verträgt (von zu viel Magnesium bekommt man Durchfall). Und wenn Sie Ihrem Körper über Nahrungsergänzungsmittel, Milchprodukte oder angereicherte Lebensmittel zusätzliches Kalzium zuführen, brauchen Sie mehr Magnesium als sonst. Neben Kaffee sind auch grüne Blattgemüse wie Mangold, Spinat und Meeresgemüse, Tee, Hülsenfrüchte und naturbelassene Pseudogetreide (Dikotyledonen) wie beispielsweise Quinoa hervorragende Magnesiumquellen.

Yoga und Ihre Stammzellen

Stress lässt sich nicht vermeiden und ist sogar gesund, wenn man ihn richtig ausleben kann (positiver Stress wird als Eustress bezeichnet). Doch leider beruht ein großer Teil unseres Stresses auf Fehlanpassungen. Manchmal sind die Ursachen unbekannt oder so tief in unsere Psyche eingebettet, dass es am besten ist, gereizte Nerven mit Meditation, Yoga, körperlicher Aktivität oder ätherischen Ölen zu beruhigen. Yoga, das fundierten wissenschaftlichen Untersuchungen zufolge über 100 verschiedene gesundheitliche Vorteile bietet,[11] ist mindestens 5000 Jahre alt und kann Ihnen zu einem längeren und glücklicheren Leben verhelfen.

Zu den verjüngenden Wirkungen von Yoga gehören eine vermehrte körperliche Beweglichkeit, fokussierte Atmung und bewusste, geschmeidige Bewegungen. Aber die positiven Auswirkungen von Yoga gehen noch viel tiefer – sie erstrecken sich bis ins Knochenmark hinein. Die Stammzellen aus Ihrem Knochenmark verlassen immer wieder ihre »Heimat« und wandern in den Blutkreislauf ein. Wenn Sie sich einen Muskel gerissen haben, können Knochenmarkstammzellen sich zu gesunden Muskelzellen umwandeln und auf diese Weise den Regenerationsprozess fördern. Wenn Sie unter Gelenkproblemen leiden, können sie zu Knorpelzellen werden, die Ihre Knochen abpolstern. Einer im *Journal of Ayurveda and Integrative Medicine* erschienenen wissenschaftlichen Untersuchung zufolge haben Menschen, die regelmäßig Yoga praktizieren, mehr Marker im Urin, die auf das Vorhandensein von Stammzellen hinweisen.[12] Diese Untersuchung deutet darauf hin, dass durch die vielen Biegungen und Drehungen und durch die tiefe Atmung beim Yoga Stammzellen aus dem Knochenmark freigesetzt werden und in die Blutbahn gelangen können, wo sie sich auf die Suche nach reparaturbedürftigem Gewebe machen.

Altersbedingte Erkrankungen, die sich durch Yoga bessern können

Hier nur ein paar mit dem Alterungsprozess einhergehende Erkrankungen, die sich durch Yoga bessern lassen:[13]

- Herz-Kreislauf-Probleme
- Kognitiver Abbau
- Depressionen
- Überanstrengung der Augen
- Hormoninsuffizienz
- Kreuzschmerzen
- Atemprobleme
- Schlafmangel

Dieser Prozess verhindert vorzeitige Zellalterung und einen verfrühten Zelltod und dämmt Entzündungen ein – vielleicht eine Erklärung dafür, warum Yoga gerade im Alter so erstaunlich positive Auswirkungen auf den Körper hat.

Für jeden Menschen gibt es eine geeignete Yogapraxis – vom anstrengenden, schweißtreibenden Poweryoga bis hin zu sanfteren Yogakursen, bei denen die Schüler zunächst einfach nur ruhig auf ihren Stühlen sitzen und an einer Verbesserung ihrer Mobilität arbeiten. Selbst Menschen, die das Gefühl haben, nicht sonderlich beweglich zu sein, können durch sanftere Yogavarianten in den Genuss dieser gesundheitlichen Vorteile kommen.

Genau wie die Ernährung unserer Vorfahren unsere DNA mit den Informationen versorgt, die sie braucht, ist auch Yoga eine altbewährte Disziplin, die offenbar eine von Grund auf regenerierende Wirkung hat. Aber um wirklich genau zu verstehen, was Yoga Ihnen bringen kann, müssen Sie *die positiven Auswirkungen dieser Disziplin am eigenen Leib erfahren*.

Jüngere Haut

In unserem Äußeren spiegelt sich unsere zunehmende innere Giftstoffbelastung wider: vorzeitig erschlaffte Haut und Faltenbildung – Altersflecken – matter, glanzloser Teint. Wir können Hunderte oder gar Tausende für unangenehme, invasive Schönheitsbehandlungen ausgeben; doch dadurch wird sich die Ursache des Problems (Toxizität) nur noch mehr verschlimmern. Statt mit Botox, das – wie vor Kurzem nachgewiesen wurde – die Emotionen abstumpft und zu kognitiven Veränderungen führt,[14] können wir die Auswirkungen eines vorzeitigen Alterungsprozesses mit natürlichen, nachhaltigen Methoden verlangsamen oder vielleicht sogar rückgängig machen.

Nehmen Sie gesunde Fette und Pflanzen in Ihren Speiseplan auf!

In einer großen japanischen Studie an über 700 Frauen hatten Probandinnen, die insgesamt mehr Fett (inklusive gesättigter und einfach ungesättigter Fette) zu sich nahmen, eine elastischere Haut.[15] Dabei spielt die Qualität der aufgenommenen Fette die allerwichtigste Rolle: Wenn Sie pflanzliche Fette zu sich nehmen, sollten Sie – sofern verfügbar – rohe oder extra native Fette aus biologischem Anbau wählen. Meiden Sie Pflanzenöle (einschließlich Soja-, Mais-, Raps-, Baumwollsamen-, Distel- und Sonnenblumenöl), die nicht von den Gemüsearten stammen, die wir essen sollten, und die einen übermäßig hohen Gehalt an leicht oxidierbaren, entzündungsfördernden Omega-6-Fettsäuren aufweisen, welche die Hautalterung beschleunigen können. Die besten, empfehlenswertesten Fette sind meiner Ansicht nach in Fleisch von Weidetieren, Wildlachs, Fleisch und Eiern von grasgefüttertem Geflügel, Avocados, Kokosöl und Olivenöl enthalten.

Die oben erwähnte Studie hat übrigens auch ergeben, dass Frauen, die mehr grünes und gelbes Gemüse aßen, deutlich weniger Falten hatten. Grüne und gelbe Gemüsearten sind hervorragende Nahrungsquellen für Antioxidanzien und Betakarotin – sekundäre Pflanzenstoffe, von denen man eine reine Haut bekommt. Genießen Sie mehrmals täglich Grünkohl, Spinat, Brokkoli, Mangold, Blattkohl und anderes Kohlgemüse, Blattsenf, Rukola, gelbe Paprika, Winterkürbis oder gelbe Zucchini.

Bevorzugen Sie natürliche Hautpflegeprodukte

Aloe vera: Von den rund 100 natürlichen Substanzen, die zur Verbesserung des Zustands alternder Haut untersucht worden sind, ist Aloe vera vielleicht am wirksamsten. (Eine umfassende Liste solcher Substanzen finden Sie unter www.greenmedinfo.com/disease/agingskin.) Zusätzlich zu seinen Anti-Aging-Effekten bewirkt dieser Jungbrunnen unter den Pflanzen noch ungefähr 50 weitere positive Nebeneffekte – so eignet sich Aloe vera, äußerlich angewendet, beispielsweise zur Wundheilung, Behandlung von Verbrennungen und Förderung der Zahngesundheit; aber auch viele Krebsarten lassen sich damit behandeln. Oral eingenommen, hat Aloe vera eine zutiefst beruhigende Wirkung, versorgt den Körper mit Flüssigkeit und steigert die Kollagenproduktion. Außerdem dämmt Aloe vera die Genaktivität ein, durch die es überhaupt erst zu einer Abnahme der Kollagenproduktion kommt. Einer wissenschaftlichen Untersuchung zufolge hatten Frauen, die Aloe-vera-Gel-Kapseln einnahmen, nach 90 Tagen weniger Falten. Schon moderate Dosen von ungefähr 1200 Milligramm verbessern die Elastizität der Haut.[16]

Sie können Aloe-vera-Gel-Kapseln einnehmen; aber ich verwende immer am liebsten Produkte, die ihrem natürlichen Ursprung am nächsten kommen – in diesem Fall also ein Gel, das direkt aus den Aloe-vera-Blättern stammt. Man braucht nicht viel Aloe-vera-Gel, um positive Resultate zu erzielen.

Roter Ginseng wurde von einer Gruppe von Forschern in Korea, die den Extrakt untersuchten, um zu messen, wie er Falten mindert, als »Beauty-Food« bezeichnet. Die Wissenschaftler kamen zu dem Ergebnis, dass diese Pflanze die Kollagensynthese in der Haut verstärkt.[17] Roter Ginseng ist als Tee problemlos erhältlich, und man kann ihn täglich trinken.

Kiefernrindenextrakt hilft, wie eine japanische Studie an mehr als 100 Frauen gezeigt hat, gegen unerwünschte Altersflecken. Doch seine Anti-Aging-Wirkung geht noch viel weiter: Die Frauen kamen auch in den Genuss einer vermehrten Hautelastizität und Steigerung der Hautfeuchtigkeit – wahrscheinlich aufgrund einer Erhöhung des Hyaluronsäurespiegels, der für eine glatte und jugendliche Haut notwendig ist. Außerdem verstärkte Kiefernrinde die Expressionsgene, die einen Beitrag zur Bildung von neuem Kollagen leisten. In dieser Studie wurde ein im Handel erhältlicher Extrakt namens Pycnogenol verwendet, der als Nahrungsergänzungsmittel eingenommen werden kann. Bereits Dosen von nur 40 Milligramm erwiesen sich als wirksam.[18]

Die unsichtbaren Dornen,
die Gelenkschmerzen verursachen

Arthrose ist eine degenerative Gelenkerkrankung, die sich durch außer Kontrolle geratene Entzündungsprozesse, chronische Schmerzen und Bewegungseinschränkungen auszeichnet. Gegen die Schmerzen gibt es Medikamente; doch ohne Bekämpfung der wahren Ursachen wird man keine nachhaltige Linderung erfahren. Eine der häufigsten Entzündungsursachen findet sich beim Abendessen (und auch beim Mittagessen und Frühstück) auf unseren Tellern: Lektine. Traditionelle Zubereitungsmethoden wie Kochen, Keimen und Fermentieren können dagegen helfen, sie aber nicht vollständig beseitigen. Beispielsweise kann gekeimter Vollweizen sogar mehr Weizenlektin (genauer ausgedrückt: Weizenkeimagglutinin oder WGA) enthalten als normales Brot, weil der Keim, der bei verarbeitetem Brot entfernt wird, am meisten von diesem Lektin enthält.

WGA-Lektine können zu Entzündungen und Gelenkschmerzen führen – viele Menschen nehmen dann nichtsteroidale Antirheumatika (NSAR) oder andere Medikamente zur Linderung ihrer Beschwerden ein. NSAR können jedoch die Durchlässigkeit der Darmwände erhöhen, wodurch der Körper womöglich noch größere Mengen an WGA und anderen problematischen Weizenproteinen aufnimmt; und dann bekommt man noch mehr Beschwerden und muss noch mehr NSAR einnehmen. Um diesen Teufelskreis zu durchbrechen, sollten Sie Weizen und glutenhaltige Produkte aus Ihrer Ernährung streichen. Das kann die Entzündungsschmerzen einer Arthritis erheblich lindern. Wenn Sie empfindlich auf Weizenlektin reagieren, müssen Sie vielleicht auch auf andere Nahrungsquellen von Lektinen mit ähnlichen Bindungseigenschaften wie WGA (sogenannte chitinbindende Lektine) – beispielsweise Kartoffeln,[19] Gerste, Roggen, Tomaten[20] und sogar Reis[21] – verzichten. Da Gelenkerkrankungen oft mit einem Mangel an Kollagen einhergehen, können Sie auch Vitamin C und die Aminosäure Lysin einnehmen, die beide für die Kollagenproduktion notwendig sind. Auch eine Einnahme von Glucosamin kann sinnvoll sein, da diese Substanz zufälligerweise genau die gleiche Bindungsstelle aufweist, an der die oben genannten Lektine normalerweise andocken (nämlich N-Acetylglucosamin)[22] – nur dass diese Lektine dann eben an das Nahrungsergänzungsmittel und nicht an die Rezeptoren in Ihrem Gewebe binden.

Natürlich werden Ihre Gelenkschmerzen trotzdem immer noch ab und zu aufflammen; und vielleicht haben Sie auch nicht genügend Zeit, um auf die positiven Ergebnisse einer Ernährungsumstellung zu warten. Das kann eine gute Gelegenheit sein, ein natürliches entzündungshemmendes, antioxidatives Nahrungsergänzungsmittel wie Schwarzkümmelöl einzunehmen. Schwarzkümmelöl ist in den USA nicht sehr bekannt, hat aber eine lange und traditionsreiche medizinische Geschichte, die bis in die Antike zurückreicht. Eine Studie aus dem Jahr 2016, die an Probanden in einem iranischen Pflegeheim durchgeführt wurde, hat gezeigt, dass Kniearthroseschmerzen sich durch dieses Öl bei äußerlicher Anwendung besser eindämmen lassen als durch die Einnahme von Paracetamol.[23]

Was ist Schwarzkümmelöl?

Schwarzkümmelöl (schon in der Antike als »Heilmittel gegen alles außer den Tod«[24] bekannt) ist ein komplex aufgebautes Nahrungsmittel und Gewürz und viel komplexer als die meisten Arzneimittel, die oft nur aus einzelnen chemischen Substanzen oder einfach aus Kombinationen daraus bestehen. Massieren Sie einen Milliliter (ungefähr ein Gramm, also eine sehr geringe Menge) von dem Öl in die das entzündete Gelenk umgebende Haut ein, und zwar mit der ganzen Handfläche im Uhrzeigersinn vorn und an den Seiten. Führen Sie das dreimal täglich etwa fünf Minuten lang durch. In der iranischen Studie wurden die Probanden aufgefordert, das Öl drei Wochen lang anzuwenden; diese Zeitdauer reicht aus, um eine messbare Schmerzlinderung zu erreichen.

Natürliche Strategien zur Linderung von Wechseljahresbeschwerden

Vielen Frauen wird eine synthetische Hormonersatztherapie (HRT) verschrieben, um wechseljahresbedingten Problemen wie Knochenschwund, erhöhtem Herz-Kreislauf-Risiko, Stimmungsschwankungen und Hitzewallungen entgegenzuwirken. Bei dieser Therapie wird ihnen Östrogen und/oder Progesteron verabreicht, deren Spiegel um die Lebensmitte herum abnimmt, da die Eierstöcke ihre Hormonproduktion jetzt naturgemäß zurückfahren. Die Hormonersatztherapie birgt jedoch nachweislich auch Gefahren, zum Beispiel ein erhöhtes Risiko für Brust- und Eierstockkrebs, Blutgerinnselbildung und Schlaganfall.[25] Natürliche Hormonersatztherapieformen sind zwar weitaus unbedenklicher, können aber ebenfalls den physiologischen Hormonmangelzustand fördern, indem sie den ohnehin schon weniger aktiven endokrinen Drüsen die Botschaft senden, dass sie keine Hormone mehr zu produzieren brauchen. Dadurch wird die Frau immer abhängiger von äußerlich zugeführten Hormonen, und ihr Risiko für die Entwicklung einer Drüsenatrophie steigt.

Ich empfehle Ihnen, Ihre regenerativen Speicher während der Wechseljahre zu stärken, indem Sie auf eine typisch westliche Ernährung verzichten – vor allem auf folgende Produkte:

- **Raffinierter Zucker und verarbeitete Kohlenhydrate:** Viele Frauen haben Angst vor der Gewichtszunahme, die in der Menopause manchmal eintritt; und gerade diese stark süchtig machenden Nahrungsmittel können den Insulinspiegel erhöhen, was wiederum zu einer Östrogendominanz, ungesundem Fettverteilungsmuster und zu den während der Menopause auftretenden berüchtigten körperlichen Beschwerden führen kann.

- **Alles, was mit Wachstumshormonen behandelt wurde:** Achten Sie darauf, dass Milchprodukte und andere tierische Erzeugnisse, die Sie kaufen, nicht von Tieren stammen, denen rekombinantes Rinderwachstumshormon (rBGH) – auch unter dem Namen Rindersomatotropin (BST) bekannt – oder andere wachstums- oder gewichtsfördernde Hormone verabreicht wurden. Um ganz sicherzugehen, kaufen Sie am besten nur Fleisch und Milchprodukte von grasgefütterten Tieren (falls Sie überhaupt Milchprodukte essen müssen; es kann durchaus eine gute Idee sein, ein paar Wochen lang ganz auf solche Produkte zu verzichten und sie dann nach und nach wieder in Ihre Ernährung einzuführen, um zu testen, wie gut Sie sie vertragen).

Außerdem können Sie folgende hormonregulierende Lebensmittel in Ihren Speiseplan aufnehmen:

- **Obst und Gemüse** sind reich an Phytoöstrogenen, einer in Pflanzen vorkommenden Östrogenart. Außerdem handelt es sich dabei um Adaptogene, die den Östrogenspiegel Ihres Körpers regulieren: Wenn Sie eine stärkere Östrogenaktivität benötigen, erhöhen sie den Spiegel; wenn Sie zu viel davon haben, tragen sie zu einer Blockade der Östrogenaktivität bei.
- **Leinsamen** haben eine ungeheuer starke therapeutische Wirkung und können sogar das Wachstum von Brustkrebs verlangsamen.[26]
- **Blaubeeren:** In Untersuchungen an Tieren, denen die Eierstöcke entfernt worden waren, hemmten diese Beeren den Zellalterungsprozess.[27]
- **Ingwer** wirkt dem Verlust des räumlichen Gedächtnisses in den Wechseljahren entgegen.[28]
- **Soja** kann sich positiv auf die Knochengesundheit auswirken, aber auch Herz-Kreislauf-Risikofaktoren und Hitzewallungen eindämmen.[29]
- **Nachtkerzenöl** kann den Schweregrad von Hitzewallungen verringern und soziale Aktivitäten, Beziehungen zu anderen Menschen und die Sexualität bei Frauen in den Wechseljahren verbessern.
- **Granatapfel** (genau genommen handelt es sich dabei um eine Beere und den Fruchtknoten einer Pflanze) enthält natürlich vorkommende Steroidhormone, die Ähnlichkeit mit von menschlichen Eierstöcken gebildeten Hormonen wie Östrogen und Testosteron haben.

Andropause

Nicht nur Frauen machen um die Lebensmitte herum hormonelle Veränderungen durch. Auch Männer durchlaufen eine als Andropause bezeichnete Übergangsphase, in der Hormone wie Testosteron und menschliches Wachstumshormon (HGH) in geringeren Mengen produziert werden. Sowohl Testosteron als auch HGH sind als Potenzhormone bekannt, und eine sehr finanzkräftige Industrie profitiert von den Ängsten der Männer, dass sie ab dem Alter von ungefähr 50 Jahren womöglich ihre »Männlichkeit« einbüßen und dass dann vor allem ihre sexuelle Potenz nachlassen könnte. Diese Industrie verkauft Jahr für Jahr Testosteronpräparate im Wert von über zwei Milliarden Dollar.[30] Aber es gibt viel sinnvollere Maßnahmen gegen dieses Problem, von denen nicht nur Ihr Sexualleben profitieren kann; sie könnten darüber hinaus einer Erkrankung abhelfen, die der wichtigsten Todesursache unserer heutigen Zeit zugrunde liegt.

Bei Männern ist Impotenz oft ein erstes Anzeichen für eine endotheliale Dysfunktion im ganzen Herz-Kreislauf-System. Ohne ungehinderten Blutfluss zum und vom Penis kann es nicht zu einer Erektion kommen; und dieser Blutfluss wird nur durch ein gesundes Endothel ermöglicht, das sich als Reaktion auf Blutdruckschwankungen völlig entspannt und wieder zusammenzieht. Eine unbehandelte endotheliale Dysfunktion kann zu Arteriosklerose führen. Und *diese* Ablagerung von Plaques in den Blutgefäßen kann früher oder später zu einem Schlaganfall oder Herzinfarkt oder einer koronaren Herzkrankheit führen.

Zur Behandlung einer erektilen Dysfunktion die Hormonproduktion des Mannes künstlich hochzufahren, ist nur eine notdürftige, vorübergehende Lösung: Damit ignoriert man die Hilferufe seines Körpers und riskiert erhebliche Nebenwirkungen, womöglich sogar einen Herzinfarkt. Denken Sie daran, dass nicht alle Krankheiten körperliche Ursachen haben! Nicht nur endotheliale Dysfunktion, sondern auch ein Mangel an emotionaler Intimität und eine ungesunde Beziehungsdynamik können wichtige Ursachen für Potenzprobleme sein; und beiden kann man mit verschiedenen Formen psychischer und spiritueller Arbeit an sich selbst und seiner Beziehung entgegenwirken.

Der direkteste Weg zur Behandlung dieses Frühwarnsignals für Herz-Kreislauf-Erkrankungen besteht in einer radikalen Ernährungsumstellung. Lassen Sie Getreide- und Milchprodukte, die unser Körper nicht als Quellen heilsamer, regenerativer Informationen erkennt, weg. Orientieren Sie sich stattdessen lieber an der Ernährung Ihrer Vorfahren, die viele kohlenhydratarme Gemüsearten, Knollen und Früchte mit wertvollen Inhaltsstoffen liefert. Ihre Ernährung sollte aber auch hochwertige natürliche Fette und Eiweißquellen enthalten, die zu unserer biologischen Vergangenheit passen. Unter GreenMedInfo.com finden Sie eine Datenbank mit über 100 natürlichen Substanzen,[31] die auf ihre Wirkung gegen eine endotheliale Dysfunktion untersucht wurden. Die fünf wichtigsten sind: Arginin, Vitamin C, Flavonoide, Vitamin E und Isoflavone. Auch Bewegung spielt eine wichtige Rolle, denn sie verbessert die Gefäßfunktion.[32] Umgekehrt weiß man inzwischen, dass körperliche Inaktivität zur Entstehung einer erektilen Dysfunktion beiträgt.[33]

Eine weitere sinnvolle Maßnahme könnte darin bestehen, grünen Tee zu trinken. Präklinische Untersuchungen zur Behandlung einer erektilen Dysfunktion mit Grüntee haben erstaunliche Erfolge erbracht – vor allem ein vermindertes Fortschreiten arteriosklerotischer Plaques im *Corpus cavernosum* (dem Schwellkörper, aus dem der größte Teil des Penis besteht) von Nagetieren und einen Anstieg der Androgenspiegel.[34] Wenn Sie grünen Tee nicht mögen, können Sie stattdessen auf andere Getränke mit hohem Gehalt an Katechinen zurückgreifen, die zu den aktivsten Inhaltsstoffen von Grüntee gehören. Schwarztee ist eine gute Alternative; doch da er nur ungefähr halb so viele Katechine enthält wie Grüntee, sollten Sie in diesem Fall vielleicht lieber die doppelte Teemenge verwenden.

Fatigue, Depressionen und Schmerzen – unterschiedliche Krankheitssyndrome

Manchmal ist das, was sich wie eine bloße Begleiterscheinung des Alters anfühlt, in Wirklichkeit ein viel tiefergehendes Problem. »Krankheitssyndrom« ist ein Oberbegriff für ein ganzes Cluster aus verschiedenen Symptomen: allgemeine Müdigkeit und Erschöpfung, Depression, mangelndes sexuelles Verlangen, Schmerzen, Appetitmangel und ein vermehrtes Bedürfnis nach Alleinsein. Diese Symptome passen zu der in unserer Kultur so weitverbreiteten Klischeevorstellung vom Alter; aber es sind keine normalen, unvermeidlichen Begleiterscheinungen des Älterwerdens, und es leiden auch keineswegs nur ältere Menschen darunter. Niedergeschlagenheit, Energiemangel, fehlendes sexuelles Verlangen und der Wunsch, uns von anderen Menschen abzukapseln, können uns in jedem Lebensalter überkommen.

Die Schmerzen, Depressionen und sonstigen Beschwerden, denen wir durch verschiedene Süchte zu entrinnen versuchen, rühren oft daher, dass unsere elementaren Grundbedürfnisse – Wasser, Licht, körperliche Aktivität, zwischenmenschliche Beziehungen und Gemeinschaftsgefühl – nicht erfüllt werden. Wenn wir auf *all* diese wichtigen Ressourcen verzichten müssen, fühlen wir uns müde und abgeschlagen und leiden unter Schmerzen. In einer wissenschaftlichen Untersuchung, der sogenannten Rat-Park-Studie, teilten Forscher morphiumsüchtige Ratten in zwei Gruppen ein. Die erste Gruppe wurde in einem typischen, überfüllten kleinen Rattenkäfig ohne natürliches Licht untergebracht. Die zweite Gruppe wurde in einen – wie die Forscher es nannten – »Rattenpark« gebracht, eine Art Spielplatz, der ungefähr 200-mal so groß war wie der Käfig der ersten Gruppe. Als die nach wie vor süchtigen Ratten zwischen Morphium- und Leitungswasser wählen durften, bevorzugten nur die auf übliche Weise eingesperrten Ratten die Selbstmedikation mit dem Opioid als Reaktion auf ihre bedrückende Umgebung. Die Ratten im Rattenpark dagegen ignorierten das Morphium weitgehend: Sie nahmen 19-mal weniger davon zu sich als die anderen Tiere.[35] Ihr soziales Umfeld war für sie so heilsam, dass sie sich nicht mehr unter Drogen zu setzen brauchten.

Aus dieser wissenschaftlichen Untersuchung kann man gleich mehrere Lektionen ableiten, doch ich möchte mich an dieser Stelle auf einen einzigen wichtigen Aspekt konzentrieren: Überleben hängt von einem gesunden sozialen und physischen Umfeld ab. Ohne ein solches Umfeld zeigen wir Anzeichen von Müdigkeit, Erschöpfung und Niedergeschlagenheit. Wir fühlen uns schlapp und antriebslos und würden uns morgens am liebsten gleich nach dem Aufwachen wieder unter der Decke verkriechen.

Meist werden solche Verhaltensweisen mit der Krankheit selbst verwechselt: Die Symptome werden pathologisiert, und man versucht sie mit Medikamenten zu beheben. Das kann in einem professionellen Umfeld passieren: Beispielsweise könnte ein Arzt daraufhin eine Depression diagnostizieren und dem Patienten Antidepressiva verschreiben. Meine Frau Dr. Kelly Brogan, die als ganzheitlich orientierte Psychiaterin tätig ist, hat in dieser Hinsicht eine interessante Erfahrung gemacht: Vielen ihrer Patienten, die etwas an ihrer Lebensweise verändern und ihren Beschwerden mit psychospirituellen Praktiken entgegenwirken, bei denen Selbstfürsorge eine wichtige Rolle spielt, gelingt es auf diese Weise, eine ganze Reihe »unheilbarer« psychischer Erkrankungen, ja sogar Autoimmunkrankheiten wie Lupus in vollständige Remission zu bringen, sodass sie ihre Psychopharmaka absetzen können:[36] Dadurch, dass sie ihr Leiden neu definieren, können sie einen Sinn darin entdecken und in ihrem Missgeschick eine Chance zur Innenschau und Selbsterforschung erkennen. So gelingt es vielen dieser Patienten, durch ihre Krankheit zu mehr innerer Kraft und Gesundheit zu finden.

Das Krankheitssyndrom ist eine adaptive Reaktion auf einen ungesunden Lebensstil – ein kompensatorischer Bewältigungsmechanismus, der der Selbsterhaltung dient. Vielleicht will Ihr Körper Ihnen damit sagen, dass Sie jetzt Ihr »System herunterfahren«, sich zurückziehen und Ihre Energie auf Ruhe, Reparatur und Genesung umkanalisieren sollten als letzter verzweifelter Versuch, in einer Welt zu überleben, die sich grundlegend von derjenigen unterscheidet, mit der wir von unserer Evolution her etwas anfangen können. Somit handelt es sich dabei um eine selbstschützende, ja sogar der Regeneration dienende Reaktion, und wir tun gut daran, sie zu respektieren und unserem Bedürfnis nach Ruhe und Erholung nachzugeben.

In Teil dieses 3 Buches werden Sie lernen, meinen Regenerationsansatz in die Praxis umzusetzen: Dort finden Sie einen Entgiftungsplan, um Ihren Körper von den negativen Auswirkungen unserer typischen westlichen Ernährung zu reinigen, und einen Lebensstilplan, der eine tiefgreifende körperliche Erneuerung und Verjüngung in Gang setzen wird.

TEIL 3

IHR REGENERATIONSPROGRAMM

EIN VIER-SCHRITTE-PROGRAMM
ZUR AKTIVIERUNG DER RADIKALEN
RESILIENZMECHANISMEN IHRES KÖRPERS

Phase 1 – Induktion
Monodiät aus Äpfeln und reinem Wasser (1–3 Tage)

Phase 2 – Neustart
Umstieg auf die Ernährung Ihrer Vorfahren (2 Wochen)

Phase 3 – Nahrungsergänzung
So unterstützen Sie Ihren Körper in der Regenerationsphase (2 Wochen)

Phase 4 – Geist und Körper heilen
Entgiftung und gezielte Bewegung (ein Leben lang)

Mit meinem Regenerationsprogramm möchte ich Ihnen helfen, die Informationen in diesem Buch in Sofortmaßnahmen umzusetzen. Ich hoffe für Sie, dass Sie dadurch in den direkten Genuss der tiefgreifenden regenerativen Kräfte kommen werden, die nicht nur Ihren Körper, sondern das ganze Universum erfüllen. Also lassen Sie sich gemeinsam mit mir auf diesen Quantensprung ein! Zunächst einmal werden Sie einen großen Bogen um die mechanischen, gedankenlosen Essgewohnheiten unserer heutigen Zeit machen und *nur noch Äpfel aus biologischem Anbau* essen. Diese Monodiät (die ein bis drei Tage dauert) soll Ihnen durch einen mutigen Akt radikaler Vereinfachung die richtige Starthilfe für ein neues Leben geben. Dadurch kann eine enorme Menge an psychischer und physischer Energie frei werden, die Sie ansonsten den ganzen Tag über unbewusst für Lebensmitteleinkauf, Planung, Zubereitung, Verzehr, anschließendes Aufräumen und die Verdauung Ihrer normalen Mahlzeiten investieren würden. Außerdem erhalten Sie dadurch eine Chance, die bisher ungenutzten Kräfte Ihres Körpers zu nutzen. Sie werden lernen, sich Zugang zu Nahrung sowohl aus einer »kosmischen Quelle« (dem Quantenvakuum) als auch aus einer irdischen Quelle (der unglaublichen Vielfalt an Nahrungsmitteln und wertvollen Substanzen, die unsere Erde zu bieten hat) zu verschaffen.

Solange Sie nicht die Erfahrung gemacht haben, wie es ist, zwischen diesen beiden Nahrungsquellen hin und her zu wechseln, wissen Sie auch nicht, dass man nicht unbedingt jeden Tag drei »richtige« Mahlzeiten zu sich nehmen muss, um gesund und glücklich zu sein. Wenn Sie erleben, wie es ist, unmittelbar mit einer unendlichen kosmischen Nahrungsquelle in Kontakt zu stehen, werden Sie in Ihrem Leben eine Leichtigkeit, Freude und Vitalität entdecken, von der Sie bisher keine Ahnung hatten.

Dieses Programm ist von seinem Aufbau und seinen Grundprinzipien her sehr einfach. Zunächst einmal geht es darum, alle Elemente, die die enorme Regenerationsfähigkeit Ihres Körpers beeinträchtigen, aus Ihrem Leben zu eliminieren beziehungsweise sich davon zu entgiften. Außerdem werden Sie lernen, sich auf eine andere Art und Weise zu ernähren, zu bewegen und zu denken, durch die Ihre uralten angeborenen Regenerationsprozesse noch stärker aktiviert und optimiert werden.

Phase 1 (Induktion), in der Sie nur Äpfel essen werden, dauert ein bis drei Tage – je nachdem, wie lange Sie diese Kost bequem durchhalten können. In Phase 2 (Neustart) werden Sie Ihren Körper auf die Ernährung Ihrer Vorfahren umstellen: Alle verarbeiteten und toxischen Lebensmittel, die die meisten Menschen bereits essen, seit sie angefangen haben, feste Nahrung zu sich zu nehmen, werden von Ihrem Speisezettel gestrichen. Sobald Sie sich zwei Wochen lang nach diesem neuen Muster ernährt haben, kommt Phase 3 (Nahrungsergänzung), in der Sie – wie der Name schon sagt – mit der Einnahme einiger wichtiger Nahrungsergänzungspräparate beginnen. In Phase 4 (Geist und Körper heilen) schließlich werden Sie nachhaltige Lebensstilpraktiken für eine (innerliche und äußerliche) Entgiftung und gezielte körperliche Aktivität für Ihre emotionale Heilung entwickeln.

INDUKTION

Monodiät aus Äpfeln und reinem Wasser (1–3 Tage)

Aus evolutionärer Sicht ist der Apfel ein ideales vollwertiges Nahrungsmittel: Er enthält alle Nährstoffe und Informationen, die notwendig sind, um Sie zu ernähren und innerlich zu reinigen, Ihr Verdauungssystem zu entlasten und gleichzeitig auch noch etwas für Ihre Darmflora zu tun. Außerdem enthalten Äpfel pflanzliche Stammzellen und EZ-Wasser mit stark verjüngender Wirkung, gelösten Sauerstoff und andere Nährstoffe, die keine aufwendige Verdauungsarbeit erfordern und Sie trotzdem nachhaltig ernähren. Dieser scheinbar radikale Schritt in Richtung einer einfacheren Ernährung ist ein grundlegender Neustart für Ihren ganzen Stoffwechsel – eine Art »Frühjahrsputz«, bei dem Ihr Körper immer wieder aufs Neue gereinigt und ernährt wird. Auch in anderen Lebensbereichen werden Sie einen ähnlichen Neustart und eine ähnliche innere Befreiung erleben, weil sie jetzt mehr Zeit haben, die Sie bisher für den Einkauf und die Zubereitung von Lebensmitteln investiert hatten: Diese Zeit gehört nun ganz allein Ihnen, und Sie können Ihren leeren Terminkalender mit neuen, kreativen Aktivitäten füllen.

Essen Sie ein bis drei Tage lang jede beliebige Bioapfelsorte; entfernen Sie die Kerne, aber schälen Sie Ihre Äpfel nicht. Denn Apfelschale hat eine adstringierende (zusammenziehende) Wirkung, die Ihre Epithelgewebe reinigt und Mundraum, Darm und Herz-Kreislauf-System gesund erhält. Das in Äpfeln enthaltene strukturierte biologische Wasser ernährt und versorgt Ihr Gewebe mit Energie und Informationen; und das Apfelpektin fördert die Entgiftung, indem es Galle und Toxine, die sich in Ihrem Körper angesammelt haben, eliminiert. Außerdem enthalten Äpfel – wie alle lebendigen Lebensmittel – ein komplexes gesundheitsförderndes Mikrobiom, das Ihr eigenes Mikrobiom stärkt und erneuert. Sie dürfen so viele Äpfel essen, wie Sie möchten. Lassen Sie sich dabei von Ihrem Appetit (oder nicht vorhandenen Appetit) leiten: Wenn Sie Hunger bekommen, essen Sie nur einen Apfel. So einfach ist das. Außerdem sollten

Sie jetzt möglichst viel reines, klares Wasser trinken. Am besten eignet sich Quellwasser; Sie können aber auch gereinigtes, gefiltertes Wasser trinken und mit Mineralstoffen anreichern – zum Beispiel mit einer Prise Himalaya-Meersalz oder mit Spurenelementen aus dem Großen Salzsee von Utah –, um es zu alkalisieren und umzustrukturieren.

Wasser – ein sehr wichtiger Entgiftungsfaktor

Da Wasser 99 Prozent der Moleküle in Ihrem Körper ausmacht, können Getränke für Sie eine wichtige Quelle der Regeneration und Entgiftung sein. Also versuchen Sie, jeden Tag ungefähr 30 Milliliter Wasser pro Kilogramm Körpergewicht zu trinken. Im Zweifelsfall achten Sie auf das Feedback, das Ihr Körper Ihnen gibt! Wenn Ihr Urin verfärbt ist, sollten Sie wahrscheinlich mehr trinken. Ist der Urin klar, so dürfte hinsichtlich Ihrer Wasserversorgung alles im grünen Bereich liegen. Idealerweise sollten Sie auch jeden Tag ein bisschen EZ-Wasser trinken, das eine Molekularstruktur von H_3O_2 besitzt. Wasser aus unterirdischen Quellen ist eine gute Wahl; Sie können aber auch Wasser in einen Glasbehälter geben, damit es sich mit Sonnenlicht auflädt. Wenn Sie unbedingt städtisches Wasser aus der Leitung trinken müssen, sollten Sie nach Möglichkeit ein Umkehrosmose-Filtersystem verwenden. (Anm. d. Red.: Über die Qualität des Leitungswassers geben die Wasserwerke Auskunft. Aber auch hierzulande gelangt durch die konventionelle Landwirtschaft, die Düngemittel und Pestizide verwendet, immer mehr Nitrat ins Grundwasser und auch Arzneimittelrückstände können nicht komplett herausgefiltert werden.)

In dieser Ernährungsphase werden Sie auf Eiweiß und Fett verzichten; Ihr Körper nimmt sich jetzt das, was er braucht, indem er eigene, weniger gesunde Substanzen aus seinen Zellen abbaut und alles, was er davon verwenden kann, im Rahmen eines Prozesses namens Autophagie (= »sich selbst essen«) wiederverwendet. Autophagie ist ein uraltes Selbstreinigungssystem Ihres Körpers: Dabei baut er schlecht funktionierende, kranke oder verbrauchte Zellen auf elegante, effiziente Art und Weise ab und verwendet die Reste zur Bildung neuer Zellen.

Alkohol ist in dieser Phase nicht erlaubt, und Kaffee ist nicht zu empfehlen; doch wer das Gefühl hat, körperlich davon abhängig zu sein, darf morgens eine Tasse Kaffee (aber nur aus biologischem Anbau) trinken. Zunächst werden Sie in dieser Phase »Hunger« haben; doch das ist oft nur eine Reaktion auf die körperliche Neuorientierung, die Sie jetzt gerade durchmachen. Diese Mono-Entgiftungsdiät kann bei manchen Menschen abführend, bei anderen verstopfend wirken. Denken Sie daran, viel Wasser zu trinken; das kann Ihnen bei der Entgiftung helfen und als zusätzliche Energiequelle dienen.

NEUSTART

Umstieg auf die Ernährung Ihrer Vorfahren (2 Wochen)

Das Ziel von Phase 2 besteht darin, die degenerativen Auswirkungen unserer typischen westlichen Ernährung zu beheben und Ihrem Körper einen Neustart zu gönnen: und zwar mit einer an die Kost Ihrer Vorfahren angelehnten Ernährung mit natürlich regenerierender Wirkung, die zu 100 Prozent aus nicht genetisch veränderten Biolebensmitteln wie Obst, Gemüse, gesunden Fetten, Fleisch und Huhn aus Weide- beziehungsweise Freilandhaltung oder wildgefangenem Fisch besteht. In dieser Neustartphase richten Sie das optimale Betriebssystem Ihres Körpers wieder ein, und zwar so, dass es genau auf Ihre biologische Hardware abgestimmt ist.

Während und nach der Apfel-Monodiät werden Sie wahrscheinlich ein natürliches Gefühl der inneren Befreiung oder eine gewisse Leichtigkeit des Seins verspüren. Schließlich kommt das Wort *Frucht* vom lateinischen *frui* und bedeutet »genießen«. In Phase 2 werden Sie nun dem individuellen Tempo Ihres Körpers entsprechend wieder zu einer gewohnteren Ernährung mit rohen und gekochten naturbelassenen Lebensmitteln zurückkehren; aber nehmen Sie sich diese zwei Wochen Zeit, um sich an dieses neue Ernährungsmuster zu gewöhnen! Betrachten Sie sie als eine Phase, in der Sie verarbeitete und aus evolutionärer Sicht mit Ihrem Organismus inkompatible industrielle Lebensmittel aus Ihrer Ernährung streichen und durch naturbelassene, informationsdichte Nahrungsmittel aus biologischem Anbau ersetzen.

Um Ihre bisherige westliche Ernährung abzulegen, müssen Sie folgende Lebensmittel von Ihrem Speiseplan streichen:

* Alle glutenhaltigen Produkte einschließlich Weizen, Roggen, Gerste, Kamut und Dinkel
* Kuhmilchprodukte
* Soja (außer Bioprodukte, die in geringen Mengen erlaubt sind)

- Zucker sowie zuckerhaltige Lebensmittel und Getränke (einschließlich fruktosereichen Maissirup oder »Fruchtzucker«)
- Quecksilberhaltigen Fisch sowie Zuchtfisch und Zuchtmeeresfrüchte
- Alle synthetischen oder verarbeiteten Produkte, die künstliche chemische Zutaten oder verarbeitete Lebensmittelisolate wie beispielsweise hydrolysiertes Hefeprotein enthalten
- Lebensmittel mit Zusatzstoffen, Geschmacksverstärkern, künstlichen Farb- oder Konservierungsstoffen (natürliche Zusatzstoffe wie Vitamin C sind erlaubt)
- Lebensmittel, die das Mikrobiom durcheinanderbringen (zum Beispiel Fleisch von getreidegefütterten Tieren, oxidierte und gentechnisch veränderte Pflanzenöle, Hybridweizen und mit Glyphosat belastete Nahrungspflanzen)

Im Zweifelsfall gilt: Besser die Finger davon lassen!

Für den fortgeschrittenen Gesundheitsfan

Wenn Sie bereits ein fortgeschrittener Gesundheitsfan sind, können Sie in Phase 2 direkt zu einer *getreidefreien Ernährung (ohne Reis, Hafer und Mais)* übergehen. Auch ein Verzicht auf Hülsenfrüchte und Nachtschattengewächse (Tomaten, Auberginen, scharfe Sauce, Chili, Paprika, Tabak) ist zu empfehlen. Falls erwünscht, können Sie Pseudogetreide wie Quinoa, Amaranth und Hirse in Ihre Ernährung aufnehmen; und denken Sie daran, dass Süßkartoffeln eine wunderbare, nährstoffreiche Alternative zu anderen Kohlenhydratquellen darstellen, die Ihr Körper langsam verbrennt und die einen hohen Gehalt an Karotinoiden und Mineralstoffen hat!

Das Ziel der Neustartphase besteht darin, von der Einfachheit einer Apfel-Monodiät zur Ernährungsweise unserer Vorfahren zurückzukehren, uns also von Nahrungsmitteln zu ernähren, die man vor dem Zeitalter der Lebensmittelindustrie gegessen hat. Alle verarbeiteten, verpackten, mit künstlichen Aromastoffen oder sonstigen Zusatzstoffen angereicherten oder konservierten Nahrungsmittel und Zutaten aus nicht-biologischem Anbau sind somit tabu: Sie sind also von jetzt an gezwungen, sich von gesunden, naturbelassenen Lebensmitteln zu ernähren, die voller Lebensenergie und wichtiger Informationen stecken. Zuallererst werden Sie glutenhaltiges Getreide und Kuhmilchprodukte (mit Ausnahme von Butter – die ist erlaubt) von Ihrem Speiseplan streichen. Fortgeschrittene Gesundheitsfans oder Menschen mit schweren gesundheitlichen Beeinträchtigungen, die ihren Heilungsprozess beschleunigen möchten, sollten von Anfang an alles Getreide aus ihrer Ernährung eliminieren. Sie werden sich zwar von gekochten Lebensmitteln ernähren, sollten aber trotzdem zu jeder Mahlzeit etwas Rohes essen, auch wenn es nur ein Petersilienzweiglein oder ein Spritzer Zitronensaft oder eine Apfelscheibe in Ihrem Wasser ist.

Eine wichtige Säule Ihrer Ernährung während des Neustarts ist der Übergang von nährstoffarmen, stärkehaltigen Nahrungsmitteln, die das Kernstück einer Agrardiät auf Getreidebasis bilden, auf Lebensmittel, die unsere Vorfahren im Rahmen der Nahrungssuche oder Jagd gegessen haben. Sie werden jetzt mehr hochwertige Fette wie Avocadoöl, Omega-3-reiches Leinöl, Eier von Weidehühnern, wildgefangenen Fisch und Fleisch von grasgefütterten Tieren essen. Ein vermehrter Konsum gesunder Fette ist genau der richtige Weg, um den Teufelskreis ständiger Kohlenhydrathungerattacken zu beenden, die durch den Verzehr von zucker- und stärkehaltigen Lebensmitteln mit hohem glykämischem Index entstehen, welche wiederum zu starken Insulinspitzen führen. Denken Sie daran: Wenn Sie die süchtig machenden Nahrungsmittel, die Sie bisher vielleicht gegessen haben, um belastende Emotionen zu übertünchen, weglassen, werden womöglich einige dieser Gefühle an die Oberfläche steigen. Akzeptieren Sie diese problematischen Emotionen und bewältigen Sie sie mithilfe der in Phase 4 beschriebenen Lebensstiländerungen.

Sicherlich fragen Sie sich jetzt, ob Sie nach dem Übergang von der Induktions- zur Neustartphase wieder anfangen dürfen, Kaffee, koffeinhaltige Getränke und Alkohol zu trinken. Kaffee ist erlaubt, aber nur morgens und aus biologischem Anbau. Koffeinhaltige Getränke wie grüner und schwarzer Tee sind ebenfalls okay, aber nicht am Spätnachmittag oder Abend. Alkohol ist während der Neustartphase nicht erlaubt; nach zwei ganzen Wochen konsequenter »Vorfahren-Ernährung« dürfen Sie ihn in Maßen (ein bis drei Getränke pro Woche) wieder einführen. Diese Getränke sollten allerdings glutenfrei (was die meisten Biere ausschließt) und zuckerarm sein (Cocktails – wenn Sie wirklich unbedingt welche trinken müssen – sollten also keine Süßungsmittel enthalten). Weintrinker sollten sich für Natur- oder Biowein (ohne Sulfitzusatz) entscheiden und Sorten mit hohem Resveratrolgehalt wie Pinot noir bevorzugen. Außerdem sollten Sie in dieser Phase selbstgekochte Hühnerbrühe – das optimale regenerierende Lebensmittel – essen, vor allem während des Umstiegs von rohem Obst und Gemüse auf gekochte Nahrung.

Was dürfen Sie jetzt essen?

Obst, Gemüse, Gewürze und Süßungsmittel

Das Programm für Ihre Regeneration beruht auf dem Grundprinzip, dass rohe pflanzliche Lebensmittel regenerative Stammzellen (sogenannte Meristemzellen) enthalten, deren Verzehr Sie mit einer enormen Vitalität erfüllt. Denken Sie auch daran, zu jeder Mahlzeit ein rohes Stück Obst oder Gemüse zu essen! Alle Obst- und Gemüsesorten sollten ein Biozertifikat tragen und wenn möglich sogar einen noch höheren Standard aufweisen, also aus der Region und aus biologisch-dynamischem Anbau stammen. Nähere Informationen über biologisch-dynamische Lebensmittel finden Sie unter www.demeter.de.

- Alle Früchte: einschließlich, aber nicht nur Aprikosen, Avocados, Bananen, Kirschen, Kokosnüsse, Datteln, Feigen, Grapefruit, Weintrauben, Guaven, Honig- und Cantaloupe-Melonen, Kiwis, Zitronen, Limetten, Mispeln, Litschis, Mangos, Mangostanen, Orangen, Papayas, Passionsfrüchte, Pfirsiche, Birnen, Ananas, Pflaumen, Granatäpfel, Rosinen, Sternanis, Tomaten und Wassermelonen (wählen Sie vorzugsweise frisches, saisonales Obst aus der Region; auch Tiefkühlobst ohne Zuckerzusatz ist akzeptabel)
- Alle frischen oder zuckerfreien Tiefkühlbeeren der Saison: einschließlich, aber nicht nur Brombeeren, Blaubeeren, Preiselbeeren, Johannisbeeren, Holunderbeeren, Maulbeeren, Himbeeren und Erdbeeren
- Alle grünen Blattgemüse und -salate: einschließlich, aber nicht nur Rucola, Mangold, Chicorée, Löwenzahn, Endivie, Kopfsalat, Blattspinat, Brunnenkresse und Portulak
- Alle Kohlgemüse: einschließlich, aber nicht nur Brokkoli, Pak Choi, Rosenkohl, Rotkohl, Weißkohl, Chinakohl, Blumenkohl, Blattkohl, Meerrettich, Grünkohl und Blattsenf
- Oliven (grüne und schwarze) und Kapern
- Alle Wurzelgemüse: einschließlich, aber nicht nur Rote Bete, Mohrrüben, Winterrettich, Radieschen, Pastinaken und Steckrüben
- Alle getrockneten oder frischen Hülsenfrüchte: einschließlich, aber nicht nur Adzukibohnen, Kichererbsen, grüne Bohnen und Brechbohnen, Linsen, Mungbohnen, Zuckererbsen, Zuckerschoten und Sojabohnen (letztere nur in Maßen und vorzugsweise fermentiert)
- Alle Sprossen: einschließlich, aber nicht nur Alfalfa, Brokkoli und Mungbohnen
- Knoblauch und Zwiebelgewächse: einschließlich, aber nicht nur Schnittlauch, Lauch, Frühlingszwiebeln und Schalotten

- Alle Kürbisgewächse: einschließlich, aber nicht nur Kürbisse und Zucchini
- Alle anderen Gemüse: einschließlich, aber nicht nur Artischocken, Spargel, Paprika und Chili, Sellerie, Gurken, Auberginen, Kochbananen, Kaktusfeigen und Rhabarber
- Alle Knollengemüse *außer* Weißkartoffeln: einschließlich, aber nicht nur Süßkartoffeln (sämtliche Farben), Taro, Yamswurzeln und Maniok
- Alle Pilze
- Dulse, Seetang, Nori und andere Meeresgemüse, vorzugsweise aus dem Atlantik (beispielsweise den Küstengewässern von Maine), der weniger radioaktiv belastet ist als Gewässer wie das Japanische Meer oder der Pazifik
- Alle Baumnüsse: einschließlich, aber nicht nur Mandeln, Paranüsse, Macadamianüsse, Pekannüsse, Pinienkerne, Pistazien, Walnüsse und Cashewnüsse (die streng genommen Samen sind) und Erdnüsse (die eigentlich Hülsenfrüchte sind)
- Alle essbaren Samen und Kerne: einschließlich, aber nicht nur Schwarzkümmel, Chia-, Lein- und Hanfsamen, Kürbiskerne, Sesamsamen und Sonnenblumenkerne
- Alle Kräuter (frisch oder getrocknet): einschließlich, aber nicht nur Basilikum, Lorbeer, Korianderkraut, Dill, Majoran, Minze, Oregano, Petersilie, Pfefferminze, Rosmarin, Salbei, Grüne Minze, Estragon und Thymian
- Alle Gewürze: einschließlich, aber nicht nur Anis, schwarzer Pfeffer, Kardamom, Cayennepfeffer, Zimt, Gewürznelken, Kreuzkümmel, Fenchel, Bockshornklee, Ingwer, Safran, Kurkuma und Currypulver
- Natürliche Süßungsmittel: einschließlich, aber nicht nur Rohhonig (und Propolis und Pollen), unverarbeiteter Ahornsirup, ungeschwefelte Biomelasse, Xylitol (nur aus Birken) und Stevia
- Pseudogetreide: einschließlich, aber nicht nur Amaranth, Buchweizen und Quinoa
- Fermentierte Lebensmittel außer Kuhmilchprodukten (Ziegenmilch ist erlaubt) und ohne Zuckerzusatz; Misopaste, Natto und andere fermentierte Sojaprodukte; Kimchi, Wasabi, Kokoskefir und Rote-Bete-Kvass
- Würzmittel: einschließlich, aber nicht nur Senf (ohne Süßungsmittel), echte Vanille, Tamarinde und Essig (alle Arten, vorzugsweise unpasteurisiert)

Fette und Öle

Alle Öle sollten kaltgepresst und aus biologischem Anbau sein. Wählen Sie zum Beispiel folgende Sorten:

- Avocadoöl
- Extra natives Kokosöl (zum Essen oder Kochen)
- Extra natives Olivenöl (als Dressing, nicht zum Kochen)
- Ghee (zum Kochen)

- Ziegenbutter
- Macadamiaöl
- Kürbiskernöl
- Rotes Palmöl (wildgeerntet, aus ethischem Handel)

Fleisch, Geflügel und Eier

- Alles rote Fleisch und Schweinefleisch von freilaufenden (Weidehaltung) und/oder gras-gefütterten Tieren
- Alles Geflügel aus Freilandhaltung (nicht nur käfigfrei, sondern möglichst biologisch und auf der Weide aufgezogen)

Fisch und Meeresfrüchte

Nur wildgefangene Fettfische (Kaltwasserfische) und Meeresfrüchte, die in der Nahrungskette weit unten stehen, wie beispielsweise Sardellen, Sardinen, Hering, Forelle, Pazifischer und Alaska-Lachs, Austern und Garnelen. Informationen über verschiedene Fischarten und darüber, welche für Sie selbst und die Umwelt am unbedenklichsten sind, finden Sie unter seafoodwatch.org oder www.wwf.ch/de/fischratgeber/dorade-royale-goldbrasse#guide-content. Verzichten Sie auf alle Zuchtfische und gentechnisch veränderten Fische wie beispielsweise genveränderten Lachs.

Getränke

- Kokosmilch
- Kokoswasser (bio)
- Kaffee aus biologischem und vorzugsweise nachhaltigem Anbau (nachmittags keinen Kaffee mehr trinken)
- Grüntee, Schwarztee, Kräutertee, Rooibos, Matcha
- Bioziegenmilch

Süßigkeiten und andere Leckereien

- Kakao/Schokolade (ab mindestens 72 Prozent Kakaogehalt), in Bioqualität und aus fairem Handel
- Glutenfreie Getreidearten wie schwarzer Reis, Wildreis, Naturreis, Basmatireis, Reiskleie, Sorghumhirse, Hirse, Hafer (nur geringe Mengen) und Mais (nicht gentechnisch verändert)

Denken Sie auch an die Lebensmittelqualität!

Ein Grundprinzip sollten Sie bei Ihrem Regenerationsprogramm niemals aus den Augen verlieren: Ihr Mikrobiom ist der wichtigste Faktor für Ihre Gesundheit und Ihr Wohlbefinden. Da die meisten gekochten, konservierten und bestrahlten Lebensmittel aus qualitativ minderwertigen Böden stammen und bei ihrem Anbau nicht darauf geachtet wird, ob sie Ihrem Mikrobiom guttun oder nicht, sollten Sie am besten Biolebensmittel aus der Region und/oder fermentierte Produkte essen. Sparen Sie dabei nicht an der Qualität; Sie werden den Unterschied nicht nur schmecken, sondern auch in Ihrem Körper spüren.

Ihr Körper besteht im wahrsten Sinn des Wortes aus dem, was Sie essen, trinken und atmen; und von diesen drei Faktoren haben Sie nur Ihre Nahrungsmittel und Getränke hundertprozentig unter Kontrolle. Durch den Verzehr hochwertiger Lebensmittel werden Störquellen in Ihrem Körper behoben und Signale gesendet, die die Genexpression genauso an- und ausschalten, wie es Ihrer individuellen Konstitution entspricht. Qualität beschränkt sich nicht auf den Geschmack Ihrer Lebensmittel und darauf, dass sie keine Chemikalien enthalten sollten – darüber hinaus kommt es auch auf die Art der übermittelten Informationen an: Wenn Lebensmittel aus gentechnisch verändertem Saatgut produziert, mit Agrochemie besprüht, in synthetischen und industriell bewirtschafteten, mit tierischen Abfällen angereicherten Böden angebaut und anschließend verarbeitet und bestrahlt werden, dann werden die darin enthaltenen biologischen Informationen dadurch verfälscht: Solche Lebensmittel senden schädliche Botschaften an Ihre Zellen, die Ihre Lebensenergie und die optimale Expression Ihres Genoms beeinträchtigen.

Wann und wie viel sollte man essen?

Was Sie essen, nachdem Sie die Grundnahrungsmittel der typisch westlichen Ernährung von Ihrem Speisezettel gestrichen haben, ist sehr wichtig; doch ebenso entscheidend ist der Zeitpunkt der Mahlzeiten und die Portionsgröße. Nehmen Sie Ihre letzte Mahlzeit möglichst vor Sonnenuntergang ein, um mit dem natürlichen Lebenszyklus Ihrer Vorfahren im Einklang zu bleiben. Wenn Sie das Gefühl haben, eine Zwischenmahlzeit zu brauchen, prüfen Sie vorher, ob Sie wirklich der Hunger oder einfach nur ein Bedürfnis nach Ablenkung dazu treibt. Der beste Test besteht darin, in solchen Situationen einen Apfel zu essen. Die meisten Menschen essen gewohnheitsmäßig, doch wenn Sie keinen Hunger aufs Frühstück haben (das *nicht* die wichtigste Mahlzeit des Tages ist), lassen Sie es lieber ausfallen. Eigentlich kann die erste Mahlzeit des Tages auch um 13 Uhr stattfinden; und man braucht das auch gar nicht als »intermittierendes Fasten« zu bezeichnen – wenn Sie morgens keinen Hunger haben und daher aufs Frühstück verzichten, tun Sie damit nichts anderes, als auf Ihren Körper zu hören.

Haben Sie stets gesunde Snacks (zum Beispiel ein paar Mandeln, etwas Trockenfleisch von grasgefütterten Rindern oder ein Stück Obst) parat für den Fall, dass der Hunger plötzlich zuschlagen sollte. Essen Sie langsam, achtsam und ohne Ablenkung durch Fernsehen oder sonstige elektronische Geräte: Wenn Sie bewusst und mit sinnlichem Genuss essen, wird diese Mahlzeit Sie viel besser nähren, und Sie werden sie auch sehr viel besser verdauen können, als wenn Sie Ihr Essen achtlos nebenbei herunterschlingen. Wenn Sie gesunde Ernährungsgewohnheiten entwickeln und mehr Obst, Gemüse und gesunde Fette zu sich nehmen, liefern Sie Ihrem Körper die biologischen Informationen und die Energie, die er für eine optimale Zellregeneration braucht. Und wenn Sie tatsächlich einmal nicht aus Hunger essen, sondern nur noch zur Ablenkung, Unterhaltung oder als Selbstmedikation, dann sollten Sie weniger essen – wer diesen Rat beherzigt, lebt länger. Hier ein paar tägliche Essgewohnheiten, die Sie sich zu eigen machen sollten:

1. Essen Sie zu jeder Mahlzeit etwas Rohes. (An dieser Stelle möchte ich noch einmal wiederholen, dass nur Rohkost pflanzliche Stammzellen – sogenannte Meristemzellen – enthält, die einen wichtigen Beitrag zu Ihrer Lebensenergie leisten und Ihnen zu einem langen Leben verhelfen.)

2. Essen Sie achtsam und genussvoll.

3. Denken Sie daran: Fett ist Ihr Freund und eine wichtige Voraussetzung für die Befriedigung Ihres Appetits und Süßhungers. Verwenden Sie gesunde Öle zum Kochen und als Dressing. Nehmen Sie ganze, naturbelassene Lebensmittel wie beispielsweise Kokosnüsse, Avocados, Oliven, bestimmte Kaltwasserfische, Nüsse und ganze Eier (mitsamt Eigelb) in Ihren Speiseplan auf.

4. Nehmen Sie täglich ein fermentiertes Nahrungsmittel oder Getränk zu sich, um etwas für die gesunden Bakterien Ihres Mikrobioms zu tun.

5. Fixieren Sie sich nicht zu sehr auf drei »richtige« Mahlzeiten pro Tag. Ersetzen Sie mindestens eine dieser Mahlzeiten durch köstliche Smoothies aus Superfoods und regenerierenden Pflanzenextrakten; das wird sich ungeheuer positiv auf Ihren Gesundheitszustand auswirken. Außerdem werden Sie sich dann auch tiefer genährt fühlen und mehr Energie haben.

6. Erhöhen Sie Ihre Ballaststoffaufnahme durch den Verzehr von Kohlenhydraten, die Ihre Darmbakterien verdauen und verwerten können (sogenannte Präbiotika). Präbiotika sind eine ganz besondere Klasse von Ballaststoffen, die sich der Hydrolyse durch Magensäure und Säugetierenzyme entziehen und stattdessen selektiv von Ihrer Darmflora fermentiert werden. Dadurch verstärkt sich das Wachstum oder die Aktivität Ihrer gesunden Darmflora. Zu den Präbiotika gehören: Topinambur, Zwiebeln, Knoblauch, Lauch, Spargel, grüne Bananen, Kakao, Yambohne, Mandeln, Blaubeeren, Karotten, Maniok, Kürbis und Taro.

In dieser Phase werden Sie wahrscheinlich verschiedene positive Veränderungen durchmachen. Erstens wird das ständige Verlangen nach schnellen Energieschüben durch Koffein oder Snacks mit hohem Gehalt an Zucker oder raffinierten Kohlenhydraten allmählich nachlassen. Sobald Ihr Körper sich besser an den Verzehr von Fett adaptiert hat, werden viele der »Komfort-Nahrungsmittel«, zu denen Sie bisher oft gegriffen haben, ihre süchtig machende Wirkung auf Sie verlieren. Damit liefern Sie Ihrem gesamten Organismus ein Signal der Sicherheit und des Genährtwerdens, das er vielleicht schon seit Ihrer Kindheit nicht mehr erlebt hat. Solange wir den Tag nur mithilfe einer ständigen neuroendokrinen Achterbahn aus Nahrungsmitteln mit hohem glykämischem Index – gefolgt von starken Insulinausschüttungen und anschließenden Blutzuckerabstürzen – durchstehen, putschen wir unsere Nebennieren auf und geraten in einen Kampf-oder-Flucht-Modus, der unserer Gesundheit sehr schadet. Sobald Ihr allgemeiner Stresspegel abnimmt, werden Sie vielleicht auch wieder besser schlafen; und dadurch kann sich die Regenerationsfähigkeit Ihres Körpers enorm verbessern. Da Sie viele Nahrungsmittel, die der Ernährung Ihrer Vorfahren entsprechen, selbst einkaufen und zubereiten müssen, verabreichen Sie sich damit außerdem gleichzeitig die »Medizin« der Selbstfürsorge. Auch das wird Ihnen ungeheuer guttun. Wenn Sie sich eigenhändig ernähren und liebevoll umsorgen, hat das nicht nur auf Ihren Körper, sondern auch auf Ihre Seele eine heilsame Wirkung.

NAHRUNGSERGÄNZUNG

So unterstützen Sie Ihren Körper
in der Regenerationsphase (2 Wochen)

Auch wenn Sie noch so sehr darauf achten, nur Biolebensmittel zu kaufen, ist es angesichts unserer heutigen schlechten (und immer schlechter werdenden) Lebensmittelqualität oft ratsam, Nahrungsergänzungsmittel einzunehmen. Zwar besteht die Philosophie meines Regenerationsprogramms darin, den Körper lieber mit richtigen, naturbelassenen Lebensmitteln zu versorgen statt mit einer Pille oder Tablette. Trotzdem sollten Sie in dieser Phase ein paar wichtige Nahrungsergänzungsmittel einnehmen. Einige davon schützen Sie vor vielen chronischen Krankheiten, die unser moderner Lebensstil zwangsläufig mit sich bringt. Meiner Überzeugung nach kann schon etwas so scheinbar Unbedeutendes wie eine Prise Kurkuma (oder eine Kapsel, falls Sie das Gewürz als Nahrungsergänzungsmittel einnehmen möchten) biologische Informationen enthalten, die für Ihre körperliche Gesundheit so dringend notwendig sind, dass ihre regelmäßige Einnahme die Weichen für ein von Grund auf gesünderes Leben stellen kann.

Allerdings sollte man weder übermäßig hohe Dosen noch Dutzende verschiedener Nahrungsergänzungsmittel einnehmen. Wissenschaftlichen Untersuchungen zufolge haben kleinere Dosen manchmal sogar eine bessere Wirkung als höhere! Wenn Sie etwas Neues ausprobieren, nehmen Sie es langsam und allmählich in Ihre Ernährung auf und fügen Sie mindestens drei Tage lang nichts anderes hinzu, damit Ihr Körper sich darauf einstellen kann. Ihr Körper ist weise und weiß genau, was gut für ihn ist und was nicht – Sie müssen nur aufmerksam auf ihn hören. Ich empfehle Ihnen, in den nächsten zwei Wochen nicht mehr als zwei der unten aufgeführten regenerierend wirkenden Substanzen auszuprobieren.

Diese Pflanzen sind Ihre Verbündeten und tragen zu Ihrer Regeneration bei

Kurkuma: Dieses goldgelbe Gewürzpulver ist schon seit Langem ein Grundpfeiler der chinesischen, indischen, iranischen, malaysischen, polynesischen und thailändischen Küche. Kurkuma fördert die Geweberegeneration, wirkt gegen Krebsstammzellen, bekämpft Entzündungen und beugt einer Tumorentstehung vor. Kurkuma eignet sich gut als Zutat zu Marinaden, Salatdressings oder Smoothies; doch das leicht würzig schmeckende Getränk namens »goldene Milch« – zubereitet aus wärmenden Gewürzen wie Zimt, Ingwer und Kurkuma in Kombination mit Kokosmilch, je nach Geschmack mit rohem Honig oder Ahornsirup gesüßt – wird wegen seiner heilenden Eigenschaften schon seit der Antike sehr geschätzt. Kurkuma eignet sich gut als Gewürz zum Kochen, und man kann auch eine Prise davon in einen Smoothie hineingeben. Die in Kurkuma enthaltene fettlösliche Substanz namens Alpha-Turmeron hat eine regenerierende Wirkung auf neuronale Stammzellen;[1] daher wirkt Kurkuma sich besonders positiv aus, wenn man Pulver aus der ganzen Wurzel ähnlich wie Currypulver als Würze für fetthaltige Gerichte verwendet. Für die rein kulinarische Verwendung als Gewürz genügt ein Teelöffel an mehreren Tagen pro Woche. Wenn Sie Ihrem Körper eine regelmäßigere Dosis zuführen möchten, empfehle ich die tägliche Einnahme von 500 Milligramm eines Breitbandextrakts (der alle drei Formen – wasser-, fett- und alkohollöslich – enthält).

Resveratrol: Diese Substanz, die eine enorm regenerierende Wirkung hat, ist in einer breiten Palette beliebter Lebensmittel enthalten, zum Beispiel in Blaubeeren, Kakao, Preiselbeeren, Weintrauben (höhere Konzentrationen finden sich in Bio- und Wildfrüchten) und Erdnüssen. Sie können aber auch täglich ein Nahrungsergänzungsmittel mit 100 bis 250 Milligramm Resveratrol einnehmen, um Ihren Körper mit einer konstanten Dosis in einem therapeutischen Wirkungsbereich zu versorgen.

Schwarzkümmel: In der Antike war der Schwarzkümmel im Nahen Osten als echtes Allheilmittel bekannt. In neuerer Zeit wurde er auf seine Fähigkeit untersucht, MRSA abzutöten, der Toxizität chemischer Waffen entgegenzuwirken, Gelenkschmerzen zu lindern und die Regeneration von Betazellen bei Typ-1-Diabetikern anzuregen. Schwarzkümmel kann zur Beruhigung des Nervensystems beitragen und ist eine natürliche entzündungshemmende Alternative zu nichtsteroidalen Antirheumatika und Aspirin. Ich halte es für am empfehlenswertesten, abends vor dem Schlafengehen einen Teelöffel kaltgepresstes Schwarzkümmelöl einzunehmen, da dies eine entspannende Wirkung hat, sodass man anschließend besser schlafen kann.

Cannabidiol (aus Cannabis oder Hanf): CBD ist das einzige Nahrungsergänzungsmittel, nach dem ein ganzes Körpersystem (das Endocannabinoid-System) benannt wurde. Hunderte durch Fachleute begutachteter Studien zeigen den Wert von CBD in der Behandlung Dutzen-

der von Erkrankungen (vor allem des Nervensystems). Ich nehme abends vor dem Schlafengehen ein Flüssigpräparat mit 60 Milligramm pro Portion ein, um mich besser entspannen und
die Regenerationsmöglichkeit, die ein guter Schlaf bietet, voll und ganz ausnutzen zu können.

Leinsamen: Diese schleimigen Samen haben von ihrem Aussehen her große Ähnlichkeit mit
den schleimabsondernden Epithelzellen im menschlichen Verdauungstrakt, zu deren Schutz sie
beitragen – ein sehr poetisches Beispiel für die Richtigkeit des Prinzips »Ähnliches möge durch
Ähnliches geheilt werden«. Als besonders wirksam haben Leinsamen sich bei der Hemmung
des Wachstums bösartiger Brust- und Prostatatumoren erwiesen, die von ihrem Charakter her
ebenfalls Epithelgewebe sind.

Hier eine meiner Lieblingsmethoden für die Einnahme von Leinsamen: Ich gebe ein bis
zwei Teelöffel davon in Smoothies oder ein paar Prisen in gekochte Gerichte wie beispielsweise
Paleo-Pfannkuchen hinein. Mindestens einen Esslöffel Leinsamen pro Tag zu sich zu nehmen,
hat auch sehr positive Auswirkungen auf die Ausscheidung: Diese Samen sind ein natürliches
Abführmittel, können aber auch gegen Durchfall helfen, indem sie dem Stuhl mehr Volumen
verleihen.

Granatapfel: Streng genommen ist der Granatapfel eine Beere und der Fruchtknoten der
Granatapfelpflanze. Dieses Nahrungsmittel hat einen extrem hohen Gesundheitswert: Es wirkt
sich sehr positiv auf das menschliche Hormonsystem aus, weil es bioidentische Steroidhormone
(beispielsweise Östron und Testosteron) liefert, die normalerweise in den Eierstöcken von
Säugetieren gebildet werden. Daher haben Granatäpfel eine verjüngende Wirkung auf Frauen:
Unter anderem lindern sie Beschwerden im Zusammenhang mit Hormonmangel und ver-
bessern die Knochenstärke und -qualität. Und nicht nur das: Sie wirken auch stark reinigend
und heilend auf die Arterien und haben eine ausgeprägte krebsbekämpfende und antiinfektiöse
Wirkung. Ein Glas Granatapfelsaft pro Tag kann Ihren Gesundheitszustand enorm verbessern.
Denken Sie daran, dass ganze, naturbelassene Nahrungsmittel stets eine stärkere therapeutische
Wirkung haben, und essen Sie Granatapfelkerne, die sich hervorragend als Snack oder Garnitur
für Hauptgerichte und grüne Salate eignen.

Fermentierte Lebensmittel: Zwischen den beiden Extremen »gekocht/roh« und »tot/lebendig«
gibt es auch noch eine andere, für unsere Gesundheit enorm wertvolle Kategorie: fermentierte
Produkte. Diese lebendigen Nahrungsmittel enthalten ein breites Spektrum an Vitaminen und
anderen hochwirksamen Substanzen – ein Nebenprodukt der erstaunlichen alchemistischen
Aktivitäten der darin enthaltenen probiotischen Bakterien. Wenn möglich sollten Sie fermentierte Lebensmittel wie Kimchi, Sauerkraut, Kombucha und Kokosjoghurt täglich verzehren,
um Ihr Mikrobiom gesund zu erhalten und immer wieder neu zu regenerieren.

Ingwer: Dieses beliebte Gewürz und Volksheilmittel bietet eine große Bandbreite an gesundheitlichen Vorteilen, vor allem in der Bekämpfung der Aktivität von Krebsstammzellen, der

Eindämmung von Entzündungsprozessen und der Bekämpfung von metabolischem Syndrom und Typ-2-Diabetes. Ich verwende Ingwer gern als Gewürz für Curry- und Pfannengerichte, Pommes frites und Suppen oder gebe frischen geriebenen Ingwer in Getränke oder Smoothies. Schon ein paar hundert Milligramm Ingwer pro Tag bringen meinen Kreislauf in Schwung und steigern mein Energieniveau – vor allem an Tagen, an denen ich das Gefühl habe, eine kleine Energiespritze zu brauchen. Am praktischsten und bequemsten ist ein Nahrungsergänzungsmittel mit 500 bis 1000 Milligramm Bioingwerpulver (am besten zu einer Mahlzeit mit Wasser eingenommen).

Biomelanin (Chaga): Der Chaga-Pilz ist eine der besten natürlichen Quellen für das dunkle Melaninpigment, das in der traditionellen Medizin zur Krebsbekämpfung eingesetzt wird. Biomelanin besitzt ganz besondere Eigenschaften und kann zum Schutz vor schädlicher elektromagnetischer Strahlung aus der Umwelt beitragen. Da der Chaga-Pilz nicht so ohne Weiteres im Handel erhältlich ist und normalerweise auch nicht in der Küche verwendet wird, nehme ich zum allgemeinen Gesundheitsschutz ein Nahrungsergänzungsmittel in einer Dosis von 500 Milligramm pro Tag ein.

Nahrungsmittel mit hohem Chlorophyllgehalt: Der Pflanzenfarbstoff Chlorophyll ist eine sehr wichtige Kraftquelle für Ihre Mitochondrien, denn mit seiner Hilfe können sie – ähnlich wie Pflanzen – Sonnenenergie aus der Umwelt gewinnen. Wählen Sie Nahrungsmittel, die reich an Chlorophyll auf Magnesiumbasis (also grün) sind, wie beispielsweise Brokkoli, Mangold, Chlorella, Blattkohl, Grünkohl und Petersilie. Manchmal nehme ich ein Chlorophyllkonzentrat (entweder als Pille oder flüssigen Extrakt) mit 100 Milligramm Chlorophyll pro Portion oder Chlorella-Tabletten (500 Milligramm pro Tag) mit gebrochenen Zellwänden ein, da diese Alge die Fähigkeit besitzt, Schwermetalle im Körper zu chelatisieren.

Magnesium: Dieser Mineralstoff spielt für die Funktion von Tausenden biologischer Prozesse und Hunderten von Enzymen im Körper eine sehr wichtige Rolle; zum Beispiel ist Magnesium für die Energieextraktion aus den Mitochondrien in Form von Magnesium-ATP-Chelat unverzichtbar. Durch Einnahme eines Magnesiumpräparats, beispielsweise in Form von Magnesiumglycinat (200 bis 400 Milligramm pro Tag), können Sie einen wichtigen Beitrag zur Wiederauffüllung Ihrer Magnesiumspeicher leisten. Wenn Sie zu viel von dem Mineralstoff einnehmen, hat er eine leicht abführende Wirkung; dann sollten Sie Ihre Dosis langsam zurückfahren. Ist die abführende Wirkung hingegen erwünscht, dann nehmen Sie am besten Magnesiumcitrat oder Magnesiumoxid ein! Diese Substanzen sind ganz hervorragende Stuhlweichmacher und Abführmittel.

Ginkgo biloba: Die einzige Pflanze, von der man weiß, dass sie die Atombombenexplosion in Hiroshima überlebt hat, ist so uralt, dass man sie als »lebendes Fossil« bezeichnet. Immer mehr wissenschaftliche Untersuchungen zeigen, dass Ginkgo das Leben verlängern kann; aber wählen Sie ein Ginkgo-Präparat, bei dem das in dieser Pflanze natürlich vorkommende Anti-vitamin Ginkgotoxin (4'-O-Methylpyridoxin), welches von seiner chemischen Struktur her mit Vitamin B_6 verwandt ist, entfernt wurde; oder achten Sie darauf, mit Ihrer Nahrung oder in Form eines Nahrungsergänzungsmittels gleichzeitig genügend Vitamin B_6 aufzunehmen. Meiner Ansicht nach ist *Ginkgo biloba* in einem Dosisbereich von 60 bis 120 Milligramm am wirksamsten.

Aloe vera: Diese ursprünglich von der arabischen Halbinsel stammende sukkulente Pflanzen-art wird heute weltweit zur Behandlung von Haut- und Verdauungsproblemen eingesetzt. Sie enthält ein Gel mit zutiefst beruhigender Wirkung, das die Feuchtigkeitsversorgung Ihrer Ge-webe – insbesondere der Haut – stark verbessern kann. Ich bevorzuge das Lakewood-Aloe-Gel, das in einem Glas geliefert wird und als Konservierungsmittel nur Vitamin C enthält, und nehme als therapeutische Dosis 30 bis 60 Milliliter pro Tag ein.

Fischöl: Durch tägliche Einnahme eines hochwertigen Fischölpräparats in einer Dosis von 1 bis 3000 Milligramm können Sie einen wichtigen Beitrag dazu leisten, den weitverbreiteten er-nährungsbedingten Mangel an Omega-3-Fettsäuren (vor allem DHA und EPA) auszugleichen. Ich bevorzuge flüssiges Öl in einem Glas, am besten mit Stickstoff gespült, damit es nicht ran-zig wird (zum Beispiel Lebertran von Carlson).

Roter Wildginseng (in den USA in freier Natur gesammelt): Ginseng hat eine sehr starke lebensverlängernde Wirkung: Bereits seit der Antike weiß man, dass er die Lebenserwartung und Lebensqualität erhöht. Am besten eignen sich wild geerntete Pflanzen oder solche aus bio-logischem Anbau, wobei Pflanzen aus Gebirgsregionen die stärkste Lebensenergie liefern. Eine Dosis zwischen 250 und 500 Milligramm liegt im therapeutischen Bereich.

Olivenblätter: Sie sind eine hochkonzentrierte Quelle für lebenswichtige Antioxidanzien und Biomoleküle wie Oleuropein und Tyrosol, die die Expression Ihres Genoms optimieren. Die Blätter des Olivenbaums bieten viele ähnliche gesundheitliche Vorteile wie hochwertiges Olivenöl, aber man braucht davon pro Tag nur eine kleine Menge zu sich zu nehmen. Außer-dem fungieren Olivenblätter als Schutzschild gegen opportunistische, pathogene Bakterien und Viren. Es gibt Breitspektrum-Olivenblattextrakte und Präparate in Kapselform. In bei-den Fällen dürfte eine Dosis im Bereich von 500 Milligramm eine signifikante therapeutische Wirkung haben.

Vitamin C: Eine der faszinierendsten Entdeckungen der modernen Ernährungswissenschaft ist, dass Vitamin C auch zur Regeneration Ihrer Steroidhormone beitragen[2] und die Toxizi-tät von Hormonmetaboliten abmildern kann. Alle natürlichen Vitamin-C-Quellen (in höchs-ter Konzentration ist das Vitamin in Obst und Gemüse enthalten) sind für Ihre Gesundheit äußerst wertvoll; doch wenn Sie das Gefühl haben, Ihrem Körper nicht genügend Vitamin C zuzuführen, können Sie zusätzlich 1000 Milligramm pro Tag in Form von Nahrungsmittel-extrakten wie Amla oder Camu-Camu oder ein Vitamin-C-Präparat von einem Vollwert-vitaminhersteller einnehmen.

Kohlgemüse mit hohem Sulforaphangehalt: Nur wenige Lebensmittel haben eine so starke entgiftende und regenerierende Wirkung wie Kohlgemüse. Diese Gemüse, die in den ver-schiedensten leuchtenden Farben – Weißkohl, Rotkohl, Grünkohl – daherkommen, vor allem aber deren Sprossen enthalten ein schwefelhaltiges Biomolekül, das über 100 evidenzbasierte positive Wirkungen auf die Gesundheit hat. Am wertvollsten ist Kohlgemüse für Ihre Leber (die es bei der Entgiftung fettlöslicher Giftstoffe unterstützt), für die Krebsvorbeugung und die Regeneration neuronaler Stammzellen.[3] Brokkolisprossen sind nach jetzigem Wissensstand die konzentrierteste Sulforaphanquelle, die es gibt. Der Einfachheit halber kann man auch ein Nahrungsergänzungspräparat einnehmen: Eine Dosis von nur 100 Milligramm kann schon eine sehr starke therapeutische Wirkung haben.

> **Hinweis:** Wissenschaftliche Untersuchungen zu diesen Substanzen mit regene-rierender Wirkung finden Sie in der Datenbank GreenMedInfo.com: Diese um-fasst Tausende von Studien, die ihren Nutzen in der Behandlung von Hunderten ver-schiedener Erkrankungen belegen.

Die Liste ist keineswegs vollständig: Es gibt ungeheuer viele pflanzliche Substanzen und Mineralstoffe, die Ihre Verbündeten sind und Sie auf Ihrem Heilungsweg unterstützen kön-nen. Viele davon sind ganz normale Nahrungsmittel und Gewürze, deren regenerierende Wir-kung nur selten richtig gewürdigt wird. Angesichts dieser vielen erstaunlichen Möglichkeiten werden Sie sich jetzt vielleicht fragen, wie Sie ein genau auf Ihre Bedürfnisse zugeschnittenes, optimales Nahrungsergänzungsmittel finden können. Hören Sie einfach auf Ihre Intuition und Ihre Sinne, indem Sie mehr von dem essen, was Sie von Natur aus anspricht! Wenn Sie eher ein »linkshirniger« Mensch sind, können Sie stattdessen auf den wachsenden Fundus wissen-schaftlicher Untersuchungen zurückgreifen, die ich auf GreenMedInfo.com zusammengetragen habe, um herauszufinden, wie Sie Ihr Ernährungs- und Nahrungsergänzungsmittel-Programm am besten auf Ihre individuellen Bedürfnisse abstimmen können. Dort finden Sie rund 2000 natürliche Substanzen, die laut Ergebnissen wissenschaftlicher Untersuchungen gegen mehr als 3000 verschiedene Erkrankungen helfen können. Wenn Sie zum Beispiel unter Arthritis leiden, können Sie die Seite zum Thema Arthritis aufrufen und selbst beurteilen, welche der 600 Untersuchungen, die ich dort zu diesem Thema indexiert habe, Ihnen am überzeugendsten erscheint. Und denken Sie daran, dass die Datenbank auch Informationen zu mehreren hun-dert anderen Behandlungsmaßnahmen enthält, zum Beispiel Yoga, Energiearbeit und Aku-punktur! Das sind gewissermaßen »energetische« Nahrungsergänzungsmittel, auf die wir im Folgenden noch näher eingehen werden.

GEIST UND KÖRPER HEILEN

Entgiftung und gezielte Bewegung (ein Leben lang)

Wenn Sie einen Großteil der degenerativ wirkenden Lebensmittel und Inhaltsstoffe unserer typisch westlichen Ernährung von Ihrem Speisezettel gestrichen haben, zu den Grundnahrungsmitteln Ihrer Vorfahren zurückgekehrt sind und angefangen haben, Nahrungsergänzungsmittel einzunehmen, die Entzündungsprozesse bekämpfen, die Zellregeneration fördern und der Entstehung chronischer Erkrankungen vorbeugen, werden Sie nun wahrscheinlich das Gefühl haben, dass sich bei Ihnen ein ganz neuer Gesundheitszustand herausbildet: Sie fühlen sich leichter und haben mehr Widerstandskraft und Energie. In Phase 4 geht es darum, sich auf die Erhaltung und Verbesserung dieses neu entdeckten und empfundenen Gefühls von Gesundheit und Wohlbefinden zu fokussieren, indem Sie Folgendes tun:

1. Führen Sie regelmäßig ein Entgiftungsprogramm in Ihrem Körper und Ihren eigenen vier Wänden durch.

2. Praktizieren Sie eine gezielte körperliche Aktivität und treten Sie mit den Rhythmen der Natur in Kontakt.

3. Setzen Sie Techniken zum Stressabbau und zur emotionalen Heilung ein, um problematische Emotionen, die Ihrer Esssucht und Ihren körperlichen Gesundheitsproblemen zugrunde liegen, zu überwinden.

In Phase 4 werden Sie lernen, Ihr neuentdecktes Fundament physischer Gesundheit in vollen Zügen zu genießen, indem Sie sich Praktiken angewöhnen, die nachhaltiges emotionales Wohlbefinden, Begeisterung und Widerstandsfähigkeit fördern. Dabei geht es nicht nur darum, körperlich fit und funktionsfähig zu sein, sondern auch darum, sich dauerhaft lebendig und wohl in Ihrer Haut zu fühlen. Joseph Campbell hat das einmal sehr treffend formuliert: »Die Menschen sagen, dass wir alle nach einem Sinn im Leben suchen. Ich glaube nicht, dass das wirklich das Ziel unserer Suche ist. Ich glaube, wir suchen nach einem Gefühl des Lebendigseins, sodass unsere Lebenserfahrungen auf rein physischer Ebene mit unserem eigenen innersten Wesen und unserer eigenen inneren Realität im Einklang stehen und wir tatsächlich spüren, was für ein Glückstaumel es ist, lebendig zu sein.«[4]

Im Englischen ist das Wort »Gesundheit« (*health*) eng mit den Wörtern »ganz« (*whole*) und »heilig« (*holy*) verwandt – ein Hinweis darauf, dass wahre Gesundheit über das rein Physische hinausgeht und auch die psychospirituelle und emotionale Dimension umfasst.

In Teil 4 dieses Buches werden Sie eine ganze Reihe von Techniken kennenlernen, mit deren Hilfe man diese nicht nur körperliche, sondern auch spirituelle Vision von Gesundheit mit Leben erfüllen kann. Diese Techniken können Sie je nach Ihren Prioritäten und Problemen entweder der Reihe nach oder gleichzeitig erlernen.

1. Beginnen Sie mit einem regelmäßigen Entgiftungsprogramm!

Diese Entgiftung muss keine aufwendigen Verfahren und auch keine regelmäßige Einnahme von Abführmitteln umfassen; und Sie müssen Ihren Körper dazu auch nicht unbedingt als »vergiftet« und entschlackungsbedürftig betrachten: Eigentlich findet Ihre Entgiftung ja bereits statt, und zwar von Sekunde zu Sekunde und in jeder Zelle Ihres Körpers. Wir müssen einfach nur damit aufhören, unseren Körper durch biologisch inkompatible Nahrungsmittel und toxische Chemikalien zu überlasten, und seine raffiniert ausgeklügelten Systeme zur natürlichen Ausscheidung von Abfallstoffen sanft und behutsam unterstützen. Dazu gehören, wie Sie gleich sehen werden, auch so einfache Lebensgewohnheiten wie ausreichende Flüssigkeitszufuhr und tägliche körperliche Aktivität.

Regelmäßiger Stuhlgang

Ihr Körper ist auf Bewegung ausgelegt – äußerlich ebenso wie innerlich. Die Peristaltik (rhythmische Kontraktionen) unseres Darms, die für einen guten und regelmäßigen Lymphfluss (eine wichtige Voraussetzung für die Entgiftung) sorgt, funktioniert nur bei täglicher körperlicher Aktivität. Eine Veränderung unserer Essgewohnheiten kann zu einer neurobiologischen Neuprogrammierung führen: Dadurch werden ungesunde Essensgelüste und Konsumgewohnheiten neutralisiert und durch das großartigste innere Arzneibuch der Welt – Ihr Gehirn und Ihr endokrines System – außer Kraft gesetzt. Durch tägliche Bewegung können Giftstoffe leichter durch Ihren Körper transportiert und ausgeschieden werden; und dadurch wird gleichzeitig auch der Teufelskreis der Sucht durchbrochen. Dann wird Ihnen das Gefühl des Genusses oder der Stimulation durch Essen nicht länger als Ersatz für die Erfüllung tieferer emotionaler Bedürfnisse oder unverarbeiteter Wünsche und Sehnsüchte dienen.

Diesen Prozess können Sie mit einer ganz einfachen Darmreinigung in Gang setzen. Das erfordert keine komplizierten Darmreinigungsinstrumente und auch keine besonders drastischen Maßnahmen: Manchmal besteht die beste Strategie schlicht und einfach im gezielten Verzehr von Lebensmitteln, die sowohl nährende als auch entgiftende Eigenschaften besitzen. Dazu gehören die meisten Obst- und Gemüsearten: Das sind die besten Reinigungs- und Nährstoffe der Natur. Auch durch Verzicht auf Weizen, Milchprodukte, Mais und Soja (die allesamt zur Herstellung industrieller Klebstoffe verwendet werden) bessert sich eine Verstopfung in den meisten Fällen.

Außerdem können Sie die Entgiftung Ihres Körpers durch folgende Lebensmittel und Nahrungsergänzungspräparate unterstützen:

- Magnesiumcitrat (100 bis 200 Milligramm pro Tag); steigern Sie die Dosis so lange um 200 Milligramm pro Tag, bis Sie regelmäßigen Stuhlgang haben, ohne dabei pressen zu müssen.
- Papaya; wählen Sie ausschließlich Früchte in Bioqualität, da die meisten Papayas aus konventionellem Anbau genetisch verändert sind und Pestizidrückstände enthalten.
- Gemahlene oder geschrotete Leinsamen (drei Esslöffel pro Tag).
- Ein Darmreinigungspräparat mit Flohsamenschalen; dazu sollten Sie sowohl während als auch nach der Einnahme viel zusätzliches Wasser trinken, da Flohsamenschalen bis zum Hundertfachen ihres Gewichts an Wasser aufnehmen können.
- Klares Wasser, vorzugsweise Quellwasser in Glasflaschen; Sie können aber auch durch Umkehrosmose gefiltertes Wasser mit zugesetzten Mineralien trinken.
- Ein gutes Probiotikum, bei dem Sie sicher sein können, dass es während des Versands an das Geschäft, in dem Sie es kaufen, gekühlt wurde (Hitze kann die Bakterienstämme abtöten), und/oder fermentierte Lebensmittel.

Eines der aussagekräftigsten Zeugnisse für die positive Wirkung der Darmreinigung auf unser Gewebe ist das Buch *Tissue Cleansing through Bowel Management* von Bernard Jensen. Ich litt bereits seit dem Kleinkindalter unter Verstopfung, und als Teenager hatte ich am ganzen Körper Psoriasis. Aus Jensens Buch habe ich gelernt, dass beide Erkrankungen (Verstopfung und Psoriasis) miteinander zusammenhängen und in Remission gebracht werden können, indem man den Körper von verhärtetem Stuhl reinigt und die dabei manchmal an die Oberfläche steigenden angestauten Emotionen akzeptiert und loslässt. Dahinter steckt ein ganz einfaches Kon-

zept: Unverdaute toxische Substanzen und Bestandteile verarbeiteter Lebensmittel, die wir jahrzehntelang zu uns genommen haben, lagern sich an der Innenauskleidung unserer Darmwände
an. Durch Einnahme von Flohsamenschalen, Bentonit-Ton und durch Darmentleerungsver-
fahren wie Kaffeeeinläufe, Klistiere oder Irrigatoren kann man diese hochtoxischen Stuhlreste
von den Darmwänden lösen, sodass sie ausgeschieden werden können. Solche Methoden können – wie beispielsweise in meinem Fall – Psoriasis auf eine Art und Weise beheben, wie man
es mit keinem Medikament schafft.

Dadurch, dass ich mir die Mühe machte, meine Heilung selbst in die Hand zu nehmen,
hatte ich außerdem das Gefühl, mich mit einer krankhaften Schicht, die sich in meinem Darm
festgesetzt hatte, auseinandersetzen und davon befreien zu können. Das hat mich mit einem
unglaublichen Gefühl der Freude und Leichtigkeit erfüllt, an das ich mich auch 30 Jahre später
immer noch lebhaft erinnern kann.

Zusätzliche Maßnahmen für einen besseren Stuhlgang

- Täglich joggen: Verwenden Sie dafür Schuhe mit Nullabsatz, bei denen sich die Ferse auf
  gleicher Höhe wie der Fußballen befindet, zum Beispiel Barfußschuhe.
- Täglich spazieren gehen: Vor allem nach dem Essen kann ein Spaziergang die Verdauung und
  Ausscheidung erheblich erleichtern.
- Täglich Yoga: Dabei geht es nicht nur um die positive Wirkung dieser Übungen auf
  Ihren Körper, sondern auch darum, sich mit Ihren Beschwerden vertraut zu machen, was
  weitreichende positive Auswirkungen auf alle anderen Lebensbereiche hat.
- Schwitzen, zum Beispiel durch Saunabesuche in höheren Breitengraden, Infrarottherapien
  und den Verzehr von frischem Ingwer.
- Trockenbürstenmassagen, bei denen man mit einer Bürste mit steifen Borsten abgestorbene
  Hautzellen abschält und die Durchblutung verbessert.

Wöchentliche Entschlackungskur nach Ihren persönlichen Wünschen und Bedürfnissen

Praktizieren Sie einmal pro Woche eine Form der Kalorieneinschränkung – selbst wenn diese
nur darin besteht, morgens das Frühstück wegzulassen. Aber tun Sie das nicht, wenn Sie wirklich Hunger haben! Bei dieser Kalorienrestriktion geht es vielmehr darum, nicht aus reiner
Gewohnheit zu essen. Wenn Sie sich ganz bewusst und freiwillig darauf einlassen, gönnen Sie

Ihren Verdauungsorganen dadurch eine Ruhepause, sodass Ihr Körper sich ganz auf seine innere Reinigung und Regeneration konzentrieren kann.

Wenn Sie sich dabei wohlfühlen, können Sie sich von der eintägigen Mono-Entgiftungsdiät mit Äpfeln langsam und allmählich zu Fastentechniken für »Fortgeschrittene« hocharbeiten. Falls Sie sich zu ausgedehnteren Fastenkuren nicht in der Lage fühlen sollten, ist ein Mini-Fasten zwischen dem Abendessen und dem Mittagessen am nächsten Tag aber immer noch besser als gar nichts.

Betrachten Sie das Frühstück als »Fastenbrechen«. Einfach zwölf Stunden lang – vom Abendessen bis zum Frühstück – nichts zu essen, ist eine Form des Fastens, und das morgendliche Fastenbrechen ist eigentlich ein ganz normaler Bestandteil unseres täglichen Stoffwechselzyklus. Da es für unsere Vorfahren normal war, Zeiten reichlicher Nahrungszufuhr im Wechsel mit Hungersnöten zu erleben, und die Lebensformen auf der Erde sich schon seit Jahrmillionen an den Kreislauf der Jahreszeiten angepasst haben, hat sich unser Körper im Lauf der Evolution wahrscheinlich so entwickelt, dass ihm gelegentliche Tage ohne Essen guttun. Und da ihm alternative Energie- und Substanzquellen direkt aus dem Quantenvakuum zur Verfügung stehen, kann man Fasten als einen Akt absichtlichen Verzichts definieren, bei dem wir unsere körperlichen Bedürfnisse auf eine unsichtbare, aber deshalb nicht weniger reale Nahrungsquelle ausrichten.

Doch das Fasten im Rahmen Ihres Regenerationsprogramms ist mehr als nur eine Methode, Ihren Körper ohne Lebensmittel zu ernähren: Dabei handelt es sich um eine hochwirksame Quelle der Transformation, die Ihnen eine enorme Widerstandsfähigkeit und Belastbarkeit bringt. Wissenschaftler der University of Southern California haben festgestellt, dass der Körper nach drei Tagen Wasserfasten eine Art Regenerationsschalter umlegt: Die Stammzellen beginnen, neue weiße Blutkörperchen zu produzieren, wodurch sich das ganze Immunsystem von Grund auf erneuert.[5]

Steigern Sie Ihre Fastendauer ganz allmählich!

Für ein optimales Fastenerlebnis verzichten Sie zunächst nur an einem Tag pro Woche (vorzugsweise am Wochenende) aufs Essen. Sobald Sie Vertrauen in die Fähigkeit Ihres Körpers entwickelt haben, einen Tag lang ohne Nahrung auszukommen, steigern Sie Ihre Fastendauer auf zwei bis drei Tage pro Woche, damit Ihr Immunsystem sich richtig erneuern kann. Es gibt verschiedene Formen des Fastens: Sie können mindestens acht bis zwölf Stunden pro Tag auf Nahrungsaufnahme verzichten, einen Tag lang nur Äpfel, ein bis drei Tage lang nur Rohkost essen oder ein bis drei Tage lang wasserfasten.

Fasten ist eine Zeit tiefer Ruhe und Erholung. Schränken Sie Ihre Aktivitäten und Aufgaben während dieses Zeitfensters so weit als möglich ein. Diese Zeit ohne Ablenkungen wird Ihnen tiefe Einsichten eröffnen und ein ganz neues Engagement für mehr Selbstfürsorge in Ihnen wecken. Bewusstes Fasten ist eine gute Möglichkeit, auf achtsame Weise etwas für sich selbst zu tun, und zwar so, dass es zu einer tiefgreifenden Wiederbelebung Ihrer körperlichen und geistigen Gesundheit führt. So ein Entgiftungsprogramm muss nicht unbedingt »brutal« sein. Obwohl Wasserfasten eine zutiefst heilsame Fastenmethode für Menschen sein kann, die für ein fortgeschrittenes Fastenprogramm bereit sind, müssen Sie nicht unbedingt lange auf Nahrung verzichten, um in den Genuss der Vorteile einer Entgiftung zu kommen. Ich habe drei verschiedene Entgiftungsprogramme für Sie entwickelt – von kurz und einfach bis hin zu länger und anspruchsvoller. Wählen Sie einfach das Programm, das für Sie am besten geeignet ist. Danach kehren Sie wieder zur gewohnten Ernährung Ihrer Vorfahren zurück, um sich die hart erkämpften gesundheitlichen Vorteile, die Ihnen diese Umstellung gebracht hat, zu bewahren. Sie werden sehen: Mit der Zeit wird es Ihnen dank dieser Ernährung immer besser gehen.

Drei-Tages-Entgiftungskur mit Rohkost

Wenn Sie bereit sind, über die Monodiät aus Äpfeln und reinem Wasser hinauszugehen, können Sie noch einen weiteren Tag lang nur Äpfel essen oder drei Tage mit einer weniger strengen Diät dranhängen, an denen Sie ausschließlich frisches rohes Obst und Gemüse zu sich nehmen. Essen Sie davon so viel, wie Sie möchten. Obst und Gemüse mit Kernen werden manchmal als »perfekte Nahrungsmittel« bezeichnet, weil sie von der Natur für den Verzehr durch Tiere bestimmt sind, die die Samen dieser Pflanzen verbreiten können. Das Fruchtfleisch von Obst und Gemüse bietet Ihrem Körper eine wichtige biomolekulare und informationelle Unterstützung; außerdem enthält es lebende Enzyme, strukturiertes Wasser und bioaktive Substanzen, die unsere Genexpression sanft modulieren und unsere Physiologie in Richtung Homöostase verschieben.

Vorausschauendes Einkaufen ist der Schlüssel zum Erfolg: Füllen Sie Ihren Kühlschrank mit Vorräten auf, damit Sie nicht auf gekochte Speisen zurückgreifen müssen. Wenn Sie außer Haus gehen, nehmen Sie rohe Snacks mit.

Vorübergehend kann diese Diät zu Blähungen und einem aufgetriebenen Bauch führen; diese Beschwerden legen sich jedoch normalerweise innerhalb eines Tages wieder, denn Ihre Darmflora und Ihre Ausscheidungsprozesse adaptieren sich an die neue Kost. Und genau wie bei der Monodiät aus Äpfeln und reinem Wasser werden Sie sich auch bei dieser Diät leicht und voller Freude fühlen. Auch Schmerzen, Entzündungen und überzählige Pfunde werden dabei vielleicht dahinschmelzen wie Schnee an der Sonne.

Wasserfasten

Wasserfasten kann schon eine etwas größere Herausforderung darstellen als eine Monodiät. Der Gedanke an einen völligen Nahrungsentzug – auch wenn er nur ein paar Tage dauert –

kann bei manchen Menschen Urängste auslösen; aber wenn Sie es einmal ausprobieren, werden Sie feststellen, dass Ihr Körper viel gesünder, widerstandsfähiger und vitaler wird, wenn Sie einmal eine Zeit lang auf die oft suboptimalen, toxischen Nahrungsmittel verzichten, die wir normalerweise zu uns nehmen. Dennoch sollten Menschen mit chronischen Gesundheitsproblemen (vor allem, wenn sie regelmäßig Medikamente einnehmen müssen) nur unter ärztlicher Aufsicht wasserfasten. Menschen ohne gesundheitliche Probleme brauchen dabei lediglich auf ihren Körper (und ihren inneren Arzt) zu hören – und schon wird aus dieser anfänglichen Herausforderung eine wunderbare Gelegenheit zu einem »Neustart« und einer gesundheitlichen Regeneration.

Um in den vollständigen Genuss eines regenerierten Immunsystems zu kommen, müssen Sie drei Tage lang fasten. Ich empfehle Ihnen jedoch dringend, Ihre Fastendauer über drei Wochen hinweg langsam und allmählich bis auf diese drei Tage zu steigern. Begnügen Sie sich in der ersten Woche mit einem eintägigen Wasserfasten. In der zweiten Woche sollten Sie zwei Tage lang fasten; und in der dritten Woche sind Sie dann bereit für die vollen drei Fastentage. Während der Aufbauphase werden Sie Erfahrungen mit dem Fastenbrechen sammeln: Nach einem (oder zwei oder drei) Fastentagen sollte man das Fasten mit einer sehr einfachen Rohkost wie Beeren oder Avocado brechen. Essen Sie zu Mittag etwas Einfaches, aber Gekochtes – zum Beispiel Süßkartoffel oder Quinoa mit einem Stich Butter (Ziegenbutter ist am leichtesten verdaulich und am wenigsten allergen).

Um diese Fastenkur erfolgreich durchführen zu können, sollten Sie sie auf ein Wochenende oder in die Ferien verlegen und sich während dieser Zeit von einem Partner bei etwaigen Verpflichtungen wie beispielsweise der Kinderbetreuung helfen lassen.

In der Anfangsphase müssen Sie schon mit einer gewissen Schlappheit und Müdigkeit rechnen; doch nach drei Tagen werden die weniger gesunden Teile des Gewebes in Ihrem ganzen Körper eine Autophagie durchlaufen, und Ihr Immunsystem wird sich vollständig regeneriert haben. Jetzt werden Sie wahrscheinlich ein ganz neues Gefühl der Leichtigkeit und Energie verspüren, das aus Ihrem tiefsten Inneren kommt.

Außerdem werden Sie sich vermutlich erstaunlich gesättigt fühlen und ein anhaltend hohes Energieniveau und einen klaren Kopf haben. Das liegt daran, dass Fasten den Insulin- und Blutzuckerspiegel stabilisieren kann.

Befreien Sie Ihren Körper und Ihr Zuhause von ungesunden Chemikalien in Körperpflege- und Reinigungsprodukten

Die Produkte, die wir in Haushalt und Körperpflege verwenden, enthalten viele künstliche Giftstoffe – über 80 000 davon sind bei der US- Umweltschutzbehörde EPA registrierte Chemikalien. (Anm. d. Red.: Stoffe, die vor dem 18. September 1981 innerhalb der EU – vorher EG – auf den Markt kamen, müssen nachgemeldet werden. Alle Stoffe danach gelten als registriert. In der Datenerhebung ist von 100 00 Altstoffen die Rede.) Ich empfehle Ihnen dringend, lieber ein bisschen mehr Geld zu investieren und Haushalts-, Kosmetik- und Körperpflegeprodukte zu kaufen, die keine Erdölderivate enthalten. Die ersten Giftstoffe, die Sie aus Ihrem näheren Umfeld eliminieren sollten, finden sich häufig in folgenden Produkten:

- Chemische Reinigungs- und Spülmittel
- Körperpflegeprodukte und Kosmetika, die Petrochemikalien enthalten
- Frei verkäufliche Arzneimittel
- Fluoridhaltige Zahnpasten
- Synthetische Matratzen

Achten Sie vor allem auf Sonnenschutzmittel: Bestimmte Sonnenschutzprodukte können eine ganze Reihe störender und degenerativ wirkender Chemikalien direkt in Ihren Körper einbringen. Um sich keinen Sonnenbrand zu holen, können folgende topische und diätetische Schutzmaßnahmen sinnvoll sein:

- Ein Sonnenschutzmittel ohne Petrochemikalien und Nanopartikel auf der Basis von Titandioxid oder Zinkoxid
- Kokosöl (SSF 7)
- Olivenöl (SSF 7,5)
- Rizinusöl (SSF 5,6)[6]

Das beste Mittel gegen Sonnenbrand ist das Gel der Aloe-vera-Pflanze, das nicht nur eine heilende Wirkung hat, sondern – äußerlich aufgetragen – gleichzeitig auch das beste natürliche Anti-Aging-Mittel für Ihren Körper ist. Wenn Sie Zugang zu einer Aloe-Pflanze haben, kratzen Sie das Gel aus den Blättern heraus. Falls Sie es einnehmen möchten, lassen Sie das rote »Latex«, das abführend wirken kann, vorher ablaufen. Stattdessen können Sie auch ein im Laden gekauftes Produkt verwenden.

2. Praktizieren Sie eine gezielte körperliche Aktivität und treten Sie mit den Rhythmen der Natur in Kontakt

Sitzen wird nicht umsonst als »das neue Rauchen« bezeichnet. Ohne tägliche Bewegung kann Ihr Körper sich nicht von Stoffwechselschlacken, Giftstoffen und schädlichen chemischen Substanzen befreien. Durch tägliche körperliche Aktivität können Sie das Gleichgewicht in Ihrem Körper und Ihrem Nervensystem wiederherstellen und mit der Natur und ihren energetischen Rhythmen und elektromagnetischen Feldern in Kontakt treten. Deshalb umfasst Ihr Regenerationsprogramm alle zwei Tage eine mindestens 30-minütige anstrengende körperliche Aktivität; diese ist für die Förderung einer radikalen Widerstandskraft und Belastbarkeit unerlässlich. Laut einer in der Zeitschrift *Advances in Experimental Medicine and Biology* veröffentlichten wissenschaftlichen Untersuchung wird durch körperliche Aktivität eine Welle genverändernder Mikro-RNAs freigesetzt – ein molekulares Erklärungsmodell für die enormen Vorteile, die Bewegung für unser Herz bringt.[7]

Wie ich das Joggen lieben lernte

Ich habe lange gebraucht, um mich zu einem täglichen Trainingsprogramm durchzuringen. Als Kind war ich alles andere als sportlich: Ich hatte schwere asthmabedingte Atembeschwerden, Übergewicht, ein chronisch entzündetes Hüftgelenk und einen verkürzten rechten Oberschenkelknochen, hinkte und fühlte mich schlapp und kraftlos. Als Jugendlicher und Erwachsener hatte ich mich in verschiedenen Disziplinen der Leichtathletik versucht und mir beim Gewichtheben schließlich eine chronische Rückenverletzung zugezogen, sodass ich kein anstrengendes Training mehr praktizieren konnte, das einen größeren Bewegungsspielraum erforderte.

Im Alter von 44 Jahren begann ich schließlich, regelmäßig zu joggen. Das konnte ich ganz gut, weil ich dabei nur meinen Rücken gerade halten musste. Und ich muss zugeben: Es dauerte nicht lange, bis ich mich in diese zwar anstrengende, aber trotzdem oft beglückende Form der bewussten Bewegung verliebte. Außerdem entdeckte ich Christopher McDougalls Buch *Born to Run*, in dem es heißt, dass unser Körper darauf ausgelegt und dazu fähig ist, Hunderte von Kilometern zu laufen, was unsere Vorfahren schließlich auch tun mussten, um ihre Beute zu jagen: Die Beutetiere mussten erst an Erschöpfung sterben, bevor das menschliche Raubtier sie essen konnte!

Also beschloss ich, längere Strecken zu laufen, und vertraute einfach darauf, dass mein Körper das schon schaffen würde. Inzwischen bin ich begeisterter Halbmarathonläufer und habe extra für dieses Buch sogar einen kompletten Marathon absolviert, um zu beweisen, dass man in jedem Alter fit werden kann. Die Unannehmlichkeiten eines anstrengenden Laufs werden mehr als aufgewogen durch das gute Gefühl, das einen hinterher überkommt. In vielerlei Hinsicht hat mir der Langstreckenlauf gezeigt, dass Freude und Leid zwei Seiten derselben Medaille sind. Wenn Sie über Ihre vermeintlichen Grenzen hinausgehen, können Sie das Vertrauen und die Widerstandsfähigkeit aufbauen, die Ihnen von Geburt an zustehen. Das Allerschönste am Laufen ist für mich, dass es sowohl mein spirituelles als auch mein physisches Herz stärkt und belebt.

In Anbetracht unserer sitzenden Lebensweise und unseres sehr begrenzten, mechanischen, routinemäßigen Bewegungsverhaltens ist es kein Wunder, dass so viele Menschen müde und niedergeschlagen sind und das Gefühl haben, keine Macht über ihren Körper und ihr Schicksal zu haben. Bewusste körperliche Aktivität ist eine gute Gelegenheit, Ihr Leben wieder in die Hand zu nehmen. Das kann ganz einfach sein: Sie brauchen sich nur ein Ziel zu setzen und dann mit ganz konkreten, physischen Maßnahmen darauf hinzuarbeiten. Das ist die spirituelle Quintessenz jeder körperlichen Aktivität und der Grund, warum Bewegung Ihnen ein tiefes, intuitives Gefühl der Selbstbestimmung und Selbstwirksamkeit vermitteln kann.

Es gibt viele Formen gezielter Bewegung, die körperlichen und geistigen Nutzen bringen, und Sie sollten unbedingt irgendeine Form körperlicher Aktivität finden, die sich für Sie eignet. Praktizieren Sie bewusste Bewegung jeglicher Art – von hochintensivem Intervalltraining über Tanz bis hin zu Yoga. Das hilft Ihnen, Ihre Muskeln zu erhalten, schlank zu bleiben – und was noch viel wichtiger ist: Es entlastet Ihr Lymphsystem. Das Lymphsystem verfügt über keine Pumpe und kann sich daher ohne Bewegung nicht entgiften. Außerdem fördert Bewegung die Ausscheidung (Stuhlgang), die für Ihre innere Reinigung ebenfalls eine sehr wichtige Rolle spielt. Und durch Schwitzen befreit sich Ihr Körper von angesammelten Giftstoffen und chemischen Substanzen, die Ihre Zellen schädigen oder gar abtöten können. Saunieren ist zwar kein Ersatz für Bewegung, aber wenigstens kommt man dadurch in den Genuss einer innerlichen Tiefenreinigung durch Schwitzen.

Neben anstrengenderen Formen körperlicher Aktivität sollten Sie aber auch daran denken, regelmäßig mit der Natur in Kontakt zu treten: Aufenthalte im Freien sind für Ihre Gesundheit unverzichtbar. Luft, Sonnenschein und Erdung haben eine ungeheuer heilende, regenerierende Wirkung – vor allem in Kombination mit bewusster Bewegung. Ihren Körper vom Sonnenaufgang bis zum Sonnenuntergang dem gesamten Lichtspektrum aussetzen, trägt zur Wiederherstellung eines normalen zirkadianen Rhythmus bei. Praktizieren Sie natürliche Fotobiomodulation, indem Sie sich nicht mit Sonnencreme, viel Kleidung und Sonnenbrille vor der Sonne abschirmen (achten Sie aber darauf, sich während der Mittagsstunden mit der intensivsten Sonneneinstrahlung keinem übermäßigen Sonnenlicht auszusetzen). Die tägliche Einnahme von Chlorophyll schützt Sie von innen heraus vor den negativen Auswirkungen der Sonneneinstrahlung und befähigt Ihren Körper dazu, Sonnenlicht für eine bessere Mitochondrienfunktion zu nutzen. Erdung trägt dazu bei, den elektromagnetischen Fluss in Ihrem Körper zu entladen.

Gezielte Bewegung und Kontakt mit der Natur werden Ihnen auch bei der Entwicklung gesünderer Schlafgewohnheiten helfen. Dazu sollten Sie nach Einbruch der Dämmerung möglichst jeden Kontakt mit elektronischen Geräten vermeiden. Das Tragen von Blaufilterbrillen zum Schutz vor Lichtverschmutzung durch selbstleuchtende Geräte verbessert nachweislich die Schlafeffizienz und Schlaflatenz und steigert die Melatoninproduktion.[8] Versuchen Sie in einem abgedunkelten Raum ohne elektronische Geräte zu schlafen, vorzugsweise auf einer Matratze aus natürlichen Materialien. Sie können auch eine Schlafmaske verwenden, falls Ihr Schlafzimmer sich nicht richtig abdunkeln lässt. Die meisten Menschen fühlen sich am besten erholt, wenn sie sieben bis neun Stunden schlafen. Wenn Ihr Körper Ihnen sagt, dass er Ruhe braucht, ist es sinnvoll, auf diese innere Stimme zu hören.

Außerdem sollten Sie anfangen, eine Atemübung zu praktizieren, die ziemlich viel Anstrengung erfordert, um die Energie (Prana, Chi oder Shakti) aus Ihrer Umgebung und/oder aus dem Quantenvakuum in Ihren Körper hineinzuziehen. Auch Meditation oder Gebet am frühen Morgen sind wichtig: So bringen Sie eine gewisse Stabilität in Ihr Nervensystem hinein, die Sie mit größerer Gelassenheit und seelischer Belastbarkeit durch den Tag bringen wird. Indem Sie sich einfach nur Ihrer Atemzüge bewusst werden, können Sie sich darauf fokussieren, präsent zu sein. Manchmal sind schon zehn Minuten pro Tag – aufgeteilt zwischen morgens und abends – ein guter Weg, um emotionalen Stress zu lindern und zu deeskalieren. Eine klare Absicht wird Ihnen dabei helfen, Ihren Geist von überflüssigen Gedanken zu befreien und konsequent auf die Verwirklichung Ihrer Ziele und Träume hinzuarbeiten. Außerdem ist Meditation eine Form psychischen Stoffwechsels, ohne den die vielen Erfahrungen, die man in seinem Leben macht – auch die schwierigen –, vielleicht nie richtig verdaut werden und sich somatisch in Form von Magen- und anderen körperlichen Beschwerden manifestieren können.

3. Techniken zur Geist-Körper-Heilung

Während Sie dieses Programm durchlaufen, werden vielleicht unangenehme Emotionen in Ihnen aufsteigen. Diese Gefühle sind das Rohmaterial für Ihre alchemistische innere Wandlung. Wenn bei diesem Programm weder Wut, Trauer, Kummer noch Ängste oder Sorgen an die Oberfläche kämen, wäre dieser Wandlungsprozess wahrscheinlich eine ziemlich oberflächliche Angelegenheit. Aber es gibt auch eine gute Nachricht: Ihr autonomes Nervensystem wird wieder ins Gleichgewicht kommen, sobald Sie diese Emotionen freigesetzt und verarbeitet haben. Doch ohne das richtige Instrumentarium, das man braucht, um solche Gefühle zu identifizieren, zu akzeptieren und zu verarbeiten, werden sie sich wahrscheinlich wieder in Ihr Unterbewusstsein zurückziehen und dort ihr Unwesen treiben.

Emotionen zu erkennen und zum Ausdruck zu bringen, statt sie zu unterdrücken und hinter einer Fassade positiven Denkens zu verstecken, ist ein wichtiger Bestandteil jeder Geist-Körper-Heilung. Aus evolutionärer Sicht dienen Emotionen durchaus einem sinnvollen Zweck: Sie helfen Ihnen, zu lernen und zu überleben. Laut Candace Pert sind es nicht die Emotionen, die wir unter Kontrolle bringen sollten, sondern unsere Reaktion darauf. »Wut, Trauer, Angst – solche emotionalen Erfahrungen sind an und für sich nichts Negatives«, schreibt sie. »Ganz im Gegenteil: Sie spielen eine sehr wichtige Rolle für unser Überleben. Wir brauchen Wut, um anderen Menschen Grenzen aufzuzeigen, Trauer, um mit unseren Verlusten umzugehen, und Angst, um uns vor Gefahren zu schützen.«[9] Auch der berühmte spirituelle Lehrer Eckhart Tolle rät, uns nicht gegen unseren Schmerz zu wehren: »Geben Sie der Trauer, Verzweiflung, Angst, Einsamkeit – oder in welcher Form auch immer Leid in Ihr Leben tritt – nach. Registrieren Sie es, ohne ihm in Gedanken einen Namen zu geben. Lassen Sie es einfach da sein. Nehmen Sie es an. Dann werden Sie erleben, wie das Wunder dieser Akzeptanz tiefes Leid in tiefen Frieden verwandelt.«[10] Es ist so leicht, in den bodenlosen Abgrund des Selbstmitleids zu stürzen und dabei wie wild um sich zu schlagen. Der klagende Refrain »Warum gerade ich?« kann zu endlosen negativen Selbstgesprächen und einer »Was-wäre-wenn?«-Denkweise führen, mit der wir uns in unserem Handlungs- und Bewältigungsspielraum einschränken – wie eine Schallplatte, die einen Sprung hat. Wenn Sie sich von diesem Gewicht niederdrücken lassen, werden Sie früher oder später daran zerbrechen.

Doch wenn Sie den Wutanfall, die Tränen und den inneren Aufruhr einfach zulassen, können Sie diese wichtigen Elemente Ihres Ichs heilen und verarbeiten. Meine Frau Dr. Kelly Brogan hat ein Buch zu diesem Thema mit dem Titel *Own Your Self (Die Seele braucht keine Pillen)* geschrieben, das ich sehr empfehle. In diesem Buch zeigt sie, wie Sie Erfahrungen, die Ihr ganzes Leben erschüttern und Ihren Lebenskompass von Grund auf verändern, genauer beleuchten und maladaptive Gedankenkreisläufe in einen kathartischen Befreiungsprozess umwandeln können. Aber dazu muss man sich aufraffen, den Staub von seinen Füßen schütteln und die persönliche Aufforderung und tiefe Symbolik entdecken, die in jedem Symptom steckt.

Bei einem so tiefgreifenden inneren Wandlungsprozess müssen wir bedingungslose Verantwortung für unser Wohlergehen übernehmen und an allen drei Grundpfeilern dieses Wohlergehens – Geist, Körper und Gesundheit – etwas verändern. Um Ihre Denkweise zu ändern und etwas gegen Ihren Stress zu tun, probieren Sie es doch einmal mit folgenden Therapien:

- **Emotional Freedom Technique (EFT):** Manchmal auch als »psychologische Akupressurtechnik« bezeichnet, hilft EFT, die negativen Auswirkungen schwieriger Emotionen durch Zwerchfellatmung, Mantras und Affirmationen, Visualisationen und Herzfrequenzvariabilitäts-Trainingsgeräte zu bewältigen. EFT ist auch unter den Bezeichnungen »Klopfen« oder Energiemedizin bekannt und eng mit Reiki und anderen fernöstlichen Traditionen wie Yoga, Tai-Chi, Qigong und Meditation verwandt, die ebenfalls Linderung verschaffen können.

- **Aromatherapie:** Pflanzliche Substanzen bieten einen natürlichen Puffer gegen stressbedingte pathophysiologische Veränderungen und wirken als Adaptogene, mit deren Hilfe der Körper besser mit Stress umgehen und ihm entgegenwirken kann. Wenn Organismen mit Stress konfrontiert werden, helfen diese pflanzlichen Substanzen ihnen, stressbedingte Schäden zu vermeiden.[11] In Verbindung mit Achtsamkeitstechniken und einer unserer Evolution entsprechenden Ernährung und Lebensweise können Adaptogene unseren Körper auf einen gesünderen Kurs bringen, sodass wir das endlose Trommelfeuer unserer Stressbelastungen besser bewältigen. Das Einatmen ätherischer Öle wie beispielsweise Patschuli kann die Sympathikusaktivität um bis zu 40 Prozent reduzieren, und Rosenöl kann den Adrenalinspiegel um bis zu 30 Prozent senken.[12] Orangen- und Lavendelöl können Ängste nachweisbar signifikant lindern und die Stimmung verbessern.[13] Außerdem hat man festgestellt, dass eine Aromatherapie mit Lavendel, Ylang-Ylang und Bergamotte psychischen Stress und den Serumcortisolspiegel signifikant reduziert und außerdem bei Menschen mit essenzieller Hypertonie den Blutdruck senkt.[14] Selbst eine sehr kurze, fünfminütige Exposition gegenüber Zitronengrasduft baut nachweislich innere Anspannung ab und hilft bei der Erholung von angstauslösenden Situationen.[15]

- **Therapeutische Massagen und Deep Bodywork:** Therapeutische Berührungen – einschließlich Tiefengewebsmassagen – können ein hervorragender Ausgleich für die unvermeidlichen Belastungen unseres modernen Lebens sein. Falls Sie eine noch intensivere Unterstützung benötigen, versuchen Sie es doch einmal mit Myofascial Release, Rolfing und Amanae: Solche Techniken können Ihnen helfen, sich durch tiefersitzende emotionale Blockaden und Trigger hindurchzuarbeiten, die als stagnierende, blockierte Energie in Ihrem physischen Körper festsitzen. Manchmal sind chronische Schmerzen und Unbeweglichkeit aber auch Symptome eines unerforschten Innenlebens, das verstanden und liebevoll angenommen werden möchte. Tiefsitzende Kindheitstraumata können sich zum Beispiel in Form weit verbreiteter gesundheitlicher Beschwerden manifestieren, wie Louise Hay uns vor vielen Jahren in ihrem Buch *You Can Heal Your Life (Das große Buch für Körper und Seele)* gezeigt hat.

- **Yoga und Meditation:** Die uralte indische Praxis des Kundalini-Yoga bringt Ihre Chakras und Meridiane ins Gleichgewicht, indem sie Ihren Energie- oder Ätherkörper aktiviert und gleichzeitig das volle Potenzial Ihres physischen Körpers – einschließlich des Nerven- und Drüsensystems – zum Leben erweckt.[16] Man geht davon aus, dass die Erzeugung von Lauten und Gesängen Meridianpunkte in Ihrem Gaumen aktiviert, die mit Ihrem Hypothalamus und Ihrer Hypophyse in Verbindung stehen. Candace Pert befürwortet die uralten Techniken des Kundalini-Yoga als Mittel zur Wiederherstellung eines Zustands der Harmonie zwischen Geist und Körper. Meditation ist eine weitere Praktik, die Körper und Geist enorme Vorteile bringt. Laut einem Artikel in der Zeitschrift *Psychiatry Research* sind Achtsamkeitspraktiken wie beispielsweise Meditation so wirksam, dass sich dadurch sogar die Struktur des Gehirns verändern kann. Achtsamkeitsbasierte Stressreduktion mildert stressbedingte pathophysiologische Veränderungen ab, indem sie die Konzentration der grauen Substanz im Hippocampus, im hinteren cingulären Kortex, in der temporoparietalen Verbindung und im Kleinhirn erhöht – lauter Hirnregionen, die an Gedächtnis, Lernen, emotionaler Intelligenz, Perspektivenübernahme und selbstreferenzieller Verarbeitung beteiligt sind.[17] Außerdem hat eine in der Zeitschrift *National Reviews in Neuroscience* veröffentlichte Metaanalyse ergeben, dass Achtsamkeitsmeditation die Gewebemorphologie in sechs verschiedenen Hirnregionen (vorderem und hinterem Cingulum, Amygdala, Inselrinde, präfrontalem Kortex und Striatum) konsistent veränderte.[18] Meditation kann aber auch die Bestandteile unseres neuronalen Netzes verändern, die für Selbstwahrnehmung, Emotionsverarbeitung und die Wahrnehmung des jetzigen Augenblicks zuständig sind.[19]

Mehr Resilienz durch Achtsamkeit

Achtsamkeitsrituale verbessern die Funktion unseres Nervensystems, das unsere Stressreaktionen koordiniert und lebhafte Dialoge mit unserem Immunsystem führt. Meditation in all
ihren verschiedenen Formen – von geführten Audiomeditationen über Yoga und Tai-Chi bis hin
zum Flow-Zustand, der durch das Verfolgen kreativer Bestrebungen oder das Ausleben unserer Leidenschaften entsteht – beruhigt unseren »Affengeist« und versetzt unseren Körper in
einen Zustand optimaler Harmonie. Durch solche natürlichen Praktiken können wir von oben
nach unten Sicherheitssignale in unseren ganzen Körper hineinsenden, die eine Regeneration
ermöglichen.

- **Tagebuch führen:** Manchmal hilft es, einfach nur fünf Minuten pro Tag zu Papier und
  Bleistift zu greifen – vor allem morgens gleich nach dem Aufstehen oder abends direkt
  vor dem Schlafengehen. Das hilft bei der Wahrnehmung von Gefühlen, die einem noch
  nicht vollständig bewusst geworden sind, aber trotzdem zu bestimmten Entscheidungen,
  Erlebnissen und Sachverhalten beigetragen haben.
- **Homöopathie:** Bei dieser unter Anleitung eines ausgebildeten Homöopathen durchgeführten, risiko- und nebenwirkungsarmen Form der Informationsmedizin werden
  dem Patienten kleinste Dosen natürlicher Substanzen verabreicht, die genau auf seine
  emotionale und psychospirituelle Konstitution abgestimmt sind.
- **Pflanzliche Medizin:** Unter Anleitung eines professionellen, erfahrenen Mediziners
  eingenommen, können psychedelische Substanzen wie Psilocybin oder Ayahuasca
  lebensrettend sein und eine tiefgreifende innere Wandlung bewirken. Zu den Regionen,
  in denen die Einnahme bestimmter psychedelischer Pflanzen für Erwachsene ab 21 Jahren legalisiert wurden, gehören Denver (Colorado) und Sonoma County (Kalifornien).
- **Beratung:** Seien wir ehrlich: Ohne Hilfe von anderen Menschen wäre keiner von uns
  heute hier. Ein kompetenter, mitfühlender, professioneller Berater, der Sie bei Ihrem
  Heilungsprozess begleitet und unterstützt, kann Ihnen bei der Bewältigung Ihrer größten Herausforderungen helfen.

SCHLUSSWORT

Die Arbeit an diesem Buch war für mich eine Art Reise (und genauso haben Sie wahrscheinlich auch die Lektüre empfunden). Ich möchte Ihnen aufrichtig dafür danken, dass Sie mich auf dieser Reise begleitet haben. Wenn ich auf den Weg zurückblicke, den ich bis hierher zurückgelegt habe, bin ich immer wieder erstaunt darüber, wie viel Unterstützung ich dabei von mir bekannten und unbekannten Menschen erhalten habe. Sie haben mich durch viele physische und psychospirituelle Prüfungen und Bedrängnisse begleitet und mir auf diese Weise dabei geholfen, das Buch zu schreiben, das Sie jetzt in den Händen halten. Von den regelmäßigen lebensbedrohlichen Asthmaanfällen meiner Kindheit bis zu dem lungenausdehnenden Marathon, den ich letztes Jahr gelaufen bin, erlebe ich jeden Tag aufs Neue, wie ungeheuer belastbar und regenerationsfähig diese wunderbare Technologie namens menschlicher Körper ist – auch wenn wir ihn oft als selbstverständlich hinnehmen.

Wir stehen gerade am Beginn eines erstaunlichen Zeitalters voller tiefer Erkenntnisse, in dem die ganze Weisheit unserer Vorfahren, die lange Zeit in Form von Mythen und Symbolen verschlüsselt war, und die hochmodernen Wissenschaften der Neuen Biologie und Neuen Physik zu größerer Übereinstimmung und wechselseitiger Bestätigung gelangen. Ich kann nur beten, Ihnen mit einigen Erkenntnissen, die ich Ihnen nahegebracht habe, wenigstens ein kleines bisschen zu einem Leben mit neuer Vitalität, Einsicht, Gesundheit und Freude verholfen zu haben, sodass Sie sich auf die Dinge konzentrieren können, die für Sie in Ihrem Leben am wichtigsten sind. Zumindest aber hoffe ich, dass Sie nach der Lektüre dieses Buches stärker auf das immense Regenerationspotenzial und die enorme Belastbarkeit und Widerstandsfähigkeit Ihres Körpers vertrauen. Das bestmögliche Resultat, das ich mir vorstellen kann, besteht darin, dass Sie – genau wie ich – daraus lernen werden, tiefere Ehrfurcht und Dankbarkeit für das zu empfinden, was bereits existiert: dieses Wunder unserer Inkarnation auf einem Planeten, der alles in unserem Leben beständig nährt und unterstützt.

DANK

Dieses Buch ist meiner geliebten Frau und Partnerin, Kelly Brogan, gewidmet. Ohne sie und ohne unsere Liebe wäre es nie geschrieben worden.

Heather Jackson, meine Literaturagentin, hat mein Buch gewissermaßen aus der Taufe gehoben. Ihre Freundlichkeit und Geduld und das Engagement, mit dem sie für mein Projekt eingetreten ist, waren eine wichtige Voraussetzung für seine Verwirklichung.

Auch meiner Mutter Dorothy Ji, meiner Schwester Mia Ji und meinem Vater Sungchul Ji bin ich von ganzem Herzen dankbar: Alle drei haben dazu beigetragen, mich heil ins Erwachsenenalter zu bringen, und in mir eine Liebe zur Literatur und Kunst geweckt, die mich schließlich dazu brachte, Philosoph zu werden. Ein ganz besonderes Dankeschön geht an Mia, die mir bei der redaktionellen Bearbeitung der ersten Stadien des Buches half und mir meine Nichten geschenkt hat.

Lisa Ji, der Mutter meiner beiden wunderschönen Töchter Sienna und Bella, danke ich für ihre Unterstützung bei diesem Prozess und dafür, dass sie gemeinsam mit mir die enorme Verpflichtung übernommen hat, diese beiden erstaunlichen, magischen Lichtwesen großzuziehen.

Besonderer Dank gebührt auch Ali Le Vere, die einen wichtigen Beitrag zur Entstehung dieses Buches geleistet hat und sich meiner Erfahrung nach durch eine nahezu unvergleichliche Brillanz auf biomedizinischem Gebiet auszeichnet. Außerdem möchte ich meiner treffsicheren Entwicklungslektorin Julia Serebrinsky danken, die mit ihrer Geduld und tatkräftigen Unterstützung dazu beigetragen hat, aus dem Manuskript etwas zu machen, auf das ich stolz bin.

Auch Kate Colter, ohne deren professionelle Unterstützung meine vielen Verpflichtungen gegenüber GreenMedInfo während meiner zweijährigen Arbeit an diesem Buch auf der Strecke geblieben wären, möchte ich an dieser Stelle meine tiefe Liebe und Wertschätzung aussprechen. Du warst mir eine liebe Freundin, Patin meiner Kinder und bist einem Engel in Menschengestalt nähergekommen, als ich es bisher erlebt habe.

Wie immer gibt es viel zu viele Menschen, die mich inspiriert und mir indirekt bei der Arbeit an meinem Buch geholfen haben, als dass ich sie alle nennen könnte. Aber ich möchte wenigstens ein paar davon aufzählen:

Joe Wallen, der mir seit Beginn meines Engagements für natürliche Gesundheit als Mentor und Unterstützer zur Seite stand.

Eli Buren, mein Mentor, der mir geholfen hat, in meiner täglichen Praxis einfachen Mensch-seins Bewusstheit, Geduld und innere Tiefe zu kultivieren.

Bruce und Donna Wilshire, meine Mentoren an der Rutgers University, die mir eine ganze Welt voller Ideen eröffnet und in mir die Leidenschaft für das wahre Wesen der Philosophie – eine lebenslange Verpflichtung zur Selbst- und Fremdforschung – entfacht haben.

Außerdem danke ich meinem lieben Freund und ehemaligen kreativen Partner Jon Hebel, dessen Abschied aus meinem Leben mir geholfen hat, mein Herz zu öffnen und zu heilen und zu verstehen, dass auch der Tod ein schönes Geschenk sein kann.

ÜBER DEN AUTOR

Sayer Ji ist Begründer von GreenMedInfo, der weltweit größten, frei zugänglichen Datenbank zum Thema natürliche Gesundheit. Außerdem ist er als Gutachter beim *International Journal of Human Nutrition and Functional Medicine* tätig, Mitbegründer und CEO von Systome Biomed, Vorstandsmitglied der National Health Federation und Mitglied des Lenkungsausschusses der Global Non-GMO Foundation. Besuchen Sie seine Website: www.greenmedinfo.com.

Um noch intensiver in die praktische Umsetzung der Informationen in diesem Buch einzusteigen, besuchen Sie den Onlinekurs: **www.regeneratemasterclass.com.**

QUELLENVERZEICHNIS

Einführung

1   Baier, Scott R. et al.: *MicroRNAs Are Absorbed in Biologically Meaningful Amounts from Nutritionally Relevant Doses of Cow Milk and Affect Gene Expression in Peripheral Blood Mononuclear Cells, HEK-293 Kidney Cell Cultures, and Mouse Livers.* The Journal of Nutrition 144, Nr. 10 (Oktober 2014): S. 1495–1500, doi.org/10.3945/jn.114.196436

2   Byars S., S. Stearns, J. Boomsma: Association of Long-Term Risk of Respiratory, Allergic, and Infectious Diseases With Removal of Adenoids and Tonsils in Childhood. JAMA Otolaryngolgy Head Neck Surgery 144, 7 (2018): S. 594–603, doi.org/10.1001/jamaoto.2018.0614

TEIL 1 IHR KÖRPER UND DAS WUNDER DER REGENERATION

Kapitel 1: Die Revolution der Neuen Biologie

1   *Chronic Disease: A Significant Public Health Threat.* Centers for Disease Control, 21. November 2017, www.cdc.gov/nccdphp/dch/about/index.htm

2   Gyles, Carlton: *Skeptical of Medical Science Reports?* Canadian Veterinary Journal, 56, Nr. 10 (Oktober 2015): S. 1011–1012, www.ncbi.nlm.nih.gov/pmc/articles/PMC4572812/Gyles:*Skeptical of Medical Science Reports?*

3   Gyles, *Skeptical of Medical Science Reports?* S. 1011–1012

4   Bourgeois, Florence T., Srinivas Murthy und Kenneth D. Mandl: *Outcome Reporting among Drug Trials Registered in ClinicalTrials.gov.* Annals of Internal Medicine 153, Nr. 3 (2010): S. 158–166, doi.org/10.7326/0003-4819-153-3-201008030-00006

5   Turner, Erick H. et al.: *Selective Publication of Antidepressant Trials and Its Influence on Apparent Efficacy.* New England Journal of Medicine 358, Nr. 3 (2008): S. 252–260, doi.org/10.1056/NEJMsa065779

6   Ioannidis, John P.A.: *Why Most Published Research Findings Are False.* PLOS Medicine 2, Nr. 8 (2005): e124, doi.org/10.1371/journal.pmed.0020124; Hern, Alex, Pamela Duncan: *Predatory Publishers: The Journals That Churn Out Fake Science.* The Guardian. 10. August 2018 www.theguardian.com/technology/2018/aug/10/predatory-publishers-the-journals-who-churn-out-fake-science

7   Liu Jessica J. et al.: *Payments by US Pharmaceutical and Medical Device Manufacturers to US Medical Journal Editors: Retrospective Observational Study.* BMJ 359 (26. Oktober 2017): S. j4619, doi.org/10.1136/bmj.j4619

8   Campbell, Eric G. et al.: *A National Survey of Physician-Industry Relationships.* New England Journal of Medicine 356, Nr. 17 (2007): S. 1742–50, doi.org/10.1056/NEJMsa064508

9   Fickweiler, Freek, Ward Fickweiler und Ewout Urbach: *Interactions Between Physicians and the Pharmaceutical Industry Generally and Sales Representatives Specifically and Their Association With Physicians' Attitudes and Prescribing Habits: A Systematic Review.* BMJ Open 7, Nr. 9 (2017): S. e016408, doi.org/10.1136/bmjopen-2017-016408

10 Ezkurdia, Iakes et al.: *Multiple Evidence Strands Suggest That There May Be as Few as 19,000 Human Protein-Coding Genes.* Human Molecular Genetics 23, Nr. 22 (2014): S. 5866–5878, doi.org/10.1093/hmg/ddu309

11 Weinhold, Bob: *Epigenetics: The Science of Change.* Environmental Health Perspectives 114, Nr. 3 (2006): S. A160–167, doi.org/10.1289/ehp.114-a160

12 Riselo Sales, Nevilde Maria, Patrícia Barbosa Pelegrini und Maria Clara da Silva Goersch: *Nutrigenomics: Definitions and Advances of This New Science.* Journal of Nutrition and Metabolism (2014): S. 202759, doi.org/10.1155/2014/202759

13 Wild, Christopher Paul: *The Exposome: From Concept to Utility.* International Journal of Epidemiology 41, Nr. 1 (Februar 2012): S. 24–32, doi.org/10.1093/ije/dyr236

14 Rappaport, Stephen M.: *Genetic Factors Are Not the Major Causes of Chronic Diseases.* PLOS ONE 11, Nr. 4 (2016): S. e0154387, doi.org/10.1371/journal.pone.0154387

15 Weinhold: *Epigenetics: The Science of Change.* S. A160–167

16 Weinhold: *Epigenetics: The Science of Change.* S. A160–167

17 Anway, Matthew D. et al.: *Epigenetic Transgenerational Actions of Endocrine Disruptors and Male Fertility.* Science 308, 5727 (2005): S. 1466–1469, doi.org/10.1126/science.1108190

18 Dias, Brian G. und Kerry J. Ressler: *Parental Olfactory Experience Influences Behavior and Neural Structure in Subsequent Generations.* Nature Neuroscience 17, Nr. 1 (2014): S. 89–98, doi.org/10.1038/nn.3594

19 Stein, Aryeh et al.: *Maternal Exposure to the Dutch Famine Before Conception and During Pregnancy: Quality of Life and Depressive Symptoms in Adult Offspring.* Epidemiology 20, Nr. 6 (2009): S. 909–915, doi.org/10.1097/EDE.0b013e3181b5f227

20 Shrira, Amit, Ravit Menashe und Moshe Bensimon: *Filial Anxiety and Sense of Obligation among Offspring of Holocaust Survivors.* Aging & Mental Health 23, 6 (2018): S. 752–761, doi.org/10.1080/13607863.2018.1448970

21 Radke, K.M. et al.: *Transgenerational Impact of Intimate Partner Violence on Methylation in the Promoter of the Glucocorticoid Receptor.* Translational Psychiatry 1 (2011): S. e21, doi.org/10.1038/tp.2011.21

22 Zomer, Anoek et al.: *Exosomes: Fit to deliver Deliver small Small RNA.* Communicative and & Integrative Biology 3, Nr. 5 (2010): S. 447–450, doi.org/10.4161/cib.3.5.12339

23 Cossetti, Christina et al.: *Soma-to-Germline Transmission of RNA in Mice Xenografted with Human Tumour Cells: Possible Transport by Exosomes.* PLOS ONE 9, Nr. 7 (2014): S. e101629, doi.org/10.1371/journal.pone.0101629

24 Lim, Jana P. und Anne Brunet: *Bridging the Transgenerational Gap with Epigenetic Memory.* Trends in Genetics 29, Nr. 3 (2013): S. 176–186, doi.org/10.1016/j.tig.2012.12.008

25 Weinhold: *Epigenetics: The Science of Change.* S. A160–167

26 *The Ghost in Your Genes.* BBC, 24. September 2014, www.bbc.co.uk/sn/tvradio/programmes/horizon/ghostgenes.shtml

27   Logan, Alan C., Martin A. Katzman und Vicent Balanzá-Martínez: *Natural Environments, Ancestral Diets, and Microbial Ecology: Is There a Modern »Paleo-Deficit Disorder«? Part II.* Journal of Physiological Anthropology 34, Nr. 9 (2015), doi.org/10.1186/s40101-014-0040-4

28   Logan, Alan C., Martin A. Katzman und Vicent Balanzá-Martínez: *Natural Environments, Ancestral Diets, and Microbial Ecology: Is There a Modern »Paleo-Deficit Disorder«? Part II.* Journal of Physiological Anthropology 34, Nr. 9 (2015), doi.org/10.1186/s40101-014-0040-4

29   Chiuve, Stephanie E. et al.: *Healthy Lifestyle Factors in the Primary Prevention of Coronary Heart Disease Among Men: Benefits Among Users and Nonusers of Lipid-Lowering and Antihypertensive Medications.* Circulation 114, Nr. 2 (2006): S. 160–167, doi.org/10.1161/circulationaha.106.621417

30   Karki, Roshan et al.: *Defining »Mutation« and »Polymorphism« in the Era of Personal Genomics.* BMC Medical Genomics 8, Nr. 37 (2015), doi.org/10.1186/s12920-015-0115-z

31   Eridani, Sandro: *Sickle Cell Protection from Malaria: A Review.* Hematology Reports 3, Nr. 3 (2011): S. e24, 72–77, doi.org/10.4081/hr.2011.e24

32   Associated Press: *Clue to Why Cystic Fibrosis Has Survived.* The New York Times, 7. Oktober 1994, www.nytimes.com/1994/10/07/us/clue-to-why-cystic-fibrosis-has-survived.html

33   Singh, Prashant et al.: *Global Prevalence of Celiac Disease: Systematic Review and Meta-Analysis.* Clinical Gastroenterology and Hepatology 16, Nr. 6 (Juni 2018): S. 823–836, doi.org/10.1016/j.cgh.2017.06.037

34   Sollid, Ludvig M. und Bana Jabri: *Triggers and Drivers of Autoimmunity: Lessons from Coeliac Disease.* Nature Reviews Immunology 13, Nr. 4 (2013): S. 294–302, doi.org/10.1038/nri3407

35   Copson, Ellen R. et al.: *Germline BRCA Mutation and Outcome in Young-Onset Breast Cancer (POSH): A Prospective Cohort Study.* The Lancet Oncology 19, Nr. 2 (2018): S. 169–80, doi.org/10.1016/S1470-2045(17)30891-4

36   Pei, Renguang et al.: *Association of BRCA1 K1183R Polymorphism with Survival in BRCA1/2-Negative Chinese Familial Breast Cancer.* Clinical Laboratory 60, Nr. 1 (2014): S. 47–53, doi.org/10.7754/Clin.Lab.2013.121130

37   Taskent, Recep Ozgur et al.: *Variation and Functional Impact of Neanderthal Ancestry in Western Asia.* Genome Biology and Evolution 9, Nr. 12 (Dezember 2017): S. 3516–3524, doi.org/10.1093/gbe/evx216

38   Neal, Matthew D. et al.: *Intestinal Stem Cells and Their Roles During Mucosal Injury and Repair.* Journal of Surgical Research 167, Nr. 1 (2011): S. 1–8, doi.org/10.1016/j.jss.2010.04.037

39   Koster, Maranke I.: *Making an Epidermis.* Annals of the New York Academy of Sciences 1170, Nr. 1 (2009): S. 7–10, doi.org/10.1111/j.1749-6632.2009.04363.x

40   Steinhauser, Matthew L. und Richard T. Lee: *Regeneration of the Heart.* EMBO Molecular Medicine 3, Nr. 12 (2011): S. 701–712, doi.org/10.1002/emmm.201100175

41   Lindvall, Olle und Ron McKay: *Brain Repair by Cell Replacement and Regeneration.* Proceedings of the National Academy of Sciences of the United States of America 100, Nr. 13 (2003): S. 7430–7431, doi.org/10.1073/pnas.1332673100

42   Zhang, Lin et al.: *Exogenous Plant MIR168a Specifically Targets Mammalian LDLRAP1: Evidence of Cross-Kingdom Regulation by MicroRNA.* Cell Research 22 (2012): S. 107–126, doi.org/10.1038/cr.2011.158

43   Ivashuta, Sergey I. et al.: *Endogenous Small RNAs in Grain: Semi- Quantification and Sequence Homology to Human and Animal Genes.* Food and Chemical Toxicology 47, Nr. 2 (Februar 2009): S. 353–360, doi.org/10.1016/j.fct.2008.11.025

44 Terry, Leon A., Gemma A. Chope und Jordi Giné Bordonaba: *Effect of Water Deficit Irrigation and Inoculation with Botrytis cinerea on Strawberry (Fragaria x ananassa) Fruit Quality.* Journal of Agricultural and Food Chemistry 55, no. 26 (2007): S. 10812–10819, doi.org/10.1021/jf072101n

45 Kasote, Deepak M. et al.: *Significance of Antioxidant Potential of Plants and Its Relevance to Therapeutic Applications.* International Journal of Biological Sciences 11, Nr. 8 (2015): S. 982–991, doi. org/10.7150/ijbs.12096

46 Vallverdú-Queralt, Anna et al.: *Evaluation of a Method to Characterize the Phenolic Profile of Organic and Conventional Tomatoes.* Journal of Agricultural and Food Chemistry 60, Nr. 13 (2012): S. 3373–3380, doi.org/10.1021/jf204702f

47 Universidad de Barcelona: *Organic Tomatoes Contain Higher Levels of Antioxidants Than Conventional Tomatoes, Study Suggests.* ScienceDaily, 3. Juli 2012, www.sciencedaily.com/releases/2012/07/120703120630.htm.

48 Howitz, Konrad T. und David A. Sinclair: *Xenohormesis: Sensing the Chemical Cues of Other Species.* Cell 133, Nr. 3 (2008): S. 387–391, doi.org/10.1016/j.cell.2008.04.019

49 Baur, Joseph A. und David A. Sinclair: *What is Xenohormesis?* American Journal of Pharmacology and Toxicology 3, Nr. 1 (2008): S. 152–159, doi.org/10.3844/ajptsp.2008.152.159

50 Allkin, Bob et al.: *Useful Plants – Medicines.* in State of the World's Plants 2017, report, Hrsg.: K.J. Willis (London: Royal Botanic Gardens, Kew): S. 22–29, stateoftheworldsplants.org/2017/report/SOTWP_2017_4_useful_ plants_medicines.pdf

51 Newman, David und G. Cragg: *Natural Products from Marine Invertebrates and Microbes as Modulators of Antitumor Targets.:* Current Drug Targets 7 (1. April 2006): S. 279–304, doi.org/10.2174/138945006776054960

52 Ehret, Arnold, Rational Fasting (Pomeroy, WA: Health Research,1996): S. 11

53 Lutter, Michael und Eric J. Nestler: *Homeostatic and Hedonic Signals Interact in the Regulation of Food Intake.* The Journal of Nutrition 139, Nr. 3 (März 2009): S. 629–632, doi.org/10.3945/jn.108.097618

54 Melnik, Bodo C. und Gerd Schmitz: *MicroRNAs: Milk's Epigenetic Regulators.* Best Practice & Research: Clinical Endocrinology & Metabolism 31, Nr. 4 (August 2017): S. 427–442, doi.org/10.1016/j.beem.2017.10.003

55 Rennard, Barbara O. et al.: *Chicken Soup Inhibits Neutrophil Chemotaxis In Vitro.* CHEST 118, Nr. 4 (Oktober 2000): S. 1150–1157, doi.org/10.1378/chest.118.4.1150

56 Saketkhoo, Kiumars, Adolph Januszkiewicz und Marvin A. Sackner: *Effects of Drinking Hot Water, Cold Water, and Chicken Soup on Nasal Mucus Velocity and Nasal Airflow Resistance.* CHEST 74, Nr. 4 (Oktober 1978): S. 408–10, doi.org/10.1016/S0012-3692(15)37387-6

57 Nagatsuka, Norie et al.: *Measurement of the Radical Scavenging Activity of Chicken Jelly Soup, a Part of the Medicated Diet, »Yakuzen«, Made from Gelatin Gel Food »Nikogori«, Using Chemiluminescence and Electron Spin Resonance Methods.* International Journal of Molecular Medicine 18, Nr. 1 (Juli 2006): S. 107–11, doi.org/10.3892/ijmm.18.1.107

58 Zehsaz, Farzad, Negin Farhangi, Lamia Mirheidari. *The Effect of Zingiber Officinale R. Rhizomes (Ginger) on Plasma pro-Inflammatory Cytokine Levels in Well-Trained Male Endurance Runner.s* Central-European Journal of Immunology 39, Nr. 2 (2014): S. 174–180, doi.org/10.5114/ceji.2014.43719

59 Kim, Seunghae et al.: *Ginger Extract Ameliorates Obesity and Inflammation via Regulating MicroRNA-21/132 Expression and AMPK Activation in White Adipose Tissue.* Nutrients 10, 11 (Oktober 2018): S. 1567, doi.org/10.3390/nu10111567.; Yun Teng et al.: *Plant-Derived Exosomal MicroRNAs Shape the Gut Microbiota.* Cell Host & Microbe 24, 5 (November 2018): S. 637–652, doi.org/10.1016/j.chom.2018.10.001

60   Wu, Guoyao et al.: *Proline and Hydroxyproline Metabolism: Implications for Animal and Human Nutrition.* Amino Acids 40, Nr. 4 (April 2011): S. 1053–1063, doi.org/10.1007/s00726-010-0715-z

Kapitel 2: Nahrungsmittel als Information

1   Najafian, Mahmood et al.: *Phloridzin Reduces Blood Glucose Levels and Improves Lipids Metabolism in Streptozotocin-Induced Diabetic Rats.* Molecular Biology Reports 39, Nr. 5 (Mai 2012): S. 5299–5306, doi.org/10.1007/s11033-011-1328-7

2   Lin, Shu-Kun: *The Fourth Phase of Water: Beyond Solid, Liquid, and Vapor.* By Gerald H. Pollack (Ebner & Sons Publishers, 2013). Water 5, Nr. 2: S. 638– 639, doi.org/10.3390/w5020638

3   GreenMedInfo: *80 Adverse Effects Associated with Isolated Fructose* abgerufen 12. Dezember 2019, www.greenmedinfo.health/toxic-ingredient/fructose

4   Zhou, Zhen et al.: *Honeysuckle-Encoded Atypical MicroRNA2911 Directly Targets Influenza A Viruses.* Cell Research 25, Nr. 1 (2015): S. 39–49, doi.org/10.1038/cr.2014.130

5   Pertea, Mihaela: *The Human Transcriptome: An Unfinished Story.* Genes 3, Nr. 3 (2012): S. 344–360, doi.org/10.3390/genes3030344

6   Caprara, Mark G., Timothey W. Nilsen: *RNA: Versatility in Form and Function.* Nature Structural & Molecular Biology 7, Nr. 10 (2000): S. 831–833, doi.org/10.1038/82816

7   Jobert, Laure, Hilde Nilsen: *Regulatory Mechanisms of RNA Function: Emerging Roles of DNA Repair Enzymes.* Cellular and Molecular Life Sciences 71, Nr. 13 (Juli 2014): S. 2451–2465, doi.org/10.1007/s00018-014-1562-y

8   Zomer et al.: *Exosomes: Fit to Deliver.* S. 447–450

9   Ju, Songwen et al.: *Grape Exosome-Like Nanoparticles Induce Intestinal Stem Cells and Protect Mice from DSS-Induced Colitis.* Molecular Therapy 21, Nr. 7 (2013): S. 134513–57, doi.org/10.1038/mt.2013.64

10   Ju et al.: *Grape Exosome-Like Nanoparticles.* S. 1345–1357

11   Ouellet, Dominique L. et al.: *MicroRNAs in Gene Regulation: When the Smallest Governs It All.* Journal of Biomedicine and Biotechnology 2006, Nr. 4 (2006): S. 69616, doi.org/10.1155/JBB/2006/69616

12   Ju et al.: *Grape Exosome-Like Nanoparticles.* S. 1345–1357

13   Ju et al.: *Grape Exosome-Like Nanoparticles.* S. 1345–1357

14   Zhang: *Exogenous Plant MIR168a.* S. 107–126

15   Liu, Yu-Chen et al.: *Plant MiRNAs Found in Human Circulating System Provide Evidences of Cross Kingdom RNAi.* BMC Genomics 18, suppl. 2 (2017): S. 112, doi.org/10.1186/s12864-017-3502-3

16   Ju et al.: *Grape Exosome-Like Nanoparticles.* S. 1345–1357

17   Ju et al.: *Grape Exosome-Like Nanoparticles.* S. 1345–1357

18   Ju et al.: *Grape Exosome-Like Nanoparticles.* S. 1345–1357

19   Hervé Groux, Françoise Cottrez: *The Complex Role of Interleukin-10 in Autoimmunity.* Journal of Autoimmunity 20, Nr. 4 (Juni 2003): S. 281–285, doi.org/10.1016/S0896-8411(03)00044-1

20   Chin, Andrew R. et al.: *Cross-Kingdom Inhibition of Breast Cancer Growth by Plant MiR159.* Cell Research 26, Nr. 2 (2016): S. 217–228, doi.org/10.1038/cr.2016.13

21   Groux, Cottrez: *Complex Role of Interleukin-10.* S. 281–285

22   Aqil, Farrukh et al.: *Exosomal Delivery of Berry Anthocyanidins for the Management of Ovarian Cancer.* Food & Function 8, Nr. 11 (2017): S. 4100–4107, doi.org/10.1039/c7fo00882a

23   Aqil, Farrukh et al.: *Exosomal Delivery of Berry Anthocyanidins.* S. 4100–4107

24   Jandhyala, Sai Manasa et al.: *Role of the Normal Gut Microbiota.* World Journal of Gastroenterology 21, Nr. 29 (2015): S. 8787–8803, doi.org/10.3748/wjg.v21.i29.8787

25   Oishi, Kenji et al.: *Effect of Probiotics, Bifidobacterium Breve and Lactobacillus Casei, on Bisphenol A Exposure in Rats.* Bioscience, Biotechnology and Biochemistry 72, Nr. 6 (23. Juni 2008): S. 1409–1415, doi.org/10.1271/bbb.70672; Yamanaka, Hayato et al.: *Degradation of Bisphenol A by Bacillus Pumilus Isolated from Kimchi, a Traditionally Fermented Food.:* Applied Biochemistry and Biotechnology 136 (1. Februar 2007): S. 39–51, doi.org/10.1007/BF02685937

26   Oozeer, Raish et al.: *Intestinal Microbiology in Early Life: Specific Prebiotics Can Have Similar Functionalities as Human-Milk Oligosaccharides.* The American Journal of Clinical Nutrition 98, Nr. 2 (August 2013): S. 561S–571S, doi.org/10.3945/ajcn.112.038893

27   Clapp, Megan et al.: *Gut Microbiota's Effect on Mental Health: The Gut-Brain Axis.* Clinics and Practice 7, Nr. 4 (2017): S. 987, doi.org/10.4081/cp.2017.987

28   Huda, M. Nazmul et al.: *Stool Microbiota and Vaccine Responses of Infants.* Pediatrics 134, Nr. 2 (2014): S. e362–e372, doi.org/10.1542/peds.2013-3937

29   Hehemann Jan-Hendrik et al.: *Transfer of Carbohydrate-Active Enzymes from Marine Bacteria to Japanese Gut Microbiota.* Nature 464 (2010): S. 908–912, doi.org/10.1038/nature08937

30   Bhattacharya, Tanudeep, Tarini Shankar Ghosh, Sharmila S. Made: *Global Profiling of Carbohydrate Active Enzymes in Human Gut Microbiome.* PLOS ONE 10, Nr. 11 (2015): S. e0142038, doi.org/10.1371/journal.pone.0142038

31   Balakireva, Anastasia, Andrey Zamyatnin Jr.: *Properties of Gluten Intolerance: Gluten Structure, Evolution, Pathogenicity and Detoxification Capabilities.* Nutrients 8, Nr. 10 (2016): S. 644, doi.org/10.3390/nu8100644

32   Thursby, Elizabeth, Nathalie Juge: *Introduction to the Human Gut Microbiota.* Biochemical Journal 474, Nr. 11 (Juni 2017): S. 1823–1836, doi.org/10.1042/BCJ20160510

33   Chen, Liyong et al.: *Sources and Intake of Resistant Starch in the Chinese Diet.* Asia Pacific Journal of Clinical Nutrition 19, Nr. 2 (2010): S. 274–282

34   Slavin, Joanne: *Fiber and Prebiotics: Mechanisms and Health Benefits.* Nutrients 5, Nr. 4 (2013): S. 1417–435, doi.org/10.3390/nu5041417

35   Vandepoele, Klaas, Yves Van de Peer: *Exploring the Plant Transcriptome through Phylogenetic Profiling.* Plant Physiology 137, Nr. 1 (Januar 2005): S. 31–42, doi.org/10.1104/pp.104.054700

36   Caminero, Alberto et al.: *Diversity of the Cultivable Human Gut Microbiome Involved in Gluten Metabolism: Isolation of Microorganisms with Potential Interest for Coeliac Disease.* FEMS Microbiology Ecology 88, Nr. 2 (Mai 2014): S. 309–319, doi.org/10.1111/1574-6941.12295

37   Griffiths, David J.: *Endogenous Retroviruses in the Human Genome Sequence.* Genome Biology 2, Nr. 6 (2001): Reviews 1017.1–17.5, doi.org/10.1186/gb-2001-2-6-reviews1017

38   Schwamm Willis, Jennifer: *A Lifetime of Peace: Essential Writings by and about Thich Nhat Hanh.* (New York: Marlowe & Company, 2003): S. 141

39   Bradbury, Joanne: *Docosahexaenoic Acid (DHA): An Ancient Nutrient for the Modern Human Brain.* Nutrients 3, Nr. 5 (2011): S. 529–554, doi.org/10.3390/nu3050529

40   Vásquez, Alejandra et al.: *Symbionts as Major Modulators of Insect Health: Lactic Acid Bacteria and Honeybees.* PLOS ONE 7, Nr. 3 (März 2012): S. e33188, doi.org/10.1371/journal.pone.0033188

41   Bu, Ling-Nan et al.: *Lactobacillus casei rhamnosus Lcr35 in Children with Chronic Constipation.* Pediatrics International 49, Nr. 4 (August 2007): S. 485–490, doi.org/10.1111/j.1442-200X.2007.02397.x

42   Twetman, Svante, Christina Stecksén-Blicks: *Probiotics and Oral Health Effects in Children.*
International Journal of Paediatric Dentistry 18, Nr. 1 (Januar 2008): S. 3–10, doi.org/10.1111/
j.1365-263X.2007.00885.x

43   Wickens, Kristin et al.: *A Differential Effect of 2 Probiotics in the Prevention of Eczema and Atopy: A
Double-Blind, Randomized, Placebo-Controlled Trial.* The Journal of Allergy and Clinical Immunology
122, Nr. 4 (Oktober 2008): S. 788–794, doi.org/10.1016/j.jaci.2008.07.011

44   Bruzzese E. et al.: *Randomised Clinical Trial: A Lactobacillus GG and Micronutrient-Containing Mixture
is Effective in Reducing Nosocomial Infections in Children, vs. Placebo.* Alimentary Pharmacology and
Therapeutics 44, Nr. 6 (September 2016): S. 568–575, doi.org/10.1111/apt.13740

45   Eguchi, Susumu et al.: *Perioperative Synbiotic Treatment to Prevent Infectious Complications in Patients
after Elective Living Donor Liver Transplantation: A Prospective Randomized Study.* The American
Journal of Surgery 201, Nr. 4 (April 2011): S. 498–502, doi.org/10.1016/j.amjsurg.2010.02.013

46   Guillemard, E. et al.: *Consumption of a Fermented Dairy Product Containing the Probiotic Lactobacillus
casei DN-114 001 Reduces the Duration of Respiratory Infections in the Elderly in a Randomised
Controlled Trial.* British Journal of Nutrition 103, Nr. 1 (2010): S. 58–68, doi.org/10.1017/
S0007114509991395

47   Kajander, K. et al.: *Clinical Trial: Multispecies Probiotic Supplementation Alleviates the Symptoms of
Irritable Bowel Syndrome and Stabilizes Intestinal Microbiota.* Alimentary Pharmacology & Therapeutics
27 (2008): S. 48–57, doi.org/10.1111/j.1365-2036.2007.03542.x

48   Lin Hung-Chih et al.: *Oral Probiotics Reduce the Incidence and Severity of Necrotizing Enterocolitis
in Very Low Birth Weight Infants.* Pediatrics 115, Nr. 1 (Januar 2005): S. 1–4, doi.org/10.1542/
peds.2004-1463

49   Abd El-Malek, Fady F., Amany S. Yousef, Samy A. El-Assar: *Hydrogel Film Loaded with New Formula
from Manuka Honey for Treatment of Chronic Wound Infections.* Journal of Global Antimicrobial
Resistance 11 (2017): S. 171–176, doi.org/10.1016/j.jgar.2017.08.007

50   Malik, Kamran Ishaque, M.A. Nasir Malik, Azhar Aslam: *Honey Compared with Silver Sulphadiazine
in the Treatment of Superficial Partial-Thickness Burns.* International Wound Journal 7, Nr. 5 (Oktober
2010): S. 413–417, doi.org/10.1111/j.1742-481X.2010.00717.x

51   Rasad, Hamid et al.: *The Effect of Honey Consumption Compared with Sucrose on Lipid Profile in Young
Healthy Subjects (Randomized Clinical Trial).* Clinical Nutrition ESPEN 26 (August 2018): S. 8–12,
doi.org/10.1016/j.clnesp.2018.04.016

52   Alleva, Renata et al.: *Organic Honey Supplementation Reverses Pesticide-Induced Genotoxicity by
Modulating DNA Damage Response.* Molecular Nutrition & Food Research 60, Nr. 10 (Oktober
2016): S. 2243–2255, doi.org/10.1002/mnfr.201600005

53   Nayak, Prathibha A., Ullal A. Nayak, R. Mythili: *Effect of Manuka Honey, Chlorhexidine Gluconate and
Xylitol on the Clinical Levels of Dental Plaque.* Contemporary Clinical Dentistry 1, Nr. 4 (Oktober–
Dezember 2010): S. 214–217, www.ncbi.nlm.nih.gov/pubmed/22114423

54   Paul, Ian M. et al.: *Effect of Honey, Dextromethorphan, and No Treatment on Nocturnal Cough and
Sleep Quality for Coughing Children and Their Parents.* Archives of Pediatric Adolescent Medicine 161,
Nr. 12 (2007): S. 1140–1146, doi.org/10.1001/archpedi.161.12.1140

55   Gethin, Georgina, Seamus Cowman: *Retracted: Manuka Honey vs. Hydrogel – a Prospective, Open
Label, Multicentre, Randomised Controlled Trial to Compare Desloughing Efficacy and Healing Outcomes
in Venous Ulcers.* Journal of Clinical Nursing 18, Nr. 3 (Februar 2009): S. 466–474, doi.org/10.1111/
j.1365-2702.2008.02558.x

56   Bouacha, Mabrouka, Hayette Ayed, Nedjoud Grara: *Honey Bee as Alternative Medicine to Treat Eleven Multidrug-Resistant Bacteria Causing Urinary Tract Infection during Pregnancy.* Scientia Pharmaceutica 86, Nr. 2 (2018): S. 14, doi.org/10.3390/scipharm86020014

57   Gethin, Georgina, Seamus Cowman: *Bacteriological Changes in Sloughy Venous Leg Ulcers Treated with Manuka Honey or Hydrogel: An RCT.* Journal of Wound Care 17, Nr. 6 (2008): S. 241–247, doi. org/10.12968/jowc.2008.17.6.29583

Kapitel 3: Die neue Biophysik der Energiesynthese

1   Fischer, Martin H., Gertrude Moore: *On the Swelling of Fibrin.* American Journal of Physiology 20, Nr. 2 (November 1907): S. 330–342, doi.org/10.1152/ajplegacy.1907.20.2.330

2   Pollack Gerald H.: *The Fourth Phase of Water: Beyond Solid, Liquid and Vapor.* (Seattle: Ebner & Sons, 2013)

3   Bianchetti, Mario G., Giacomo D. Simonetti, Alberto Bettinelli: *Body Fluids and Salt Metabolism – Part I.* Italian Journal of Pediatrics 35, Nr. 36 (2009): doi.org/10.1186/1824-7288-35-36

4   Fassioli, Francesca et al.: *Photosynthetic Light Harvesting: Excitons and Coherence.* Journal of the Royal Society Interface 11, Nr. 92 (2014), doi.org/10.1098/rsif.2013.0901

5   Pollack, Gerald H.: *The Fourth Phase of Water*; Mina Rohani, Gerald H. Pollack: *Flow through Horizontal Tubes Submerged in Water in the Absence of a Pressure Gradient: Mechanistic Considerations.* Langmuir 29, Nr. 22 (2013): S. 6556–6561, doi.org/10.1021/la4001945

6   Pollack, Gerald H., *Cells, Gels and the Engines of Life: A New, Unifying Approach to Cell Function.* Seattle: Ebner & Sons, 2001

7   Karpiński, Stanislaw, Szechyńska-Hebda: *Secret Life of Plants: From Memory to Intelligence.* Plant Signaling & Behavior 5, Nr. 11 (2010): S. 1391–1394, doi.org/10.4161/psb.5.11.13243

8   Pimenta, João, Roberto Soldá, Carlos Britto Pereira: *Tachycardia Mediated by an AV Universal (DDD) Pacemaker Triggered by a Ventricular Depolarization.* Pacing and Clinical Electrophysiology 9, Nr. 1 (Januar 1986): S. 100–107, doi.org/10.1111/j.1540-8159.1986.tb05366.x

9   Moran, Nancy A., Tyler Jarvik: *Lateral Transfer of Genes from Fungi Underlies Carotenoid Production in Aphids.* Science 328, Nr. 5978 (30. April 2010): S. 624–627, doi.org/10.1126/science.1187113

10   *Xu, C. et al.: Light-harvesting Chlorophyll Pigments Enable Mammalian Mitochondria to Capture Photonic Energy and Produce ATP.* Journal of Cell Science, Nr. 127 (Januar 2014): S. 388–399, doi. org/10.1242/jcs.134262

11   Walch, Jeffrey et al.: *The Effect of Sunlight on Postoperative Analgesic Medication Use: A Prospective Study of Patients Undergoing Spinal Surgery.* Psychosomatic Medicine 67, Nr. 1 (Januar–Februar 2005): S. 156–163, doi.org/10.1097/01.psy.0000149258.42508.70

12   Münch, Mirjam et al.: *Effects of Prior Light Exposure on Early Evening Performance, Subjective Sleepiness, and Hormonal Secretion.* Behavioral Neuroscience 126, Nr. 1 (Februar 2012): S. 196–203, doi. org/10.1037/a0026702

13   Lowell, Walter E., George E. Davis Jr.: *The Effect of Solar Cycles on Human Lifespan in the 50 United States: Variation in Light Affects the Human Genome.* Medical Hypotheses 75, Nr. 1 (Juli 2010): S. 17–25, doi.org/10.1016/j.mehy.2010.01.015

14   Xu, Chen et al.: *Light-Harvesting Chlorophyll Pigments Enable Mammalian Mitochondria to Capture Photonic Energy and Produce ATP.* Journal of Cell Science 127, Nr. 2 (2014): S. 388–399, doi. org/10.1242/jcs.134262

15   Mostert, Albertus B. et al.: *Role of Semiconductivity and Ion Transport in the Electrical Conduction of Melanin.* Proceedings of the National Academy of Sciences 109, Nr. 23 (2012): S. 8943–8947, doi. org/10.1073/pnas.1119948109

16   Takeda, Motohiro et al.: *Biophoton Detection as a Novel Technique for Cancer Imaging.* Cancer Science 95, Nr. 8 (August 2004): S. 656, doi.org/10.1111/j.1349-7006.2004.tb03325.x

17   Herrera, Arturo S. et al.: *Beyond Mitochondria, What Would Be the Energy Source of the Cell?* Central Nervous System Agents in Medicinal Chemistry 15, Nr. 1 (2015): S. 32–41, doi. org/10.2174/1871524915666150203093656

18   Goodman, Geoffrey, Dani Bercovich: *Melanin Directly Converts Light for Vertebrate Metabolic Use: Heuristic Thoughts on Birds, Icarus and Dark Human Skin.* Medical Hypotheses 71, Nr. 2 (August 2008): S. 190–202, doi.org/10.1016/j.mehy.2008.03.038

19   Goodman, Bercovich: *Melanin Directly Converts Light for Vertebrate Metabolic Use.* S. 190–202

20   Meng, Sheng, Efthimios Kaxiras: *Mechanisms for Ultrafast Nonradiative Relaxation in Electronically Excited Eumelanin Constituents.* Biophysics Journal 95, Nr. 9 (2008): S. 4396–4402, doi.org/10.1529/biophysj.108.135756

21   Mathewson, Iain: *Did Human Hairlessness Allow Natural Photobiomodulation 2 Million Years Ago and Enable Photobiomodulation Therapy Today? This Can Explain the Rapid Expansion of Our Genus's Brain.* Medical Hypotheses 84, Nr. 5 (Mai 2015): S. 421–428, doi.org/10.1016/j.mehy.2015.01.032

22   Pollack, Gerald H., Xavier Figueroa, Qing Zhao: *Molecules, Water, and Radiant Energy: New Clues for the Origin of Life.* International Journal of Molecular Sciences 10, Nr. 4 (April 2009): S. 1419–1429, doi.org/10.3390/ijms10041419

23   Goodman, Bercovich: *Melanin Directly Converts Light for Vertebrate Metabolic Use.* S. 190–202

24   Vember, V., N. Zhdanova: *Peculiarities of Linear Growth of the Melanin-Containing Fungi Cladosporium sphaerospermum Penz. and Alternaria alternata (Fr.) Keissler:* [in Russian], Mikrobiolohichnyĭ Zhurnal 63, Nr. 3 (Mai–Juni 2001): S. 3–12

25   Mangum Shields, Lora, L. W. Durrell, Arnold H. Sparrow: *Preliminary Observations on Radiosensitivity of Algae and Fungi from Soils of the Nevada Test Site.* Ecology 42, Nr. 2 (April 1961): S. 440–441, doi. org/10.2307/1932103

26   Turick, Charles E. et al.: *In Situ Uranium Stabilization by Microbial Metabolites.* Journal of Environmental Radioactivity 99, Nr. 6 (Juni 2008): S. 890–899, doi.org/10.1016/j.jenvrad.2007.11.020

27   Dadachova, Ekaterina, Arturo Casadevall: *Ionizing Radiation: How Fungi Cope, Adapt, and Exploit with the Help of Melanin.* Current Opinion in Microbiology 11, Nr. 6 (Dezember 2008): S. 525–531, doi. org/10.1016/j.mib.2008.09.013

28   Dadachova, Ekaterina et al.: *Ionizing Radiation Changes the Electronic Properties of Melanin and Enhances the Growth of Melanized Fungi.* PLOS ONE 2, Nr. 5 (2007): S. e457, doi.org/10.1371/journal.pone.0000457

29   Revskaya, Ekaterina et al.: *Compton Scattering by Internal Shields Based on Melanin-Containing Mushrooms Provides Protection of Gastrointestinal Tract from Ionizing Radiation.* Cancer Biotherapy and Radiopharmaceuticals 27, Nr. 9 (November 2012): S. 570–576, doi.org/10.1089/cbr.2012.1318

30   Turick, Charles E. et al.: *Gamma Radiation Interacts with Melanin to Alter Its Oxidation-Reduction Potential and Results in Electric Current Production.* Bioelectrochemistry 82, Nr. 1 (August 2011): S. 69–73, doi.org/10.1016/j.bioelechem.2011.04.009

31 Kunwar, A. et al.: *Melanin, a Promising Radioprotector: Mechanisms of Actions in a Mice Model.* Toxicology and Applied Pharmacology 264, Nr. 2 (2012): S. 202–211, doi.org/10.1016/j. taap.2012.08.002

32 Maiese, Kenneth: *Moving to the Rhythm with Clock (Circadian) Genes, Autophagy, mTOR, and SIRT1 in Degenerative Disease and Cancer.* Current Neurovascular Research 14, Nr. 3 (2017): S. 299–304, doi.org/10.2174/1567202614666170718092010; Paganelli, Roberto, Claudia Petrarca, Mario Di Gioacchino: *Biological Clocks: Their Relevance to Immune- Allergic Diseases.* Clinical and Molecular Allergy 16, Nr. 1 (10. Januar 2018), doi.org/10.1186/s12948-018-0080-0

33 Logan, Alan C., Martin A. Katzman, Vicent Balanzá-Martínez: *Natural Environments, Ancestral Diets, and Microbial Ecology: Is There a Modern »Paleo-Deficit Disorder«? Part II.* Journal of Physiological Anthropology 34, Nr. 9 (2015), doi.org/10.1186/s40101-014-0040-4

34 Berwick, Marianne: *Can UV Exposure Reduce Mortality?* Cancer Epidemiology, Biomarkers & Prevention 20, Nr. 4 (April 2011): S. 582–584, doi.org/10.1158/1055-9965.EPI-10-1255

35 Ayaki, Masahiko et al.: *Protective Effect of Blue-Light Shield Eyewear for Adults against Light Pollution from Self-Luminous Devices Used at Night.* Chronobiology International 33, Nr. 1 (2. Januar 2016): S. 134–139, doi.org/10.3109/07420528.2015.1119158

36 Applewhite, Roger: *The Effectiveness of a Conductive Patch and a Conductive Bed Pad in Reducing Induced Human Body Voltage via the Application of Earth Ground.* European Biology and Bioelectromagnetics 1 (2005): S. 23–40

37 Chevalier, Gaétan et al.: *Earthing: Health Implications of Reconnecting the Human Body to the Earth's Surface Electrons.* Journal of Environmental and Public Health 2012 (2012): S. 291541, doi. org/10.1155/2012/291541

38 Chevalier et al.: *Earthing: Health Implications.* S. 291541

39 Chevalier et al.: *Earthing: Health Implications.* S. 291541

40 Ghaly, Maurice, Dale Teplitz: *The Biologic Effects of Grounding the Human Body during Sleep as Measured by Cortisol Levels and Subjective Reporting of Sleep, Pain, and Stress.* The Journal of Alternative and Complementary Medicine 10, Nr. 5 (Oktober 2004): S. 767–776, doi.org/10.1089/ acm.2004.10.767

41 Ober, A. Clinton: *Grounding the Human Body to Neutralize Bioelectrical Stress from Static Electricity and EMFs.* ESD Journal, abgerufen 14. Oktober 2019, http://www.esdjournal.com/articles/cober/ground. htm

42 Oschman, James L.: *Charge Transfer in the Living Matrix.* Journal of Bodywork and Movement Therapies 13, Nr. 3 (Juli 2009): S. 215–228, doi.org/10.1016/j.jbmt.2008.06.005

43 Chevalier, Gaétan et al.: *Earthing (Grounding) the Human Body Reduces Blood Viscosity – a Major Factor in Cardiovascular Disease.* The Journal of Alternative and Complementary Medicine 19, Nr. 2 (Februar 2013): S. 102–110, doi.org/10.1089/acm.2011.0820

44 Chevalier, Gaétan: *Changes in Pulse Rate, Respiratory Rate, Blood Oxygenation, Perfusion Index, Skin Conductance, and Their Variability Induced During and After Grounding Human Subjects for 40 Minutes.* The Journal of Alternative and Complementary Medicine 16, Nr. 1 (Januar 2010): S. 81–87, doi. org/10.1089/acm.2009.0278

45 Franceschi, Claudio et al.: *Inflamm-aging: An Evolutionary Perspective on Immunosenescence.* Annals of the New York Academy of Sciences 908, Nr. 1 (Juni 2000): S. 244–254, doi. org/10.1111/j.1749-6632.2000.tb06651.x

46 Chevalier et al.: *Earthing: Health Implications.* S. 291541

47   Oschman, James L., Gaétan Chevalier, Richard Brown: *The Effects of Grounding (Earthing) on Inflammation, the Immune Response, Wound Healing, and Prevention and Treatment of Chronic Inflammatory and Autoimmune Diseases.* Journal of Inflammation Research 2015, Nr. 8 (24. März 2015): S. 83–96, doi.org/10.2147/JIR.S69656

48   Tyner, Katherine M., Raoul Kopelman, Martin A. Philbert: *»Nanosized Voltmeter« Enables Cellular-Wide Electric Field Mapping.* Biophysical Journal 93, Nr. 4 (15. August 2007): S. 1163–1174, doi.org/10.1529/biophysj.106.092452

49   Lane, Nick, William Martin: *The Energetics of Genome Complexity.* Nature 467, Nr. 7318 (2010): S. 929–934, doi.org/10.1038/nature09486

50   Casimir, H.B.G., D. Polder: *The Influence of Retardation on the London-van Der Waals Forces.* Physical Review 73, Nr. 4 (Februar 1948): S. 360–372, doi.org/10.1103/PhysRev.73.360

51   Grothaus, Michael: *These Gloves Let You Climb Walls Like Spider-Man.* Fast Company, 28. Januar 2016, www.fastcompany.com/3056023/these-gloves-let-you-climb-walls-like-spider-man

52   Hawkes, Elliot W. et al.: *Human Climbing with Efficiently Scaled Gecko- Inspired Dry Adhesives.* Journal of The Royal Society Interface 12, Nr. 102 (6. Januar 2015): S. 20140675, doi.org/10.1098/rsif.2014.0675

53   Booth, Austin, W. Ford Doolittle: *Eukaryogenesis, How Special Really?* Proceedings of the National Academy of Sciences of the United States of America 112, Nr. 33 (18. August 2015): S. 10278–10285, doi.org/10.1073/pnas.1421376112

54   Wallace, Douglas: *KCU – University Lecture Series – Dr. Douglas Wallace.* Youtube-Video, 1:14:46, Kansas City University of Medicine and Biosciences, 3. Mai 2016, 24:30, www.youtube.com/watch?v=ahlDLjf8c90

55   Sherr, R., K.T. Bainbridge, H.H. Anderson: *Transmutation of Mercury by Fast Neutrons.* Physical Review 60, Nr. 7 (Oktober 1941): S. 473–479, doi.org/10.1103/PhysRev.60.473

56   Biberian, Jean-Paul: *Biological Transmutations: Historical Perspective* The Journal of Condensed Matter Nuclear Science 7 (Januar 2012): S. 11–25

57   Nelson, Robert A.: *Adept Alchem* (self-publ., 2000) S. 101

58   Berzelius, Jöns Jacob: *Treatise on Mineral, Plant & Animal Chemistry* (Paris, 1849), cited in Nelson: *Biological Transmutations.* part II, chap. 8 in Adept Alchemy (self-pub., 2000)

59   Kozima, Hideo: *The TNCF Model – a Phenomelogical Model for the Cold Fusion Phenomenon.* Cold Fusion 23, 18 (1997): S. 43–47

60   Müller, Miklós et al.: *Biochemistry and Evolution of Anaerobic Energy Metabolism in Eukaryotes.* Microbiology and Molecular Biology Reviews 76, Nr. 2 (Juni 2012): S. 444–495, doi.org/10.1128/mmbr.05024-11

61   Goldfein, S.: *Energy Development from Elemental Transmutations in Biological Systems: Final Report Dezember 1977 – April 1978.* Army Mobility Equipment Research and Development Center, Fort Belvoir, VA, (1. Januar 1978)

62   Earls Brennen, Christopher: *Cavitation and Bubble Dynamics* (New York: Oxford University Press, 1995)

63   Fomitchev-Zamilov, Max: *Cavitation-Induced Fusion: Proof of Concept.* Quantum Potential Corporation, 9. September 2012

64   Eberlein, Claudia: *Sonoluminescence as Quantum Vacuum Radiation.* Physical Review Letters 76, 20 (1996): S. 3842–3845, doi.org/10.1103/PhysRevLett.76.3842

TEIL 2: EIN NEUER BLICK AUF CHRONISCHE ERKRANKUNGEN, PRÄVENTION UND HEILUNG

Kapitel 4: Blick über den Tellerrand der Genmutation

1   *National Cancer Act of 1971.* National Cancer Institute (16. Februar 2016), www.cancer.gov/about-nci/legislative/history/national-cancer-act-1971

2   Hanahan, Douglas: *Rethinking the War on Cancer.* The Lancet 383, Nr. 9916 (2014): S. 558–563, doi.org/10.1016/S0140-6736(13)62226-6

3   Oronsky, Bryan et al.: *The War on Cancer: A Military Perspective.* Frontiers in Oncology 4, Nr. 387 (Januar 2015), doi.org/10.3389/fonc.2014.00387

4   Leonard, Kimberly: *Global Cancer Spending Reaches $100B.* U.S. News & World Report (5. Mai 2015), www.usnews.com/news/blogs/data-mine/2015/05/05/global-cancer-spending-reaches-100b

5   *Cancer Fact Sheets.* Cancer Today, abgerufen 14. Oktober 2019, http://gco.iarc.fr/today/fact-sheets-cancers?cancer=29&type=0&sex=0

6   CDC/National Center for Health Statistics: *Leading Causes of Death.*, aktualisiert 17. März 2017, www.cdc.gov/nchs/fastats/leading-causes-of-death.htm

7   Vineis, Paolo, Christopher P. Wild: *Global Cancer Patterns: Causes and Prevention.* The Lancet 383, Nr. 9916 (2014): S. 549–557, doi.org/10.1016/S0140-6736(13)62224-2

8   Haines, Ian: *The War on Cancer: Time for a New Terminology.* The Lancet 383, Nr. 9932 (2014): S. 1883, doi.org/10.1016/S0140-6736(14)60907-7

9   Gatenby, Robert A., Robert J. Gillies, Joel S. Brown: *Of Cancer and Cave Fish.* Nature Reviews Cancer 11, Nr. 4 (2011): S. 237–238, doi.org/10.1038/nrc3036

10 Yao, Herui et al.: *Adrenaline Induces Chemoresistance in HT-29 Colon Adenocarcinoma Cells.* Cancer Genetics and Cytogenetics 190, Nr. 2 (15. April 2009): S. 81–87, doi.org/10.1016/j.cancergencyto.2008.12.009

11 Burotto, Mauricio et al.: *The MAPK Pathway across Different Malignancies: A New Perspective.* Cancer 120, Nr. 22 (15. November 2014): S. 3446–3456, doi.org/10.1002/cncr.28864

12 Chan, Caryn Mei Hsien et al.: *Course and Predictors of Post-Traumatic Stress Disorder in a Cohort of Psychologically Distressed Patients with Cancer: A 4-Year Follow-Up Study.* Cancer 124, Nr. 2 (15. Januar 2018): S. 406–416, doi.org/10.1002/cncr.30980

13 Fang, Fang et al.: *Suicide and Cardiovascular Death after a Cancer Diagnosis.* New England Journal of Medicine 366, Nr. 14 (5. April 2012): S. 1310–1318, doi.org/10.1056/NEJMoa1110307

14 Fang et al.: *Suicide and Cardiovascular Death.* S. 1310–1318

15 Esserman, Laura J., Ian M. Thompson Jr., Brian Reid: *Overdiagnosis and Overtreatment in Cancer: An Opportunity for Improvement.* JAMA 310, Nr. 8 (28. August 2013): S. 797–98, doi.org/10.1001/jama.2013.108415

16 Welch, H. Gilbert, William C. Black: *Overdiagnosis in Cancer.* JNCI: Journal of the National Cancer Institute 102, Nr. 9 (5. Mai 2010): S. 605–613, doi.org/10.1093/jnci/djq099

17 Prasad, Vinay, Jeanne Lenzer, David H. Newman: *Why Cancer Screening Has Never Been Shown to »Save Lives« – and What We Can Do about It.* BMJ 352, Nr. 8039 (6. Januar 2016): S. h6080, doi.org/10.1136/bmj.h6080

18 Welch, H. Gilbert William C. Black: *Overdiagnosis in Cancer.:* JNCI: Journal of the National Cancer Institute 102, Nr. 9 (5. Mai 2010): S. 605–613, doi.org/10.1093/jnci/djq099

19   Black, William C., David A. Haggstrom, H. Gilbert Welch: *All-Cause Mortality in Randomized Trials of Cancer Screening.* JNCI: Journal of the National Cancer Institute 94, Nr. 3 (2002): S. 167–173, doi.org/10.1093/jnci/94.3.167

20   Saquib, Nazmus, Juliann Saquib, John P. A. Ioannidis: *Does Screening for Disease Save Lives in Asymptomatic Adults? Systematic Review of Meta-Analyses and Randomized Trials.* International Journal of Epidemiology 44, Nr. 1 (Februar 2015): S. 264–277, doi.org/10.1093/ije/dyu140

21   Gøtzsche, Peter C., Karsten Juhl Jørgensen: *Screening for Breast Cancer with Mammography (Review).* Cochrane Database of Systematic Reviews, Nr. 6 (2013), doi.org/10.1002/14651858.CD001877.pub5

22   Domenighetti, Gianfranco et al.: *Women's Perception of the Benefits of Mammography Screening: Population-Based Survey in Four Countries.* International Journal of Epidemiology 32, Nr. 5 (Oktober 2003): S. 816–821, doi.org/10.1093/ije/dyg257

23   Welch, Black: *Overdiagnosis in Cancer.* S. 605–613

24   Welch, Black: *Overdiagnosis in Cancer.* S. 605–613

25   Zhang, Jingbo et al.: *Distribution of Renal Tumor Growth Rates Determined by Using Serial Volumetric CT Measurements.* Radiology 250, Nr. 1 (Januar 2009): S. 137–144, doi.org/10.1148/radiol.2501071712

26   Ho, Gloria Y.F. et al.: *Risk Factors for Persistent Cervical Intraepithelial Neoplasia Grades 1 and 2: Managed by Watchful Waiting.* Journal of Lower Genital Tract Disease 15, Nr. 4 (2011), doi.org/10.1097/LGT.0b013e3182216fef

27   Yamamoto, K. et al.: *Spontaneous Regression of Localized Neuroblastoma Detected by Mass Screening.* Journal of Clinical Oncology 16, Nr. 4 (April 1998): S. 1265–1269, doi.org/10.1200/JCO.1998.16.4.1265

28   Welch, Black: *Overdiagnosis in Cancer.* S. 605–613

29   Esserman, Thompson Jr, Reid: *Overdiagnosis and Overtreatment in Cancer.* S. 797–798

30   Duffy, Stephen W. et al.: *Correcting for Lead Time and Length Bias in Estimating the Effect of Screen Detection on Cancer Survival.* American Journal of Epidemiology 168, Nr. 1 (25. Mai 2008): S. 98–104, doi.org/10.1093/aje/kwn120

31   Domenighetti et al.: *Women's Perception of the Benefits of Mammography Screening.* S. 816–821

32   Biller-Andorno, Nikola, Peter Jüni: *Abolishing Mammography Screening Programs? A View from the Swiss Medical Board.* New England Journal of Medicine 370, Nr. 21 (16. April 2014): S. 1965–1967, doi.org/10.1056/NEJMp1401875

33   Prasad, Lenzer, Newman: *Never Been Shown to »Save Lives«.* S. h6080

34   Bleyer, Archie, H. Gilbert Welch: *Effect of Three Decades of Screening Mammography on Breast-Cancer Incidence.* New England Journal of Medicine 367, Nr. 21 (21. November 2012): S. 1998–2005, doi.org/10.1056/NEJMoa1206809

35   Welch, Gilbert H., William C. Black *Overdiagnosis in Cancer.* JNCI: Journal of the National Cancer Institute 102, Nr. 9 (5. Mai 2010): S. 605–613, doi.org/10.1093/jnci/djq099

36   Pace, Lydia E., Nancy L. Keating: *A Systematic Assessment of Benefits and Risks to Guide Breast Cancer Screening Decisions.* JAMA 311, Nr. 13 (2. April 2014): S. 1327–1335, doi.org/10.1001/jama.2014.1398

37   Brodersen, John, Volkert Dirk Siersma: *Long-Term Psychosocial Consequences of False-Positive Screening Mammography.* Annals of Family Medicine 11, Nr. 2 (März/April 2013): S. 106–115, doi.org/10.1370/afm.1466

38   Lin, Cheryl et al.: *The Case against BRCA 1 and 2 Testing.* Surgery 149, Nr. 6 (Juni 2011): S. 731–734, doi.org/10.1016/j.surg.2010.11.009

39   van den Broek, Alexandra J. et al.: *Worse Breast Cancer Prognosis of BRCA1/BRCA2 Mutation Carriers: What's the Evidence? A Systematic Review with Meta-Analysis.* PLOS ONE 10, Nr. 3 (27. März 2015): S. e0120189, doi.org/10.1371/journal.pone.0120189

40   Bleyer, Welch: *Three Decades of Screening Mammography.* S. 1998–2005

41   Veronesi, Andrea et al.: *Familial Breast Cancer: Characteristics and Outcome of BRCA 1–2 Positive and Negative Cases.* BMC Cancer 5, Nr. 70 (2005), doi.org/10.1186/1471-2407-5-70

42   Heyes, G.J., A.J. Mill, M.W. Charles: *Enhanced Biological Effectiveness of Low Energy X-Rays and Implications for the UK Breast Screening Programme.* BJR 79, Nr. 939 (März 2006): S. 195–200, doi.org/10.1259/bjr/21958628

43   Heyes, Mill, Charles: *Low Energy X-Rays.* S. 195–200

44   Pijpe, Anouk et al.: *Exposure to Diagnostic Radiation and Risk of Breast Cancer among Carriers of BRCA1/2 Mutations: Retrospective Cohort Study (GENE-RAD-RISK).* BMJ (Clinical Research Ed.) 345, Nr. 7878 (13. Oktober 2012): S. e5660, doi.org/10.1136/bmj.e5660

45   King, Mary-Claire, Joan H. Marks, Jessica B. Mandell: *Breast and Ovarian Cancer Risks Due to Inherited Mutations in BRCA1 and BRCA2.* Science 302, Nr. 5645 (24. Oktober 2003): S. 643–646, doi.org/10.1126/science.1088759

46   van den Broek et al.: *Worse Breast Cancer Prognosis.* S. e0120189

47   Schröder, Fritz H. et al.: *Screening and Prostate-Cancer Mortality in a Randomized European Study.* New England Journal of Medicine 360, Nr. 13 (26. März 2009): S. 1320–1328, doi.org/10.1056/NEJMoa0810084

48   Esserman, Thompson Jr, Reid: *Overdiagnosis and Overtreatment in Cancer.* S. 797–798

49   Draisma, Gerrit et al.: *Lead Times and Overdetection Due to Prostate-Specific Antigen Screening: Estimates from the European Randomized Study of Screening for Prostate Cancer.* JNCI: Journal of the National Cancer Institute 95, Nr. 12 (18. Juni 2003): S. 868–878, doi.org/10.1093/jnci/95.12.868

50   Loeb, Stacy et al.: *Overdiagnosis and Overtreatment of Prostate Cancer.* European Urology 65, Nr. 6 (Juni 2014): S. 1046–1055, doi.org/10.1016/j.eururo.2013.12.062

51   Bickers, Bridget, Claire Aukim-Hastie: *New Molecular Biomarkers for the Prognosis and Management of Prostate Cancer – the Post PSA Era.* Anticancer Research 29, Nr. 8 (August 2009): S. 3289–2398, http://ar.iiarjournals.org/content/29/8/3289.abstract

52   Bickers, Aukim-Hastie: *New Molecular Biomarkers.* S. 3289–3298

53   Shariat, Shahrokh F. et al.: *Beyond Prostate-Specific Antigen: New Serologic Biomarkers for Improved Diagnosis and Management of Prostate Cancer.* Reviews in Urology 6, Nr. 2 (2004): S. 58–72, www.ncbi.nlm.nih.gov/pubmed/16985579

54   Shariat, Shahrokh F. et al.: *Beyond Prostate-Specific Antigen: New Serologic Biomarkers for Improved Diagnosis and Management of Prostate Cancer.* Reviews in Urology 6, Nr. 2 (2004): S. 58–72, www.ncbi.nlm.nih.gov/pubmed/16985579

55   Andriole, Gerald L. et al.: *Mortality Results from a Randomized Prostate-Cancer Screening Trial.* New England Journal of Medicine 360, Nr. 13 (26. März 2009): S. 1310–1319, doi.org/10.1056/NEJMoa0810696

56   Andriole et al.: *Randomized Prostate-Cancer Screening Trial.* S. 1310–1319

57   Schröder et al.: *Screening and Prostate-Cancer Mortality.* S. 1310–1328

58   Schröder et al.: *Screening and Prostate-Cancer Mortality.* S. 1310–1328

59   Welch, Gilbert H., Peter C. Albertsen: *Prostate Cancer Diagnosis and Treatment after the Introduction of Prostate-Specific Antigen Screening, 1986–2005.* Journal of the National Cancer Institute 101, Nr. 19 (7. Oktober 2009): S. 1325–1329, doi.org/10.1093/jnci/djp278

60   Rice Rich, Arnold: *On the Frequency of Occurrence of Occult Carcinoma of the Prostrate.* International Journal of Epidemiology 36, Nr. 2 (April 2007): S. 274–277, doi.org/10.1093/ije/dym050

61   Stanford Medicine News Center: *Stanford Researcher Declares »PSA Era is Over« in Predicting Prostate Cancer Risk.* (10. September 2004), med.stanford.edu/news/all-news/2004/stanford-researcher-declares-psa-era-is-over-in-predicting-prostate-cancer-risk.html

62   Wheeler, Ronald E.: *Is It Necessary to Cure Prostate Cancer When It Is Possible? (Understanding the Role of Prostate Inflammation Resolution to Prostate Cancer Evolution).* Clinical Interventions in Aging 2, Nr. 1 (2007): S. 153–161, www.ncbi.nlm.nih.gov/pubmed/18044088

63   Bickers, Aukim-Hastie: *New Molecular Biomarkers.* S. 3289–3298

64   Schröder et al.: *Screening and Prostate-Cancer Mortality.* S. 1320–1328

65   Sardana, Girish, Barry Dowell, Eleftherios P. Diamandis: *Emerging Biomarkers for the Diagnosis and Prognosis of Prostate Cancer.* Clinical Chemistry 54, Nr. 12 (Dezember 2008): S. 1951–1960, doi.org/10.1373/clinchem.2008.110668

66   Bill-Axelson, Anna et al.: *Radical Prostatectomy versus Watchful Waiting in Localized Prostate Cancer: The Scandinavian Prostate Cancer Group-4 Randomized Trial.* JNCI: Journal of the National Cancer Institute 100, Nr. 16 (20. August 2008): S. 1144–1154, doi.org/10.1093/jnci/djn255

67   Potosky, Arnold L. et al.: *Quality of Life following Localized Prostate Cancer Treated Initially with Androgen Deprivation Therapy or No Therapy.* JNCI: Journal of the National Cancer Institute 94, Nr. 6 (20. März 2002): S. 430–437, doi.org/10.1093/jnci/94.6.430

68   Lu-Yao, Grace L. et al.: *Survival following Primary Androgen Deprivation Therapy among Men with Localized Prostate Cancer.* JAMA 300, Nr. 2 (9. Juli 2008): S. 173–181, doi.org/10.1001/jama.300.2.173

69   Khaw, Kay-Tee et al.: *Endogenous Testosterone and Mortality Due to All Causes, Cardiovascular Disease, and Cancer in Men.* Circulation 116, Nr. 23 (4. Dezember 2007): S. 2694–26701, doi.org/10.1161/CIRCULATIONAHA.107.719005

70   Oliver, S.E., D. Gunnell, J.L. Donovan: *Comparison of Trends in Prostate-Cancer Mortality in England and Wales and the USA.* The Lancet 355, Nr. 9217 (2000): S. 1788–1789, doi.org/10.1016/S0140-6736(00)02269-8

71   Dragan Ilic et al.: *Screening for Prostate Cancer.* Cochrane Database of Systematic Reviews, Nr. 1 (2013): CD004720, doi.org/10.1002/14651858.CD004720.pub3

72   Fang et al.: *Suicide and Cardiovascular Death.* S. 1310–1318

73   *PSA Era is Over.* Stanford Medicine News Center, 2004

74   *PSA Era is Over.* Stanford Medicine News Center, 2004

75   Kesse, E. et al.: *Dairy Products, Calcium and Phosphorus Intake, and the Risk of Prostate Cancer: Results of the French Prospective SU.VI.MAX (Supplémentation en Vitamines et Minéraux Antioxydants) Study.* British Journal of Nutrition 95, Nr. 3 (2006): S. 539–545, doi.org/10.1079/BJN20051670

76   Demark-Wahnefried, Wendy et al.: *Flaxseed Supplementation (Not Dietary Fat Restriction) Reduces Prostate Cancer Proliferation Rates in Men Presurgery.* Cancer Epidemiology Biomarkers & Prevention 17, Nr. 12 (Dezember 2008): S. 3577–3587, doi.org/10.1158/1055-9965.EPI-08-0008

77   Wheeler: *Is It Necessary to Cure Prostate Cancer?* S. 153–161

78   Aberle, Denise R. et al.: *Reduced Lung-Cancer Mortality with Low-Dose Computed Tomographic Screening.* New England Journal of Medicine 365, Nr. 5 (4. August 2011): S. 395–409, doi. org/10.1056/NEJMoa1102873

79   Patz, Edward F. Jr. et al.: *Overdiagnosis in Low-Dose Computed Tomography Screening for Lung Cancer.* JAMA Internal Medicine 174, Nr. 2 (Februar 2014): S. 269–274, doi.org/10.1001/ jamainternmed.2013.12738

80   Brenner, David, Eric Hall: *Computed Tomography – An Increasing Source of Radiation Exposure.* New England Journal of Medicine 357, 22 (2007): S. 2277–2284, doi.org/10.1056/NEJMra072149

81   Brito, Juan P. et al.: *Papillary Lesions of Indolent Course: Reducing the Overdiagnosis of Indolent Papillary Thyroid Cancer and Unnecessary Treatment.* Future Oncology 10, Nr. 1 (11. Dezember 2013): S. 1–4, doi.org/10.2217/fon.13.240

82   Rahib, Lola et al.: *Projecting Cancer Incidence and Deaths to 2030: The Unexpected Burden of Thyroid, Liver, and Pancreas Cancers in the United States.* Cancer Research 74, Nr. 11 (Juni 2014): S. 2913–2921, doi.org/10.1158/0008-5472.CAN-14-0155

83   Jegerlehner, Sabrina et al.: *Overdiagnosis and Overtreatment of Thyroid Cancer: A Population-Based Temporal Trend Study.* PLOS ONE 12, Nr. 6 (14. Juni 2017): S. e0179387, doi.org/10.1371/journal. pone.0179387

84   Jegerlehner et al.: *Overdiagnosis and Overtreatment of Thyroid Cancer.* S. e0179387

85   Brito et al.: *Papillary Lesions of Indolent Course.* S. 1–4

86   Brito et al.: *Papillary Lesions of Indolent Course.* S. 1–4

87   Brito et al.: *Papillary Lesions of Indolent Course.* S. 1–4

88   Harach, H. Rubén, Kaarle O. Franssila, Veli-Matti Wasenius: *Occult Papillary Carcinoma of the Thyroid. A »normal« Finding in Finland A Systematic Autopsy Study.* Cancer 56, Nr. 3 (August 1985): S. 531–538, doi.org/10.1002/1097-0142(19850801)56:3<531:aid-cn- cr2820560321>3.0.co;2-3

89   Jegerlehner et al.: *Overdiagnosis and Overtreatment of Thyroid Cancer.* S. e0179387

90   Jegerlehner et al.: *Overdiagnosis and Overtreatment of Thyroid Cancer.* S. e0179387

91   Kweon, Sun-Seog et al.: *Thyroid Cancer Is the Most Common Cancer in Women, Based on the Data from Population-Based Cancer Registries, South Korea.* Japanese Journal of Clinical Oncology 43, Nr. 10 (25. Juli 2013): S. 1039–1046, doi.org/10.1093/jjco/hyt102

92   Jegerlehner et al.: *Overdiagnosis and Overtreatment of Thyroid Cancer.* S. e0179387

93   Jegerlehner et al.: *Overdiagnosis and Overtreatment of Thyroid Cancer.* S. e0179387

94   Jegerlehner et al.: *Overdiagnosis and Overtreatment of Thyroid Cancer.* S. e0179387

95   Brito et al.: *Papillary Lesions of Indolent Course.* S. 1–4

96   Iyer, N. Gopalakrishna et al.: *Rising Incidence of Second Cancers in Patients with Low-Risk (T1N0) Thyroid Cancer Who Receive Radioactive Iodine Therapy.* Cancer 117, Nr. 19 (1. Oktober 2011): S. 4439–4446, doi.org/10.1002/cncr.26070

97   Nikiforov, Yuri E. et al.: *Nomenclature Revision for Encapsulated Follicular Variant of Papillary Thyroid Carcinoma: A Paradigm Shift to Reduce Overtreatment of Indolent Tumors.* JAMA Oncology 2, Nr. 8 (August 2016): S. 1023–1029, doi.org/10.1001/jamaoncol.2016.0386

98   Morris, Zoë Slote, Steven Wooding, Jonathan Grant: *The Answer Is 17 Years, What Is the Question: Understanding Time Lags in Translational Research.* Journal of the Royal Society of Medicine 104, Nr. 12 (Dezember 2011): S. 510–520, doi.org/10.1258/jrsm.2011.110180

99   Nabarro, J.D.: *Nitrogen Mustard Therapy in Reticuloses.* British Journal of Radiology 24 (1951): S. 507–510

100   Wang, Tao et al.: *Cancer Stem Cell Targeted Therapy: Progress amid Controversies.* Oncotarget 6, Nr. 42 (2015): S. 44191–44206, doi.org/10.18632/oncotarget.6176

101   Wang et al.: *Cancer Stem Cell Targeted Therapy.* S. 44191–44206

102   Kim, Geum-Soog et al.: *Muricoreacin and Murihexocin C, Mono- Tetrahydrofuran Acetogenins, from the Leaves of Annona Muricata in Honour of Professor G. H. Neil Towers 75th Birthday.* Phytochemistry 49, Nr. 2 (1998): S. 565–571, doi.org/10.1016/S0031-9422(98)00172-1

103   Liaw, Chih-Chuang et al.: *New Cytotoxic Monotetrahydrofuran Annonaceous Acetogenins from Annona Muricata.* Journal of Natural Products 65, Nr. 4 (April 2002): S. 470–475, doi.org/10.1021/np0105578

104   Dai, Yumin et al.: *Selective Growth Inhibition of Human Breast Cancer Cells by Graviola Fruit Extract In Vitro and In Vivo Involving Downregulation of EGFR Expression.* Nutrition and Cancer 63, Nr. 5 (Juli 2011): S. 795–801, doi.org/10.1080/01635581.2011.563027

105   Huff, Carol Ann et al.: *The Paradox of Response and Survival in Cancer Therapeutics.* Blood 107, Nr. 2 (15. Januar 2006): S. 431–434, doi.org/10.1182/blood-2005-06-2517

106   Huff et al.: *Paradox of Response and Survival.* S. 431–434

107   Morgan, Graeme, Robyn Ward, Michael Barton: *The Contribution of Cytotoxic Chemotherapy to 5-Year Survival in Adult Malignancies.* Clinical Oncology 16, Nr. 8 (Dezember 2004): S. 549–560, doi.org/10.1016/j. clon.2004.06.007

108   Abel, U.: *Chemotherapy of Advanced Epithelial Cancer – a Critical Review.* Biomedicine & Pharmacotherapy 46, Nr. 10 (1992): S. 439–552, doi.org/10.1016/0753-3322(92)90002-O

109   Huff et al.: *Paradox of Response and Survival.* S. 431–434

110   Huff et al.: *Paradox of Response and Survival.* S. 431–434

111   Feng, Qin et al.: *An Epigenomic Approach to Therapy for Tamoxifen-Resistant Breast Cancer.* Cell Research 24, Nr. 7 (2014): S. 809–819, doi.org/10.1038/cr.2014.71

112   Viedma-Rodríguez, Rubí et al.: *Mechanisms Associated with Resistance to Tamoxifen in Estrogen Receptor-Positive Breast Cancer (Review).* Oncology Reports 32, Nr. 1 (2014): S. 3–15, doi.org/10.3892/or.2014.3190

113   Yao, Dan et al.: *Synthesis and Reactivity of Potential Toxic Metabolites of Tamoxifen Analogues: Droloxifene and Toremifene o-Quinones.* Chemical Research in Toxicology 14, Nr. 12 (Dezember 2001): S. 1643–1653, doi.org/10.1021/tx010137i

114   Pagano, Giovanni et al.: *The Role of Oxidative Stress in Developmental and Reproductive Toxicity of Tamoxifen.* Life Sciences 68, Nr. 15 (2001): S. 1735–1749, doi.org/10.1016/S0024-3205(01)00969-9

115   Fisher, Bernard et al.: *Endometrial Cancer in Tamoxifen-Treated Breast Cancer Patients: Findings from the National Surgical Adjuvant Breast and Bowel Project (NSABP) B-14.* JNCI: Journal of the National Cancer Institute 86, Nr. 7 (6. April 1994): S. 527–537, doi.org/10.1093/jnci/86.7.527

116   Matsuyama, Y. et al.: *Second Cancers after Adjuvant Tamoxifen Therapy for Breast Cancer in Japan.* Annals of Oncology 11, Nr. 12 (Dezember 2000): S. 1537–1543, doi.org/10.1093/oxfordjournals. annonc.a010406

117   Rutqvist, Lars E. et al.: *Adjuvant Tamoxifen Therapy for Early Stage Breast Cancer and Second Primary Malignancies.* JNCI: Journal of the National Cancer Institute 87, Nr. 9 (3. Mai 1995): S. 645–651, doi.org/10.1093/jnci/87.9.645

118   Yalçin, S. et al.: *Acute Leukaemia during Tamoxifen Therapy.* Medical Oncology 14, Nr. 1 (1997): S. 61–62, doi.org/10.1007/BF02990948

119   Mignotte, Hervé et al.: *Iatrogenic Risks of Endometrial Carcinoma after Treatment for Breast Cancer in a Large French Case-Control Study.* International Journal of Cancer 76, Nr. 3 (4. Mai 1998): S. 325–30, doi.org/10.1002/(SICI)1097-0215(19980504)76:3<325:AID-IJC7>3.0.CO;2-X

120   Paganini-Hill Annlia, Linda J. Clark: *Preliminary Assessment of Cognitive Function in Breast Cancer Patients Treated with Tamoxifen.* Breast Cancer Research and Treatment 64, Nr. 2 (1. November 2000): S. 165–176, doi.org/10.1023/A:1006426132338

121   Paganini-Hill, Clark: *Preliminary Assessment of Cognitive Function.* S. 165–176

122   Nemoto, Yoshihisa et al.: *Tamoxifen-Induced Nonalcoholic Steatohepatitis in Breast Cancer Patients Treated with Adjuvant Tamoxifen.* Internal Medicine 41, Nr. 5 (2002): S. 345–350, doi.org/10.2169/internalmedicine.41.345

123   Paganini-Hill Annlia, Linda J. Clark: *Eye Problems in Breast Cancer Patients Treated With Tamoxifen.:* Breast Cancer Research and Treatment 60, Nr. 2 (März 2000): S. 167–172, doi.org/10.1023/a:1006342300291

124   Lin, Hsien-Feng et al.: *Correlation of the Tamoxifen Use with the Increased Risk of Deep Vein Thrombosis and Pulmonary Embolism in Elderly Women with Breast Cancer: A Case-Control Study.* Medicine 97, Nr. 51 (Dezember 2018): S. e12842–e12842, doi.org/10.1097/MD.0000000000012842

125   Davies, Christina et al.: *Long-Term Effects of Continuing Adjuvant Tamoxifen to 10 Years versus Stopping at 5 Years after Diagnosis of Oestrogen Receptor-Positive Breast Cancer: ATLAS, a Randomised Trial.* The Lancet 381, Nr. 9869 (9. März 2013): S. 805–816, doi.org/10.1016/S0140-6736(12)61963-1

126   Merlo, Lauren M.F. et al.: *Cancer as an Evolutionary and Ecological Process.* Nature Reviews Cancer 6, Nr. 12 (2006): S. 924–935, doi.org/10.1038/nrc2013

127   Davies, Paul C.W., Charles H. Lineweaver: *Cancer Tumors as Metazoa 1.0: Tapping Genes of Ancient Ancestors.* Physical Biology 8, Nr. 1 (Februar 2011): S. 15001, doi.org/10.1088/1478-3975/8/1/015001

128   Nishida, Naoyo et al.: *Angiogenesis in Cancer.* Vascular Health and Risk Management 2, Nr. 3 (2006): S. 213–219, doi.org/10.2147/vhrm.2006.2.3.213

129   Davies, Lineweaver: *Cancer Tumors as Metazoa 1.0.* S. 15001

130   Davies, Lineweaver: *Cancer Tumors as Metazoa 1.0.* S. 15001

131   Davies, Lineweaver: *Cancer Tumors as Metazoa 1.0.* S. 15001

132   Davies, Lineweaver: *Cancer Tumors as Metazoa 1.0.* S. 15001

133   Davies, Lineweaver: *Cancer Tumors as Metazoa 1.0.* S. 15001

134   Huff et al.: *Paradox of Response and Survival.* S. 431–434

135   Wang, Tao et al.: *Cancer Stem Cell Targeted Therapy: Progress amid Controversies.* Oncotarget 6, Nr. 42 (2015): S. 44191–44206, doi.org/10.18632/oncotarget.6176

136   Huff et al.: *Paradox of Response and Survival,* 431–434

137   Charafe-Jauffret, Emmanuelle et al.: *Aldehyde Dehydrogenase 1–Positive Cancer Stem Cells Mediate Metastasis and Poor Clinical Outcome in Inflammatory Breast Cancer.* Clinical Cancer Research 16, Nr. 1 (Januar 2010): S. 45–55, doi.org/10.1158/1078-0432.CCR-09-1630; Marcato, Paola et al.: *Aldehyde Dehydrogenase Activity of Breast Cancer Stem Cells Is Primarily Due to Isoform ALDH1A3 and Its Expression Is Predictive of Metastasis.* Stem Cells 29, Nr. 1 (Januar 2011): S. 32–45, doi.org/10.1002/stem.563

138   Huff et al.: *Paradox of Response and Survival.* S. 431–434

139   Lagadec, Chann et al.: *Radiation-Induced Reprogramming of Breast Cancer Cells.* Stem Cells 30, Nr. 5 (Mai 2012): S. 833–844, doi.org/10.1002/stem.1058

140   Ray, Anasuya, Smreti Vasudevan, Suparna Sengupta: *6-Shogaol Inhibits Breast Cancer Cells and Stem Cell-Like Spheroids by Modulation of Notch Signaling Pathway and Induction of Autophagic Cell Death.* PLOS ONE 10, Nr. 9 (10. September 2015): S. e0137614, doi.org/10.1371/journal.pone.0137614

141   Bonnet, Dominique, John E. Dick: *Human Acute Myeloid Leukemia Is Organized as a Hierarchy That Originates from a Primitive Hematopoietic Cell.* Nature Medicine 3, Nr. 7 (1997): S. 730–737, doi. org/10.1038/nm0797-730

142   Moselhy, Jim et al.: *Natural Products That Target Cancer Stem Cells.* Anticancer Research 35, Nr. 11 (November 2015): S. 5773–5788, http://ar.iiarjournals.org/content/35/11/5773.abstract

143   Lagadec et al.: *Radiation-Induced Reprogramming of Breast Cancer Cells.* S. 833–844

144   Tsao, Tsing et al.: *Cancer Stem Cells in Prostate Cancer Radioresistance.,* Cancer Letters 465 (28. November 2019): S. 94–104, doi.org/10.1016/j.canlet.2019.08.020

145   Moselhy et al.: *Natural Products That Target Cancer Stem Cells.* S. 5773–5788

146   Ross, Colin A.: *The Trophoblast Model of Cancer.* Nutrition and Cancer 67, Nr. 1 (2. Januar 2015): S. 61–67, doi.org/10.1080/01635581.2014.956257

147   Gonzalez, Nicholas J.: *Conquering Cancer: Volume One – 50 Pancreatic and Breast Cancer Patients on the Gonzalez Nutritional Protocol* (New York: New Spring Press, 2016)

148   Ross: *The Trophoblast Model of Cancer.* S. 61–67

149   Ross: *The Trophoblast Model of Cancer.* S. 61–67

150   Ross: *The Trophoblast Model of Cancer.* S. 61–67

151   Gonzalez, Nicholas J.: *The History of the Enzyme Treatment of Cancer.* Alternative Therapies in Health and Medicine 20, suppl. 2 (Oktober 2014): S. 30–44, www.ncbi.nlm.nih.gov/pubmed/25362215

152   Ross: *The Trophoblast Model of Cancer.* S. 61–67

153   Gonzalez: *History of the Enzyme Treatment of Cancer.* S. 61–67

154   Ross: *The Trophoblast Model of Cancer.* S. 61–67

155   Gonzalez: *History of the Enzyme Treatment of Cancer.* S. 61–67

156   Ross: *The Trophoblast Model of Cancer.* S. 61–67

157   Gonzalez: *History of the Enzyme Treatment of Cancer.* S. 61–67

158   Ross: *The Trophoblast Model of Cancer.* S. 61–67

159   Beard, John: *The Enzyme Treatment of Cancer.* (London: Chatto & Windus, 1911)

160   Vinnitsky, Vladimir: *Oncogerminative Hypothesis of Tumor-Formation.* Medical Hypotheses 40, 1 (Januar 1993): S. 19–27, doi.org/10.1016/0306-9877(93)90191-r

161   Davies, Lineweaver: *Cancer Tumors as Metazoa 1.0.* S. 15001

162   Hartl, Markus et. al.: *Stem Cell-Specific Activation of an Ancestral Myc Protooncogene with Conserved Basic Functions in the Early Metazoan Hydra.* Proceedings of the National Academy of Sciences of the United States of America 107, Nr. 9 (2. März 2010): S. 4051–4056, doi.org/10.1073/pnas.0911060107

163   Land, H., L. Parada, R. Weinberg: *Cellular Oncogenes and Multistep Carcinogenesis.:* Science 222, Nr. 4625 (18. November 1983): S. 771. doi.org/10.1126/science.6356358

164   Davies, Lineweaver: *Cancer Tumors as Metazoa 1.0.* S. 015001

165   Davies, Lineweaver: *Cancer Tumors as Metazoa 1.0.* S. 015001

166   Hall, Brian K.: *Developmental Mechanisms Underlying the Atavisms* Biological Reviews, 59: S. 89–124, doi.org/10.1111/j.1469-185X.1984.tb00402.x

167   Davies, Lineweaver: *Cancer Tumors as Metazoa 1.0.* S. 015001

168   Davies, Lineweaver: *Cancer Tumors as Metazoa 1.0.* S. 015001

169   Ranabir, Salam, K. Reetu: *Stress and Hormones.* Indian Journal of Endocrinology and Metabolism 15, Nr. 1 (Januar 2011): S. 18–22, doi.org/10.4103/2230-8210.77573

170   Herman, James P. et al.: *Central Mechanisms of Stress Integration: Hierarchical Circuitry Controlling Hypothalamo–Pituitary–Adrenocortical Responsiveness.* Frontiers in Neuroendocrinology 24, Nr. 3 (2003): S. 151–180, doi.org/doi.org/10.1016/j.yfrne.2003.07.001

171   Tessmar-Raible, Kristin et al.: *Conserved Sensory-Neurosecretory Cell Types in Annelid and Fish Forebrain: Insights into Hypothalamus Evolution.* Cell 129, Nr. 7 (29. Juni 2007): S. 1389–1400, doi.org/10.1016/j.cell.2007.04.041

172   Kemeny, Margaret E., Manfred Schedlowski: *Understanding the Interaction between Psychosocial Stress and Immune-Related Diseases: A Stepwise Progression.* Brain, Behavior and Immunity 21, Nr. 8 (November 2007): 1009–1018, doi.org/10.1016/j.bbi.2007.07.010

173   Kemeny, Schedlowski: *Interaction between Psychosocial Stress and Immune-Related Diseases.* S. 1009–1018

174   Kemeny, Schedlowski: *Interaction between Psychosocial Stress and Immune-Related Diseases.* S. 1009–1018

175   Chiu, Isaac M., Christian A. von Hehn, Clifford J. Woolf: *Neurogenic Inflammation and the Peripheral Nervous System in Host Defense and Immunopathology.* Nature Neuroscience 15, Nr. 8 (26. Juli 2012): S. 1063–1067, doi.org/10.1038/nn.3144

176   Wohleb, Eric S. et al.: *Monocyte Trafficking to the Brain with Stress and Inflammation: A Novel Axis of Immune-to-Brain Communication That Influences Mood and Behavior.* Frontiers in Neuroscience 8 (Januar 2015): S. 447, doi.org/10.3389/fnins.2014.00447

177   Yao et al.: *Adrenaline Induces Chemoresistance in HT-29 Colon Adenocarcinoma Cells.* Cancer Genetics 190, Nr. 2 (15. April 2009): S. 81–87, doi.org/10.1016/j.cancergencyto.2008.12.009

178   Washington's Blog: *Crops Are Drenched with Roundup Pesticide Right before Harvest.* (17. November 2014), http://washingtonsblog.com/2014/11/roundup-dumped-crops-right-harvest.html

179   GreenMedInfo.com: *262 Abstracts with Glyphosate Research.* GreenMedInfo.com, abgerufen 14. Oktober 2019, www.greenmedinfo.com/toxic-ingredient/glyphosate

180   American Cancer Society: *Breast Cancer Hormone Receptor Status,* aktualisiert 20. September 2019, www.cancer.org/cancer/breast-cancer/understanding-a-breast-cancer-diagnosis/breast-cancer-hormone-receptor-status.html

181   Thongprakaisang, Siriporn et al.: *Glyphosate Induces Human Breast Cancer Cells Growth via Estrogen Receptors.* Food and Chemical Toxicology 59 (September 2013): S. 129–136, doi.org/10.1016/j.fct.2013.05.057

182   Chang, Feng-chih, Matt F. Simcik, Paul D. Capel: *Occurrence and Fate of the Herbicide Glyphosate and Its Degradate Aminomethylphosphonic Acid in the Atmosphere.* Environmental Toxicology and Chemistry 30, Nr. 3 (März 2011): S. 548–555, doi.org/10.1002/etc.431

183   Sanchís, Josep et al.: *Determination of Glyphosate in Groundwater Samples Using an Ultrasensitive Immunoassay and Confirmation by On-Line Solid-Phase Extraction Followed by Liquid Chromatography Coupled to Tandem Mass Spectrometry.* Analytical and Bioanalytical Chemistry 402, Nr. 7 (März 2012): S. 2335–2345, doi.org/10.1007/s00216-011-5541-y

184 Exley, Christopher et al.: *Aluminium in Human Breast Tissue.* Journal of Inorganic Biochemistry 101, Nr. 9 (September 2007): S. 1344–46, doi.org/10.1016/j.jinorgbio.2007.06.005; Darbre, P.D.: *Aluminium, Antiperspirants and Breast Cancer.* Journal of Inorganic Biochemistry 99, Nr. 9 (September 2005): S. 1912–1919, doi.org/10.1016/j.jinorgbio.2005.06.001

185 Wanless, I.R., W.R. Geddie: *Mineral Oil Lipogranulomata in Liver and Spleen. A Study of 465 Autopsies.* Archives of Pathology & Laboratory Medicine 109, Nr. 3 (März 1985): S. 283–286, www.ncbi.nlm.nih.gov/pubmed/3838459

186 Svanes, Øistein et al.: *Cleaning at Home and at Work in Relation to Lung Function Decline and Airway Obstruction.* American Journal of Respiratory and Critical Care Medicine 197, Nr. 9 (16. Februar 2018): S. 1157–1163, doi.org/10.1164/rccm.201706-1311OC

187 Agero, Anna Liza C., Vermén M. Verallo-Rowell: *A Randomized Double- Blind Controlled Trial Comparing Extra Virgin Coconut Oil with Mineral Oil as a Moisturizer for Mild to Moderate Xerosis.* Dermatitis 15, Nr. 3 (2004): S. 109–116, www.ncbi.nlm.nih.gov/pubmed/15724344; Ruetsch, S.B. et al.: *Secondary Ion Mass Spectrometric Investigation of Penetration of Coconut and Mineral Oils into Human Hair Fibers: Relevance to Hair Damage.* Journal of the Society of Cosmetic Chemists 52, Nr. 3 (Mai–Juni 2001): S. 169–184, www.ncbi.nlm.nih.gov/pubmed/11413497

Kapitel 5: Lifestyle-Medizin für ein gesundes Gehirn

1 Naqvi, Erum: *Alzheimer's Disease Statistics.* Alzheimer's News Today, abgerufen 14. Oktober 2019, alzheimersnewstoday.com/alzheimers-disease-statistics/Tom Foster et al.: *Normal Intracranial Calcifications.* Radiopaedia, abgerufen 14. Oktober 2019, radiopaedia.org/articles/normal-intracranial-calcifications

2 Foster, Tom et al.: *Normal Intracranial Calcifications.* Radiopaedia, abgerufen 14. Oktober 2019, radiopaedia.org/articles/normal-intracranial-calcifications

3 Liebrich, Luisa-Sophie et al.: *Morphology and Function: MR Pineal Volume and Melatonin Level in Human Saliva Are Correlated.* Journal of Magnetic Resonance Imaging 40, Nr. 4 (Oktober 2014): S. 966–971, doi.org/10.1002/jmri.24449

4 Liu, Rong-Yu et al.: *Decreased Melatonin Levels in Postmortem Cerebrospinal Fluid in Relation to Aging, Alzheimer's Disease, and Apolipoprotein E-ε4/4 Genotype1.* The Journal of Clinical Endocrinology & Metabolism 84, Nr. 1 (Januar 1999): S. 323–327, doi.org/10.1210/jcem.84.1.5394

5 Skene, Debra J., Dick F. Swaab: *Melatonin Rhythmicity: Effect of Age and Alzheimer's Disease.* Experimental Gerontology 38, Nr. 1–2 (Januar 2003): S. 199–206, doi.org/10.1016/S0531-5565(02)00198-5

6 Grases, Fèlix, Antònia Costa-Bauzà, Rafael M. Prieto: *A Potential Role for Crystallization Inhibitors in Treatment of Alzheimer's Disease.* Medical Hypotheses 74, Nr. 1 (Januar 2010): S. 118–119, doi.org/10.1016/j.mehy.2009.07.029

7 Dyer, Owen: *Is Alzheimer's Really Just Type III Diabetes? A Lack of Insulin May Cause AD, but Statins Could Keep It in Check.* National Review of Medicine 2, Nr. 21 (15. Dezember 2005), www.nationalreviewofmedicine.com/issue/2005/12_15/2_advances_medicine01_21.html

8 Ohara, T. et al.: *Glucose Tolerance Status and Risk of Dementia in the Community.* Neurology 77, Nr. 12 (20. September 2011): S. 1126–1134, doi.org/10.1212/WNL..0b013e31822f0435

9 de la Monte, Suzanne M., Jack R. Wands: *Alzheimer's Disease Is Type 3 Diabetes – Evidence Reviewed.* Journal of Diabetes Science and Technology 2, Nr. 6 (November 2008): S. 1101–1113, doi.org/10.1177/193229680800200619

10 Castellani, Rudy J. et al.: *Reexamining Alzheimer's Disease: Evidence for a Protective Role for Amyloid-Beta Protein Precursor and Amyloid-Beta.* Journal of Alzheimer's Disease 18, Nr. 2 (2009): S. 447–452, doi.org/10.3233/JAD-2009-1151; Stephanie Plummer et al.: *The Neuroprotective Properties of the Amyloid Precursor Protein Following Traumatic Brain Injury.* Aging and Disease 7, Nr. 2 (15. März 2016): S. 163–179, doi.org/10.14336/AD.2015.0907; Kumar, Deepak Kumar Vijaya et al.: *Amyloid-β Peptide Protects against Microbial Infection in Mouse and Worm Models of Alzheimer's Disease.* Science Translational Medicine 8, Nr. 340 (25. Mai 2016): S. 340ra72, doi.org/10.1126/scitranslmed.aaf1059

11 Rubinstein, Jack, Feras Aloka, George S. Abela: *Statin Therapy Decreases Myocardial Function as Evaluated via Strain Imaging.* Clinical Cardiology 32, Nr. 12 (Dezember 2009): S. 684–689, doi.org/10.1002/clc.20644

12 Nakazato, Ryo et al.: *Statins Use and Coronary Artery Plaque Composition: Results from the International Multicenter CONFIRM Registry.* Atherosclerosis 225, Nr. 1 (November 2012): S. 148–53, doi.org10.1016/j.atherosclerosis.2012.08.002

13 van der Tol, Arjan et al.: *Statin Use and the Presence of Microalbuminuria. Results from the ERICABEL Trial: A Non-Interventional Epidemiological Cohort Study.* PLOS ONE 7, Nr. 2 (2012): S. e31639, doi.org/10.1371/journal.pone.0031639

14 GreenMedInfo.com: *546 Abstracts with Statin Drugs Research*, abgerufen 14. Oktober 2019, www.greenmedinfo.com/toxic-ingredient/statin-drugs

15 GreenMedInfo.com: *10 Abstracts with Statin Drugs & Carcinogenic Research.* GreenMedInfo. com, abgerufen 14. Oktober 2019, www.greenmedinfo.com/toxic-ingredient/statin-drugs?ed=35415

16 FDA Drug Safety Communication: *Important Safety Label Changes to Cholesterol-Lowering Statin Drugs.* U.S. Food & Drug Administration, 28. Februar 2012, www.fda.gov/drugs/drug-safety-and-availability/fda-drug-safety-communication-important-safety-label-changes-cholesterol-lowering-statin-drugs

17 Briggs, Adam D.M., Anja Mizdrak, Peter Scarborough: *A Statin a Day Keeps the Doctor Away: Comparative Proverb Assessment Modelling Study.* BMJ 347, Nr. 7938 (2013): S. f7267, doi.org/10.1136/bmj.f7267

18 Gawron, Andrew J. et al.: *Brand Name and Generic Proton Pump Inhibitor Prescriptions in the United States: Insights from the National Ambulatory Medical Care Survey (2006–2010).* Gastroenterology Research and Practice 2015 (2015): S. 689531, doi.org/10.1155/2015/689531

19 GreenMedInfo.com: *92 Abstracts with Acid Blockers Research*, abgerufen 14. Oktober 2019, www.greenmedinfo.com/toxic-ingredient/acid-blockers

20 Shah, Nigam H. et al.: *Proton Pump Inhibitor Usage and the Risk of Myocardial Infarction in the General Population.* PLOS ONE 10, Nr. 6 (10. Juni 2015): S. e0124653, doi.org/10.1371/journal.pone.0124653

21 Karamanolis, George et al.: *A Glass of Water Immediately Increases Gastric pH in Healthy Subjects.* Digestive Diseases and Sciences 53, Nr. 12 (Dezember 2008): S. 3128–3132, doi.org/10.1007/s10620-008-0301-3

22 Grases, Fèlix, Antònia Costa-Bauzà, Rafael M. Prieto: *A Potential Role for Crystallization Inhibitors in Treatment of Alzheimer's Disease.* Medical Hypotheses 74, Nr. 1 (Januar 2010): S. 118–119, doi.org/10.1016/j.mehy.2009.07.029

23 Payne, Martha E. et al.: *Elevated Brain Lesion Volumes in Older Adults Who Use Calcium Supplements: A Cross-Sectional Clinical Observational Study.* The British Journal of Nutrition 112, Nr. 2 (28. Juli 2014): S. 220–227, doi.org/10.1017/S0007114514000828

24   Bhala, N. et al.: *Vascular and Upper Gastrointestinal Effects of Non-Steroidal Anti-Inflammatory Drugs: Meta-Analyses of Individual Participant Data from Randomised Trials.* The Lancet 382, Nr. 9894 (31. August 2013): S. 769–779, doi.org/10.1016/S0140-6736(13)60900-9

25   Durso, Geoffrey R.O., Andrew Luttrell, Baldwin M. Way: *Over-the-Counter Relief from Pains and Pleasures Alike: Acetaminophen Blunts Evaluation Sensitivity to Both Negative and Positive Stimuli.* Psychological Science 26, Nr. 6 (Juni 2015): S. 750–758, doi.org/10.1177/0956797615570366

26   Parker, William: *Tylenol Damages the Brains of Children, Research Reveals.* GreenMedInfo.com (22. Dezember 2018), www.greenmedinfo.com/blog/tylenol-damages-brains-children-research-reveals

27   Stergiakouli, Evie et al.: *Association of Acetaminophen Use during Pregnancy with Behavioral Problems in Childhood: Evidence Against Confounding.* JAMA Pediatrics 170, Nr. 10 (Oktober 2016): S. 964–970, doi.org/10.1001/jamapediatrics.2016.1775; Janecka, Magdalena et al.: *Association of Autism Spectrum Disorder With Prenatal Exposure to Medication Affecting Neurotransmitter Systems.* JAMA Psychiatry 75, Nr. 12 (2018): S. 1217–1224, doi.org/10.1001/jamapsychiatry.2018.2728

28   Connett, Paul: *50 Reasons to Oppose Fluoridation.* Fluoride Alert, last modified September 2012, abgerufen 6. Juni 2018, http://fluoridealert.org/articles/50-reasons/*: The Extent of Water Fluoridation.,3. Aufl, One in a Million: The Facts about Water Fluoridation, British Fluoridation Society, Mai 2012, PDF

29   British Fluoridation Society: *The Extent of Water Fluoridation.* 3. Aufl., *One in a Million: The Facts about Water Fluoridation*, Mai 2012, PDF

30   GreenMedInfo.com: *5 Abstracts with Fluoride & Childhood Cognitive Disorders Research*, abgerufen 14. Oktober 2019, www.greenmedinfo.com/toxic-ingredient/fluoride?ed=24862

31   Tang, Q. et al.: *Fluoride and Children's Intelligence: A Meta-Analysis.* Biological Trace Element Research 126, Nr. 1–3 (2008): S. 115–200, doi.org/10.1007/s12011-008-8204-x

32   GreenMedInfo.com: *169 Abstracts with Gluten Research,* abgerufen 14. Oktober 2019, www.greenmedinfo.com/toxic-ingredient/gluten

33   GreenMedInfo.com: *59 Abstracts with Cow Milk Research.* GreenMedInfo.com, abgerufen 14. Oktober 2019, www.greenmedinfo.com/toxic-ingredient/cow-milk

34   Stefferl, Andreas et al.: *Butyrophilin, a Milk Protein, Modulates the Encephalitogenic T Cell Response to Myelin Oligodendrocyte Glycoprotein in Experimental Autoimmune Encephalomyelitis.* The Journal of Immunology 165, Nr. 5 (September 2000): S. 2859–2865, doi.org/10.4049/jimmunol.165.5.2859

35   Reichelt, K.-L., D. Jensen: *IgA Antibodies against Gliadin and Gluten in Multiple Sclerosis.* Acta Neurologica Scandinavica 110, Nr. 4 (Oktober 2004): S. 239–241, doi.org/10.1111/j.1600-0404.2004.00303.x

36   Magistris, Laura de et al.: *Antibodies against Food Antigens in Patients with Autistic Spectrum Disorders.* BioMed Research International 2013 (2013): S. 729349, doi.org/10.1155/2013/729349

37   Ramaekers, Vincent T. et al.: *A Milk-Free Diet Downregulates Folate Receptor Autoimmunity in Cerebral Folate Deficiency Syndrome.* Developmental Medicine and Child Neurology 50, Nr. 5 (Mai 2008): S. 346–352, doi.org/10.1111/j.1469-8749.2008.02053.x

38   Collison, Kate S. et al.: *Prediabetic Changes in Gene Expression Induced by Aspartame and Monosodium Glutamate in Trans Fat-Fed C57Bl/6 J Mice.* Nutrition & Metabolism 10, Nr. 55 (2013), doi.org/10.1186/1743-7075-10-44

39   GreenMedInfo.com: *Focused Research Topics Aspartame & Neurotoxic*, abgerufen 15. Oktober 2019, www.greenmedinfo.com/greenmed/topic/52533/focus/35335/page; GreenMedInfo.com: *Focused Research Topics Aspartame & Carcinogenic.* GreenMedInfo.com, abgerufen 15. Oktober 2019, www.greenmedinfo.com/greenmed/topic/52533/focus/35415/page; Soffritti, Morando et al.: *The*

Carcinogenic Effects of Aspartame: The Urgent Need for Regulatory Re-evaluation. American Journal of Industrial Medicine 57, Nr. 4 (April 2014): S. 383–397, doi.org/10.1002/ajim.22296

40   GreenMedInfo.com: *75 Abstracts with Aspartame Research*, abgerufen 15. Oktober 2019, www.greenmedinfo.com/toxic-ingredient/aspartame

41   Iyyaswamy, Ashok, Sheeladevi Rathinasamy: *Effect of Chronic E xposure to Aspartame on Oxidative Stress in the Brain Discrete Regions of Albino Rats.* Journal of Biosciences 37, Nr. 4 (September 2012): S. 679–688, doi.org/10.1007/s12038-012-9236-0

42   Schiffman, Susan S., Kristina I. Rother: *Sucralose, a Synthetic Organochlorine Sweetener: Overview of Biological Issues.* Journal of Toxicology and Environmental Health, Part B 16, Nr. 7 (2013): S. 399–451, doi.org/10.1080/10937404.2013.842523

43   Ji, Sayer: *Top Five Reasons Never to Use Splenda.* GreenMedInfo. com, abgerufen 23. Juli 2018, www.greenmedinfo.com/blog/top-5-reasons-never-use-splenda

44   Chang, C.Y., D.S. Ke, J.Y. Chen: *Essential Fatty Acids and Human Brain.* Acta Neurologica Taiwanica 18, Nr. 4 (Dezember 2009): S. 231–241, www.ncbi.nlm.nih.gov/pubmed/20329590

45   GreenMedInfo.com: *537 Abstracts with Omega-3 Fatty Acids Research,* abgerufen 15. Oktober 2019, www.greenmedinfo.com/substance/omega-3-fatty-acids

46   Gui, Ya-xing et al.: *Glyphosate Induced Cell Death through Apoptotic and Autophagic Mechanisms.* Neurotoxicology and Teratology 34, Nr. 3 (2012): S. 344–349, doi.org/10.1016/j.ntt.2012.03.005

47   GreenMedInfo.com: *16 Abstracts with Aerotoxic Syndrome Research,* abgerufen 15. Oktober 2019, www.greenmedinfo.com/disease/aerotoxic-syndrome

48   Gold, Jim: *Boeing Suit Settlement Stirs Jetliner Air Safety Debate.* NBC News (6. Oktober 2011), www.nbcnews.com/id/44777304/ns/travel-news/t/boeing-suit-settlement-stirs-jetliner-air-safety-debate/#.XbsuxEVKgUE

49   Roggeveen, Suzanne et al.: *EEG Changes Due to Experimentally Induced 3G Mobile Phone Radiation.* PLOS ONE 10, Nr. 6 (8. Juni 2015): S. e0129496, doi.org/10.1371/journal.pone.0129496

50   Zheng, Laura et al.: *Curcuminoids Enhance Amyloid-Beta Uptake by Macrophages of Alzheimer's Disease Patients.* Journal of Alzheimer's Disease 10, Nr. 1 (2006): S. 1–7, doi.org/10.3233/JAD-2006-10101

51   Masoumi, Ava et al.: *1α,25-dihydroxyvitamin D3 Interacts with Curcuminoids to Stimulate Amyloid-β Clearance by Macrophages of Alzheimer's Disease Patients.* Journal of Alzheimer's Disease 17, Nr. 3 (2009): S. 703–717, doi.org/10.3233/JAD-2009-1080

52   Liu, Hongying et al.: *The Inhibitory Effects of Different Curcuminoids on β-Amyloid Protein, β-Amyloid Precursor Protein and β-Site Amyloid Precursor Protein Cleaving Enzyme 1 in swAPP HEK293 Cells.* Neuroscience Letters 485, Nr. 2 (19. November 2010): S. 83–88, doi.org/10.1016/j.neulet.2010.08.035; Shilpa, Mishra et al.: *Tetrahydrocurcumin Confers Protection against Amyloid β-Induced Toxicity.* NeuroReport 22, Nr. 1 (5. Januar 2011): S. 23–27, doi.org/10.1097/WNR.0b013e328341e141; Qin, Xiao-Yan, Yong Cheng, Long-Chuan Yu: *Potential Protection of Curcumin against Intracellular Amyloid β-Induced Toxicity in Cultured Rat Prefrontal Cortical Neurons.* Neuroscience Letters 480, Nr. 1 (9. August 2010): S. 21–24, doi.org/10.1016/j.neulet.2010.05.062

53   GreenMedInfo.com: *303 Abstracts with Ginger Research,* abgerufen 22. Juli 2018, www.greenmedinfo.com/substance/ginger

54   Mathew, Maya, Sarada Subramanian: *In Vitro Evaluation of Anti-Alzheimer Effects of Dry Ginger (Zingiber officinale Roscoe) Extract.* Indian Journal of Experimental Biology 52, Nr. 6 (Juni 2014): S. 606–612, www.ncbi.nlm.nih.gov/pubmed/24956891/

55   GreenMedInfo.com: *303 Abstracts with Ginger Research*

56 Chen, Xingyi, You Zhou, Jiujiu Yu: *Exosome-like Nanoparticles from Ginger Rhizomes Inhibited NLRP3 Inflammasome Activation.* Molecular Pharmaceutics 16, Nr. 6 (2019): S. 2690–2699, doi.org/10.1021/acs.molpharmaceut.9b00246

57 GreenMedInfo.com: *303 Abstracts with Ginger Research*

58 Pengelly, Andrew et al.: *Short-Term Study on the Effects of Rosemary on Cognitive Function in an Elderly Population.* Journal of Medicinal Food 15, Nr. 1 (30. August 2011): S. 10–17, doi.org/10.1089/jmf.2011.0005

59 Wu, Lei, Dali Sun, Yao He: *Coffee Intake and the Incident Risk of Cognitive Disorders: A Dose–Response Meta-Analysis of Nine Prospective Cohort Studies.* Clinical Nutrition 36, Nr. 3 (Juni 2017): S. 730–736, doi.org/10.1016/j.clnu.2016.05.015

60 Wu, Lei, Dali Sun, Yao He: *Coffee Intake and the Incident Risk of Cognitive Disorders: A Dose–Response Meta-Analysis of Nine Prospective Cohort Studies.* Clinical Nutrition 36, Nr. 3 (Juni 2017): S. 730–736. doi.org/10.1016/j.clnu.2016.05.015

61 May, Ashley: *Coffee Linked to Longer Life in Latest Study, Suggesting It's Part of a Healthy Diet.* USA Today (3. Juli 2018), www.usatoday.com/story/news/nation-now/2018/07/03/coffee-linked-longer-life-jama-study/753894002/Keiko Unno et al.: *Daily Ingestion of Green Tea Catechins from Adulthood Suppressed Brain Dysfunction in Aged Mice.* BioFactors 34, Nr. 4 (2008): S. 263–271, doi.org/10.1002/biof.5520340402

62 Unno, Keiko et al.: *Daily Consumption of Green Tea Catechin Delays Memory Regression in Aged Mice.* Biogerontology 8, Nr. 2 (April 2007): S. 89–95, doi.org/10.1007/s10522-006-9036-8

63 Kuriyama, Shinichi et al.: *Green Tea Consumption and Cognitive Function: A Cross-Sectional Study from the Tsurugaya Project.* The American Journal of Clinical Nutrition 83, Nr. 2 (Februar 2006): S. 355–361, doi.org/10.1093/ajcn/83.2.355

64 Gundimeda, Usha et al.: *Green Tea Catechins Potentiate the Neuritogenic Action of Brain-Derived Neurotrophic Factor: Role of 67-KDa Laminin Receptor and Hydrogen Peroxide.* Biochemical and Biophysical Research Communications 445, Nr. 1 (2014): S. 218–224, doi.org/10.1016 j.bbrc.2014.01.166

65 Unno, Keiko et al.: *Stress-Reducing Function of Matcha Green Tea in Animal Experiments and Clinical Trials.* Nutrients 10, Nr. 10 (Oktober 2018): S. 1468, doi.org/10.3390/nu10101468

66 Pribis, Peter et al.: *Effects of Walnut Consumption on Cognitive Performance in Young Adults.* British Journal of Nutrition 107, Nr. 9 (2012): S. 1393–1401, doi.org/10.1017/S0007114511004302; Zhang, Cheng-Chen et al.: *Chemical Constituents from Hericium Erinaceus Promote Neuronal Survival and Potentiate Neurite Outgrowth via the TrkA/Erk1/2 Pathway.* International Journal of Molecular Sciences 18, Nr. 8 (20. Juli 2017): S. 1659, doi.org/10.3390/ijms18081659

67 Klimova, Blanka et al.: *Role of Nut Consumption in the Management of Cognitive Decline – a Mini-Review.* Current Alzheimer Research 15, Nr. 9 (2018): S. 877–882, doi.org/10.2174/1567205015666 180202100721

68 GreenMedInfo.com: *Ginkgo biloba & Cognitive Decline/Dysfunction,* www.greenmedinfo.health/greenmed/topic/18529/focus/6380/page

69 GreenMedInfo.com: *230 Abstracts With Ginkgo Biloba Research,* www.greenmedinfo.health/substance/ginkgo-biloba

70 Xiang Yang Zhang et al.: *Brain-Derived Neurotrophic Factor Levels and Its Val66Met Gene Polymorphism Predict Tardive Dyskinesia Treatment Response to Ginkgo Biloba.* Biological Psychiatry 72, Nr. 8 (15. Oktober 2012): S. 700–706, doi.org/10.1016/j.biopsych.2012.04.032

71 Eubanks, Lisa M. et al.: *A Molecular Link between the Active Component of Marijuana and Alzheimer's Disease Pathology.* Molecular Pharmaceutics 3, Nr. 6 (2006): S. 773–777, doi.org/10.1021/

mp060066m; GreenMedInfo.com: *657 Abstracts with Cannabidiol Research,* abgerufen 15. Oktober 2019, www.greenmedinfo.com/substance/cannabidiol?ed=5423

72   Thorne Research: *Medium Chain Triglycerides.* Alternative Medicine Review 7, Nr. 5 (2002): S. 418–420

73   Fernando, W. et al.: *The Role of Dietary Coconut for the Prevention and Treatment of Alzheimer's Disease: Potential Mechanisms of Action.* British Journal of Nutrition 144, Nr. 1 (14. Juli 2015): S. 1–14, doi. org/10.1017/S0007114515001452

74   Xie, Lulu, Lulu et al.: *Sleep Drives Metabolite Clearance from the Adult Brain.* Science 342, Nr. 6156 (18. Oktober 2013): S. 373, doi.org/10.1126/science.1241224

75   Lucey, Brendan P., Randall J. Bateman: *Amyloid-β Diurnal Pattern: Possible Role of Sleep in Alzheimer's Disease Pathogenesis.* Neurobiology of Aging 35, suppl. 2 (September 2014): S29–34, doi. org/10.1016/j.neurobiolaging.2014.03.035

76   Pappolla, Miguel A. et al.: *The Neuroprotective Activities of Melatonin against the Alzheimer β-Protein Are Not Mediated by Melatonin Membrane Receptors.* Journal of Pineal Research 32, Nr. 3 (April 2002): S. 135–142, doi.org/10.1034/j.1600-079x.2002.1o838.x

77   Johnstone, Daniel M. et al.: *Turning On Lights to Stop Neurodegeneration: The Potential of Near Infrared Light Therapy in Alzheimer's and Parkinson's Disease.* Frontiers in Neuroscience 9 (11. Januar 2016): S. 500, doi.org/10.3389/fnins.2015.00500

78   Jia, Rui-xia et al.: *Effects of Physical Activity and Exercise on the Cognitive Function of Patients with Alzheimer Disease: a Meta-analysis.* BMC Geriatrics 19, Nr. 1 (Juli 2019): S. 181, doi.org/10.1186/s12877-019-1175-2

79   Spartano, Nicole L. et al.: *Midlife Exercise Blood Pressure, Heart Rate, and Fitness Relate to Brain Volume 2 Decades Later.* Neurology 86, Nr. 14 (5. April 2016): S. 1313–1319, doi.org/10.1212/WNL.0000000000002415

80   Bancks, Michael P. et al.: *Cardiovascular Health in Young Adulthood and Structural Brain MRI in Midlife: The CARDIA Study.* Neurology 89, Nr. 7 (15. August 2017): S. 680–686, doi.org/10.1212/WNL.0000000000004222

81   Spartano, Nicole L., Tiia Ngandu: *Fitness and Dementia Risk.* Neurology 90, Nr. 15 (10. April 2018): S. 675–676, doi.org/10.1212/WNL.0000000000005282

82   Ahlskog, J. Eric: *Does Vigorous Exercise Have a Neuroprotective Effect in Parkinson Disease?* Neurology 77, Nr. 3 (19. Juli 2011): S. 288–294, doi.org/10.1212/WNL.0b013e318225ab66

83   Rehfeld, Kathrin et al.: *Dancing or Fitness Sport? The Effects of Two Training Programs on Hippocampal Plasticity and Balance Abilities in Healthy Seniors.* Frontiers in Human Neuroscience 11 (15. Juni 2017): S. 305, www.ncbi.nlm.nih.gov/pubmed/28674488

84   Milin, Josif: *Stress-Reactive Response of the Gerbil Pineal Gland: Concretion Genesis.* General and Comparative Endocrinology 110, Nr. 3 (Juni 1998): S. 237–251, doi.org/10.1006/gcen.1998.7069

85   Lazar, Sarah: *Meditation Can Reshape the Brain: TEDx Cambridge 2011.* Youtube-Video, 8:33, Tedx Talks, 23. Januar 2012, www.youtube.com/watch?v=m8rRzTtP7Tc

86   Innes, Kim E. et al.: *Meditation and Music Improve Memory and Cognitive Function in Adults with Subjective Cognitive Decline: A Pilot Randomized Controlled Trial.* Journal of Alzheimer's Disease 56, Nr. 3 (2017): S. 899–916, doi.org/10.3233/jad-160867

87   Fukui, Hajime, Kumiko Toyoshima: *Music Facilitate the Neurogenesis, Regeneration and Repair of Neurons.* Medical Hypotheses 71, 5 (November 2008): S. 765–769, doi.org/10.1016/j.mehy.2008.06.019

88   Fukui, Hajime, Kumiko Toyoshima: *Music Facilitate the Neurogenesis, Regeneration and Repair of Neurons.* Medical Hypotheses 71, Nr. 5 (2008): S. 765–769, doi.org/10.1016/j.mehy.2008.06.019

89   Thaut, Michael H., Martina Demartin, Jerome N. Sanes: *Brain Networks for Integrative Rhythm Formation.* PLOS ONE 3, Nr. 5 (Mai 2008): S. e2312, doi.org/10.1371/journal.pone.0002312; Thaut, Michael H. et al.: *Neurologic Music Therapy Improves Executive Function and Emotional Adjustment in Traumatic Brain Injury Rehabilitation.* Annals of the New York Academy of Sciences 1169, Nr. 1 (Juli 2009): S. 406–416, doi.org/10.1111/j.1749-6632.2009.04585.x

Kapitel 6: Ihr Herz besser verstehen

1   Beltrami, Antonio P. et al.: *Evidence That Human Cardiac Myocytes Divide after Myocardial Infarction.* New England Journal of Medicine 344, Nr. 23 (7. Juni 2001): S. 1750–1757, doi.org/10.1056/NEJM200106073442303

2   Steinhauser, Matthew L., Richard T. Lee: *Regeneration of the Heart.* EMBO Molecular Medicine 3, Nr. 12 (Dezember 2011): S. 701–712, doi.org/10.1002/emmm.201100175

3   Roest, Annelieke M. et al.: *Anxiety and Risk of Incident Coronary Heart Disease: A Meta-Analysis.* Journal of the American College of Cardiology 56, Nr. 1 (29. Juni 2010): S. 38–46, doi.org/10.1016/j.jacc.2010.03.034

4   Tully, P.J. et al.: *Panic Disorder and Incident Coronary Heart Disease: A Systematic Review and Meta-Regression in 1,131,612 Persons and 58,111 Cardiac Events.* Psychological Medicine 45, Nr. 14 (2015): S. 2909–2920, doi.org/10.1017/S0033291715000963

5   Steptoe, Andrew, Mika Kivimaki: *Stress and Cardiovascular Disease.* Nature Reviews Cardiology 9 (2012): S. 360–370, doi.org/10.1038/nrcardio.2012.45

6   Inoue, Nobutaka: *Stress and Atherosclerotic Cardiovascular Disease.* Journal of Atherosclerosis and Thrombosis 21, Nr. 5 (2014): S. 391–401, doi.org/10.5551/jat.21709

7   Steptoe, Kivimaki: *Stress and Cardiovascular Disease.* S. 360–370

8   Tedgui, Alain, Ziad Mallat: *Cytokines in Atherosclerosis: Pathogenic and Regulatory Pathways.* Physiological Reviews 86 (Mai 2006): S. 515–581, doi.org/10.1152/physrev.00024.2005

9   Tedgui, Mallat: *Cytokines in Atherosclerosis.* S. 515–581

10   He, Ka et al.: *Magnesium Intake and the Metabolic Syndrome: Epidemiologic Evidence to Date.* Journal of the Cardio Metabolic Syndrome 1, Nr. 5 (September 2006): S. 351–355, doi.org/10.1111/j.1559-4564.2006.05702.x

11   Chilton, Robert J.: *Pathophysiology of Coronary Heart Disease: A Brief Review.* The Journal of the American Osteopathic Association 104, Nr. 9, suppl. 7 (September 2004): S. 5–8

12   Chilton: *Pathophysiology of Coronary Heart Disease.* S. 5–8

13   Rizzo, Manfredi, Kaspar Berneis: *Small, Dense Low-Density-Lipoproteins and the Metabolic Syndrome.* Diabetes/Metabolism Research and Reviews 23, Nr. 1 (Januar 2007): S. 14–20, doi.org/10.1002/dmrr.694; Pichler G et al.: *LDL Particle Size and Composition and Incident Cardiovascular Disease in a South-European Population: The Hortega-Liposcale Follow-Up Study.* International Journal of Cardiology 264 (1. März 2018): S. 172–178, doi.org/10.1016/j.ijcard.2018.03.128

14   Sekar, Kathiresan et al.: *Increased Small Low-Density Lipoprotein Particle Number.* Circulation 113, Nr. 1 (3. Januar 2006): S. 20–29, doi.org/10.1161/CIRCULATIONAHA.105.567107

15   Ginter, Emil, Igo Kajaba, Marián Šauša: *Addition of Statins into the Public Water Supply? Risks of Side Effects and Low Cholesterol Levels:* [in Czech], Cas Lek Cesk 151, Nr. 5 (2012): S. 243–247, www.ncbi.nlm.nih.gov/pubmed/22779765

16   Sachdeva, Amit et al.: *Lipid Levels in Patients Hospitalized with Coronary Artery Disease: An Analysis of 136,905 Hospitalizations in Get With The Guidelines.* American Heart Journal 157, Nr. 1 (Januar 2009): S. 111–217.e2, doi.org/10.1016/j.ahj.2008.08.010

17   Otruba, Pavel, Petr Kanovsky, Petr Hlustik: *Treatment with Statins and Peripheral Neuropathy: Results of 36-Months a Prospective Clinical and Neurophysiological Follow-Up.* Neuro Endocrinology Letters 32, Nr. 5 (14. September 2011): S. 688–690

18   Harper, Charles, Terry Jacobson: *The Broad Spectrum of Statin Myopathy: From Myalgia to Rhabdomyolysis.* Current Opinion in Lipidology 18, Nr. 4 (August 2007): S. 401–408, doi. org/10.1097/MOL.0b013e32825a6773

19   Björnsson, Einar, Elin I. Jacobsen, Evangelos Kalaitzakis: *Hepatotoxicity Associated with Statins: Reports of Idiosyncratic Liver Injury Post-Marketing.* Journal of Hepatology 56, Nr. 2 (Februar 2012): S. 374–380, doi.org/10.1016/j.jhep.2011.07.023

20   Edison, Robin J., Maximilian Muenke: *Central Nervous System and Limb Anomalies in Case Reports of First-Trimester Statin Exposure.* New England Journal of Medicine 350, Nr. 15 (8. April 2004): S. 1579–1582, doi.org/10.1056/NEJM200404083501524

21   Hyyppä, Markku T. et al.: *Does Simvastatin Affect Mood and Steroid Hormone Levels in Hypercholesterolemic Men? A Randomized Double-Blind Trial.* Psychoneuroendocrinology 28, Nr. 2 (Februar 2003): S. 181–194, doi.org/10.1016/S0306-4530(02)00014-8

22   Wagstaff, Leslie R. et al.: *Statin-Associated Memory Loss: Analysis of 60 Case Reports and Review of the Literature.* Pharmacotherapy: The Journal of Human Pharmacology and Drug Therapy 23, Nr. 7 (Juli 2003): S. 871–880, doi.org/10.1592/phco.23.7.871.32720

23   Preiss, David et al.: *Risk of Incident Diabetes With Intensive-Dose Compared with Moderate-Dose Statin Therapy: A Meta-Analysis.* JAMA 305, Nr. 24 (22. Juni 2011): S. 2556–2564, doi.org/10.1001/jama.2011.860

24   Hamilton-Craig, Ian et al.: *At Sea with SEAS: The First Clinical Endpoint Trial for Ezetimibe, Treatment of Patients with Mild to Moderate Aortic Stenosis, Ends with Mixed Results and More Controversy.* Heart, Lung and Circulation 18, Nr. 5 (Oktober 2009): S. 343–346, doi.org/10.1016/j. hlc.2009.02.007

25   Saremi, Aramesh et al.: *Progression of Vascular Calcification Is Increased with Statin Use in the Veterans Affairs Diabetes Trial (VADT).* Diabetes Care 35, Nr. 11 (November 2012): S. 2390–2392, doi. org/10.2337/dc12-0464

26   Mills, E.J. et al.: *Efficacy and Safety of Statin Treatment for Cardiovascular Disease: A Network Meta-Analysis of 170 255 Patients from 76 Randomized Trials.* QJM: Monthly Journal of the Association of Physicians 104, Nr. 2 (Februar 2011): S. 109–124, doi.org/10.1093/qjmed/hcq165

27   Lorgeril, Michel de et al.: *Lipid-Lowering Drugs and Essential Omega-6 and Omega-3 Fatty Acids in Patients with Coronary Heart Disease.* Nutrition, Metabolism & Cardiovascular Diseases 15, Nr. 1 (Februar 2005): S. 36–41, doi.org/10.1016/j.numecd.2004.09.001

28   Ghayour-Mobarhan, Majid et al.: *Effect of Statin Therapy on Serum Trace Element Status in Dyslipidaemic Subjects.* Second International Symposium on Trace Elements and Minerals in Medicine and Biology 19, Nr. 1 (19. September 2005): S. 61–67, doi.org/10.1016/j.jtemb.2005.06.003

29   Moosmann, Bernd, Christian Behl: *Selenoprotein Synthesis and Side-Effects of Statins.* The Lancet 363, Nr. 9412 (April 2004): S. 892–894, doi.org/10.1016/S0140-6736(04)15739-5

30   Galli, Francesco, Luigi Iuliano: *Do Statins Cause Myopathy by Lowering Vitamin E Levels?* Medical Hypotheses 74, Nr. 4 (April 2010): S. 707–709, doi.org/10.1016/j.mehy.2009.10.031

31   GreenMedInfo.com: *546 Abstracts with Statin Drugs Research.*

32   Ryan, Aidan, Simon Heath, Paul Cook: *Primary Prevention with Statins for Older Adults.* BMJ 362, Nr. 8166 (2018): S. k3695, doi.org/10.1136/bmj.k3695

33   Griffin, Bruce A. et al.: *APOE4 Genotype Exerts Greater Benefit in Lowering Plasma Cholesterol and Apolipoprotein B than Wild Type (E3/E3), after Replacement of Dietary Saturated Fats with Low Glycaemic Index Carbohydrates.* Nutrients 10, Nr. 10 (17. Oktober 2018): S. 1524, doi.org/10.3390/nu10101524

34   Mani, Venkatesh, James H. Hollis, Nicholas K. Gabler: *Dietary Oil Composition Differentially Modulates Intestinal Endotoxin Transport and Postprandial Endotoxemia.* Nutrition & Metabolism 10, Nr. 1 (10. Januar 2013): S. 6, doi.org/10.1186/1743-7075-10-6

35   Nolan, Paul B. et al.: *Prevalence of Metabolic Syndrome and Metabolic Syndrome Components in Young Adults: A Pooled Analysis.* Preventive Medicine Reports 7 (19. Juli 2017): S. 211–215, doi.org/10.1016 j.pmedr.2017.07.004

36   *Third Report of the National Cholesterol Education Program (NCEP) Expert Panel on Detection, Evaluation, and Treatment of High Blood Cholesterol in Adults (Adult Treatment Panel III) Final Report.* Circulation 106, Nr. 25 (17. Dezember 2002): S. 3143, doi.org/10.1161/circ.106.25.3143

37   Grundy, Scott M. et al.: *Diagnosis and Management of the Metabolic Syndrome.* Circulation 112, Nr. 17 (25. Oktober 2005): S. 2735–2752, doi.org/10.1161/CIRCULATIONAHA.105.169404

38   Houston, Mark: *Nutrition and Nutraceutical Supplements for the Treatment of Hypertension: Part II.* The Journal of Clinical Hypertension 15, Nr. 11 (November 2013): S. 845–851, doi.org/10.1111/jch.12212

39   Houston: *Nutrition and Nutraceutical Supplements.* S. 845–851

40   Grundy et al.: *Diagnosis and Management of the Metabolic Syndrome.* S. 2735–2752

41   Carr, Darcy B. et al.: *Intra-Abdominal Fat Is a Major Determinant of the National Cholesterol Education Program Adult Treatment Panel III Criteria for the Metabolic Syndrome.* Diabetes 53, Nr. 8 (August 2004): S. 2087–2094, doi.org/10.2337/diabetes.53.8.2087

42   Laakso, Markku: *Hyperglycemia as a Risk Factor for Cardiovascular Disease in Type 2 Diabetes.* Primary Care: Clinics in Office Practice 26, Nr. 4 (Dezember 1999): S. 829–839, doi.org/10.1016/S0095-4543(05)70133-0

43   You, Tongjian et al.: *Abdominal Adipose Tissue Cytokine Gene Expression: Relationship to Obesity and Metabolic Risk Factors.* American Journal of Physiology-Endocrinology and Metabolism 288, Nr. 4 (April 2005): S. E741–747, doi.org/10.1152/ajpendo.00419.2004; Browning, Jeffrey D. et al.: *Prevalence of Hepatic Steatosis in an Urban Population in the United States: Impact of Ethnicity.* Hepatology 40, Nr. 6 (Dezember 2004): S. 1387–1395, doi.org/10.1002/hep.20466

44   Perseghin, Gianluca et al.: *Metabolic Defects in Lean Nondiabetic Offspring of NIDDM Parents: A Cross-Sectional Study.* Diabetes 46, Nr. 6 (Juni 1997): S. 1001–1009, doi.org/10.2337/diab.46.6.1001

45   Grundy et al.: *Diagnosis and Management of the Metabolic Syndrome.* S. 2735–2752

46   Yki-Järvinen, Hannele: *Nutritional Modulation of Non-alcoholic Fatty Liver Disease and Insulin Resistance.* Nutrients 7, Nr. 11 (5. November 2015): S. 9127–9138, doi.org/10.3390/nu7115454

47   Corpeleijn, E., W.H.M. Saris, E.E. Blaak: *Metabolic Flexibility in the Development of Insulin Resistance and Type 2 Diabetes: Effects of Lifestyle.* Obesity Reviews 10, Nr. 2 (März 2009): S. 178–193, doi.org/10.1111/j.1467-789X.2008.00544.x

48   Yki-Järvinen: *Nutritional Modulation of Non-alcoholic Fatty Liver Disease.* S. 9127–9138

49   Grundy et al.: *Diagnosis and Management of the Metabolic Syndrome.* S. 2735–2752

50   Rajendran, Peramaiyan et al.: *The Vascular Endothelium and Human Diseases.* International Journal of Biological Sciences 9, Nr. 10 (9. November 2013): S. 1057–1069, doi.org/10.7150/ijbs.7502

51   Widmer, R. Jay, Amir Lerman: *Endothelial Dysfunction and Cardiovascular Disease.* Global Cardiology Science & Practice 2014, Nr. 43 (16. Oktober 2014): S. 291–308, doi.org/10.5339/gcsp.2014.43

52   Félétou, Michel: *Multiple Functions of the Endothelial Cells.* in The Endothelium: Part 1: Multiple Functions of the Endothelial Cells – Focus on Endothelium-Derived Vasoactive Mediators (San Rafael, CA: Morgan & Claypool Life Sciences, 2011)

53   Widmer, Lerman: *Endothelial Dysfunction and Cardiovascular Disease.* S. 291–308; Möbius-Winkler, Sven et al.: *How to Improve Endothelial Repair Mechanisms: The Lifestyle Approach.* Expert Review of Cardiovascular Therapy 8, Nr. 4 (April 2010): S. 573–580, doi.org/10.1586/erc.10.7

54   Abraham, David, Oliver Distler: *How Does Endothelial Cell Injury Start? The Role of Endothelin in Systemic Sclerosis.* Arthritis Research & Therapy 9, Suppl suppl. 2, Nr. Suppl 2 (2007): S2–S2, doi.org/10.1186/ar2186

55   Rosenbaum, Andrew et al.: *Outcomes Related to Antiplatelet or Anticoagulation Use in Patients Undergoing Carotid Endarterectomy.* Annals of Vascular Surgery 25, Nr. 1 (Januar 2011): S. 25–31, doi.org/10.1016/j.avsg.2010.06.007

56   Flaherty M.L. et al.: *The Increasing Incidence of Anticoagulant-Associated Intracerebral Hemorrhage.* Neurology 68, Nr. 2 (9. Januar 2007): S. 116, doi.org/10.1212/01.wnl.0000250340.05202.8b

57   Rezaieyazdi, Zahra et al.: *Reduced Bone Density in Patients on Long-Term Warfarin.* International Journal of Rheumatic Diseases 12, Nr. 2 (Juli 2009): S. 130–135, doi.org/10.1111/j.1756-185X.2009.01395.x

58   Lambert, G.P. et al.: *Effect of Aspirin Dose on Gastrointestinal Permeability.* International Journal of Sports Medicine 33, Nr. 6 (29. Mai 2012): S. 421–425, doi.org/10.1055/s-0032-1301892

59   Li, Kuanrong et al.: *Associations of Dietary Calcium Intake and Calcium Supplementation with Myocardial Infarction and Stroke Risk and Overall Cardiovascular Mortality in the Heidelberg Cohort of the European Prospective Investigation into Cancer and Nutrition study (EPIC – Heidelberg).* BMJ 98, Nr. 12 (2012): S. 920–925, doi.org/10.1136/heartjnl-2011-300806

60   Bolland, Mark J. et al.: *Calcium and Vitamin D Supplements and Health Outcomes: A Reanalysis of the Women's Health Initiative (WHI) Limited- Access Data Set.* The American Journal of Clinical Nutrition 94, Nr. 4 (Oktober 2011): S. 1144–1149, doi.org/10.3945/ajcn.111.015032; Bolland, Mark J. et al.: *Effect of Calcium Supplements on Risk of Myocardial Infarction and Cardiovascular Events: Meta-Analysis.* BMJ 341, Nr. 7767 (2010): S. c3691, doi.org/10.1136/bmj.c3691

61   Nieves, Jeri W.: *Osteoporosis: The Role of Micronutrients.* The American Journal of Clinical Nutrition 81, Nr. 5 (1. Mai 2005): S. 1232S–1239S, doi.org/10.1093/ajcn/81.5.1232

62   Ling, Lin, Shaohua Gu, Yan Cheng: *Resveratrol Activates Endogenous Cardiac Stem Cells and Improves Myocardial Regeneration following Acute Myocardial Infarction.* Molecular Medicine Reports 15, Nr. 3 (März 2017): S. 1188–1194, doi.org/10.3892/mmr.2017.6143

63   Mukhopadhyay, Partha et al.: *Restoration of Altered MicroRNA Expression in the Ischemic Heart with Resveratrol.* PLOS ONE 5, Nr. 12 (2010): S. e15705, doi.org/10.1371/journal.pone.0015705

64   Wilson, Denise: *Arsenic Content in American Wine.* Journal of Environmental Health 78, Nr. 3 (Oktober 2015): S. 16–22

65   Naughton, Declan P., Andrea Petróczi: *Heavy Metal Ions in Wines: Meta-Analysis of Target Hazard Quotients Reveal Health Risks.* Chemistry Central Journal 2 (30. Oktober 2008): S. 22, doi.org/10.1186/1752-153X-2-22; GreenMedInfo. com: *23 Abstracts with Myocardial Regeneration Research*, abgerufen 14. Juni 2018, www.greenmedinfo.com/keyword/myocardial-regeneration

66   Siegel, G. et al.: *Pleiotropic Effects of Garlic:* [auf Deutsch], Wiener Medizinische Wochenschrift 149, Nr. 8–10 (1999): S. 217–224, www.ncbi.nlm.nih.gov/pubmed/10483684

67   Budoff, Matthew J. et al.: *Inhibiting Progression of Coronary Calcification Using Aged Garlic Extract in Patients Receiving Statin Therapy: A Preliminary Study.* Preventive Medicine 39, Nr. 5 (November 2004): S. 985–991, doi.org/10.1016/j.ypmed.2004.04.012

68   GreenMedInfo.com: *157 Abstracts with Chocolate Research*, abgerufen 15. Oktober 2019, www.greenmedinfo.com/substance/chocolate

69   Whoriskey, Peter, Rachel Siegel: *Cocoa's Child Laborers.* The Washington Post (5. Juni 2019), www.washingtonpost.com/graphics/2019/business/hershey-nestle-mars-chocolate-child-labor-west-africa/

70   *Supplemental Labeling: Roundup – Herbicide by Monsanto.* EPA reg. Nr. 524–545, Environmental Protection Agency, www3.epa.gov/pesticides/chem_search/ppls/000524-00445-19920713.pdf, abgerufen 27. Juli 2018, PDF

71   Aviram, Michael et al.: *Pomegranate Juice Consumption for 3 Years by Patients with Carotid Artery Stenosis Reduces Common Carotid Intima- Media Thickness, Blood Pressure and LDL Oxidation.* Clinical Nutrition 23, Nr. 3 (Juni 2004): S. 423–433, doi.org/10.1016/j.clnu.2003.10.002

72   GreenMedInfo.com: *327 Abstracts with Pomegranate Research*, abgerufen 15. Oktober 2019, www.greenmedinfo.com/substance/pomegranate

73   Breese, Brynmor C et al.: *Beetroot Juice Supplementation Speeds O2 Uptake Kinetics and Improves Exercise Tolerance during Severe-Intensity Exercise Initiated from an Elevated Metabolic Rate.* American Journal of Physiology – Regulatory, Integrative and Comparative Physiology 305, Nr. 12 (Dezember 2013): R1441–1450, doi.org/10.1152/ajpregu.00295.2013; Bailey, Stephen J. et al.: *Dietary Nitrate Supplementation Reduces the O2 Cost of Low-Intensity Exercise and Enhances Tolerance to High-Intensity Exercise in Humans.* Journal of Applied Physiology 107, Nr. 4 (Oktober 2009): S. 1144–1155, doi.org/10.1152/japplphysiol.00722.2009

74   Fluer, F.S. et al.: *Influence of Various Pectins on Production of Staphylococcal Enterotoxins Types A and B:* [in Russian], Zhurnal Mikrobiologii, Epidemiologii, i Immunobiologii Nr. 6 (November–Dezember 2007): S. 11–16, www.ncbi.nlm.nih.gov/pubmed/18277535

75   Agarwal, M. et al.: *Hepatoprotective Activity of Beta vulgaris against CCl4-Induced Hepatic Injury in Rats.* Fitoterapia 77, Nr. 2 (Februar 2006): S. 91–93, doi.org/10.1016/j.fitote.2005.11.004

76   Szaefer, Hanna et al.: *Evaluation of the Effect of Beetroot Juice on DMBA- induced Damage in Liver and Mammary Gland of Female Sprague–Dawley Rats.* Phytotherapy Research 28, Nr. 1 (Januar 2014): S. 55–61, doi. org/10.1002/ptr.4951; Shakib, Marie-Christine R., Shreef G.N. Gabrial, Gamal N. Gabrial: *Beetroot-Carrot Juice Intake Either Alone or in Combination with Antileukemic Drug »Chlorambucil« as a Potential Treatment for Chronic Lymphocytic Leukemia.* Open Access Macedonian Journal of Medical Sciences 3, Nr. 2 (15. Juni 2015): S. 331–336, doi.org/10.3889/oamjms.2015.056

77   Webb, Andrew J. et al.: *Acute Blood Pressure Lowering, Vasoprotective, and Antiplatelet Properties of Dietary Nitrate via Bioconversion to Nitrite.* Hypertension 51, Nr. 3 (März 2008): S. 784–790, doi.org/10.1161/HYPERTENSIONAHA.107.103523

78   Oliver, Jonathan M. et al.: *Novel Form of Curcumin Improves Endothelial Function in Young, Healthy Individuals: A Double-Blind Placebo Controlled Study.* Journal of Nutrition and Metabolism (2016): S. 1089653, doi.org/10.1155/2016/1089653

79   Akazawa, Nobuhiko et al.: *Curcumin Ingestion and Exercise Training Improve Vascular Endothelial Function in Postmenopausal Women.* Nutrition Research 32, Nr. 10 (Oktober 2012): S. 795–799, doi.org/10.1016/j.nutres.2012.09.002

80   Ellis, Amy C., Tanja Dudenbostel, Kristi Crowe-White: *Watermelon Juice: A Novel Functional Food to Increase Circulating Lycopene in Older Adult Women.* Plant Foods for Human Nutrition 74, Nr. 2 (Juni 2019): S. 200–203, doi.org/10.1007/s11130-019-00719-9

81   Figueroa, Arturo et al.: *Influence of L-Citrulline and Watermelon Supplementation on Vascular Function and Exercise Performance.* Current Opinion in Clinical Nutrition and Metabolic Care 20, Nr. 1 (Januar 2017): S. 92–98, doi.org/10.1097/MCO.0000000000000340

82   Figueroa, Arturo et al.: *Watermelon Extract Supplementation Reduces Ankle Blood Pressure and Carotid Augmentation Index in Obese Adults with Prehypertension or Hypertension.* American Journal of Hypertension 25, Nr. 6 (Juni 2012): S. 640–643, doi.org/10.1038/ajh.2012.20

83   Massa, N.M. et al.: *Supplementation with Watermelon Extract Reduces Total Cholesterol and LDL Cholesterol in Adults with Dyslipidemia under the Influence of the MTHFR C677T Polymorphism.* Journal of the American College of Nutrition 35, Nr. 6 (August 2016): S. 514–520, doi.org/10.1080/07315724.2015.1065522

84   Wu, Guoyao et al.: *Dietary Supplementation with Watermelon Pomace Juice Enhances Arginine Availability and Ameliorates the Metabolic Syndrome in Zucker Diabetic Fatty Rats.* The Journal of Nutrition 137, Nr. 12 (Dezember 2007): S. 2680–2685, doi.org/10.1093/jn/137.12.2680

85   Young Hong, Mee et al.: *Watermelon Consumption Improves Inflammation and Antioxidant Capacity in Rats Fed an Atherogenic Diet.* Nutrition Research 35, Nr. 3 (März 2015): S. 251–258, doi.org/10.1016/j. nutres.2014.12.005

86   Figueroa, A. et al.: *Effects of Watermelon Supplementation on Arterial Stiffness and Wave Reflection Amplitude in Postmenopausal Women.* Menopause 20, Nr. 5 (Mai 2013): S. 573–577, doi.org/10.1097/GME.0b013e3182733794

87   de Lorgeril, Michel et al.: *Recent Findings on the Health Effects of Omega-3 Fatty Acids and Statins, and Their Interactions: Do Statins Inhibit Omega- 3?* BMC Medicine 11 (4. Januar 2013): S. 5, doi.org/10.1186/1741-7015-11-5

88   Li, Zhaoping et al.: *Hass Avocado Modulates Postprandial Vascular Reactivity and Postprandial Inflammatory Responses to a Hamburger Meal in Healthy Volunteers.* Food & Function 4, Nr. 3 (2013): S. 384–391, doi.org/10.1039/C2FO30226H

89   HeartMath: *The Science of HeartMath*, abgerufen 15. Oktober 2019, www.heartmath.com/science/

Kapitel 7: Stoffwechselerkrankungen rückgängig machen

1   National Institutes of Health – National Institute of Diabetes and Digestive and Kidney Diseases: *Overweight & Obesity Statistics.* August 2017, www.niddk.nih.gov/health-information/health-statistics/overweight-obesity

2   Thorn, Lena M. et al.: *Metabolic Syndrome in Type 1 Diabetes: Association with Diabetic Nephropathy and Glycemic Control (the FinnDiane Study).* Diabetes Care 28, Nr. 8 (August 2005): S. 2019–2024, doi.org/10.2337/diacare.28.8.2019

3   Fisman, Enrique Z. et al.: *Oral Antidiabetic Therapy in Patients with Heart Disease.:* Herz 29, Nr. 3 (1. Mai 2004): S. 290–298. doi.org/10.1007/s00059-004-2476-5

4   Gamble, J.M. et al.: *Insulin Use and Increased Risk of Mortality in Type 2 Diabetes: A Cohort Study.:* Diabetes, Obesity and Metabolism 12, Nr. 1 (1. Januar 2010): S. 47–53, doi.org/10.1111/j.1463-1326.2009.01125.x

5   Fisman, E. et al.: *Oral Antidiabetic Therapy in Patients with Heart Disease. A Cardiologic Standpoint.* Herz 29, Nr. 3 (Mai 2004): S. 290–298, doi.org/10.1007/s00059-004-2476-5

6   Tabák, Adam G. et al.: *Prediabetes: A High-Risk State for Diabetes Development.* The Lancet 379, Nr. 9833 (16. Juni 2012): S. 2279–2290, doi.org/10.1016/S0140-6736(12)60283-9

7   Morgan, C. et al.: *Association between First-Line Monotherapy with Sulphonylurea versus Metformin and Risk of All-Cause Mortality and Cardiovascular Events: A Retrospective, Observational Study.* Diabetes, Obesity and Metabolism 16, Nr. 10 (Oktober 2014): S. 957–962, doi.org/10.1111/dom.12302

8   GreenMedInfo.com: *29 Abstracts with Beta Cell Regeneration Research*, abgerufen 15. Oktober 2019, www.greenmedinfo.com/keyword/beta-cell-regeneration

9   Wiseman, C. Elke et al.: *Amylopectin Starch Induces Nonreversible Insulin Resistance in Rats.* The Journal of Nutrition 126, Nr. 2 (Februar 1996): S. 410–415, doi.org/10.1093/jn/126.2.410

10   Harvard Health Publishing: *Glycemic Index for 60+ Foods*, Februar 2015, www.health.harvard.edu/diseases-and-conditions/glycemic-index-and-glycemic-load-for-100-foods

11   Lustig, Robert H. et al.: *Fructose: Metabolic, Hedonic, and Societal Parallels with Ethanol.* Journal of the Academy of Nutrition and Dietetics 110, Nr. 9 (September 2010): S. 1307–1321, doi.org/10.1016/j.jada.2010.06.008

12   Brase, David A. et al.: *Antagonism of the Morphine-Induced Locomotor Activation of Mice by Fructose: Comparison with Other Opiates and Sugars, and Sugar Effects on Brain Morphine.* Life Sciences 49, Nr. 10 (1991): S. 727–734, doi.org/10.1016/0024-3205(91)90105-K; Lux, Fred, David A. Brase, William L. Dewey: *Antagonism of Antinociception in Mice by Glucose and Fructose: Comparison of Subcutaneous and Intrathecal Morphine.* European Journal of Pharmacology 146, 2–3 (Februar 1988): S. 337–340, doi.org/10.1016/0014-2999(88)90312-3

13   Lux, Fred, David A. Brase, William L. Dewey: *Antagonism of Antinociception in Mice by Glucose and Fructose: Comparison of Subcutaneous and Intrathecal Morphine.* European Journal of Pharmacology 146, 2–3 (Februar 1988): S. 337–340, doi.org/10.1016/0014-2999(88)90312-3

14   Spencer, Sade, Michael Scofield, Peter W. Kalivas: *The Good and Bad News about Glutamate in Drug Addiction.* Journal of Psychopharmacology 30, Nr. 11 (November 2016): S. 1095–1098, doi.org/10.1177/0269881116655248

15   He, Ka et al.: *Consumption of Monosodium Glutamate in Relation to Incidence of Overweight in Chinese Adults: China Health and Nutrition Survey (CHNS).* The American Journal of Clinical Nutrition 93, Nr. 6 (Juni 2011): S. 1328–1336, doi.org/10.3945/ajcn.110.008870

16   GreenMedInfo.com: *66 Abstracts with Monosodium Glutamate (MSG) Research,* abgerufen 15. Oktober 2019, www.greenmedinfo. com/toxic-ingredient/monosodium-glutamate-msg

17   Li, De-Kun et al.: *Urine Bisphenol-A Level in Relation to Obesity and Overweight in School-Age Children.* PLOS ONE 8, Nr. 6 (12. Juni 2013): S. e65399, doi.org/10.1371/journal.pone.0065399; GreenMedInfo.com: *Focused Research Topics Bisphenols & Obesity,* abgerufen 15. Oktober 2019, www.greenmedinfo.com/greenmed/topic/96253/focus/5066/page

18   Chuengsamarn, Somlak et al.: *Curcumin Extract for Prevention of Type 2 Diabetes.* Diabetes Care 35, Nr. 11 (November 2012): S. 2121–2127, doi.org/10.2337/dc12-0116

19   Mozaffari-Khosravi, Hassan et al.: *The Effect of Ginger Powder Supplementation on Insulin Resistance and Glycemic Indices in Patients with Type 2 Diabetes: A Randomized, Double-Blind, Placebo-Controlled Trial.* Complementary Therapies in Medicine 22, Nr. 1 (Februar 2014): S. 9–16, doi.org/10.1016/j.ctim.2013.12.017

20   Arablou, Tahereh et al.: *The Effect of Ginger Consumption on Glycemic Status, Lipid Profile and Some Inflammatory Markers in Patients with Type 2 Diabetes Mellitus.* International Journal of Food Sciences and Nutrition 65, Nr. 4 (Juni 2014): S. 515–520, doi.org/10.3109/09637486.2014.880671

21   Davis, Paul A., Wallace Yokoyama: *Cinnamon Intake Lowers Fasting Blood Glucose: Meta-Analysis.* Journal of Medicinal Food 14, Nr. 9 (11. April 2011): S. 884–889, doi.org/10.1089/jmf.2010.0180

22   Hlebowicz, Joanna et al.: *Effect of Cinnamon on Postprandial Blood Glucose, Gastric Emptying, and Satiety in Healthy Subjects.* The American Journal of Clinical Nutrition 85, Nr. 6 (Juni 2007): S. 1552–1556, doi. org/10.1093/ajcn/85.6.1552

23   Bock, Martin de et al.: *Olive (Olea europaea L.) Leaf Polyphenols Improve Insulin Sensitivity in Middle-Aged Overweight Men: A Randomized, Placebo-Controlled, Crossover Trial.* PLOS ONE 8, Nr. 3 (2013): S. e57622, doi.org/10.1371/journal.pone.0057622

24   Törrönen, Riitta et al.: *Berries Reduce Postprandial Insulin Responses to Wheat and Rye Breads in Healthy Women.* The Journal of Nutrition 143, Nr. 4 (30. Januar 2013): S. 430–436, doi.org/10.3945/jn.112.169771

25   Bamosa, Abdullah et al.: *Effect of Nigella sativa Seeds on the Glycemic Control of Patients with Type 2 Diabetes Mellitus.* Indian Journal of Physiology and Pharmacology 54 (Oktober 2010): S. 344–354; Daryabeygi-Khotbehsara, Reza et al.: *Nigella sativa Improves Glucose Homeostasis and Serum Lipids in Type 2 Diabetes: A Systematic Review and Meta- Analysis.* Complementary Therapies in Medicine 35 (Dezember 2017): S. 6–13, doi.org/10.1016/j.ctim.2017.08.016

26   Marcel, Azabji-Kenfack et al.: *The Effect of Spirulina platensis versus Soybean on Insulin Resistance in HIV-Infected Patients: A Randomized Pilot Study.* Nutrients 3, Nr. 7 (Juli 2011): S. 712–724, doi. org/10.3390/nu3070712

27   Dong, Hui et al.: *Berberine in the Treatment of Type 2 Diabetes Mellitus: A Systemic Review and Meta- Analysis.* Evidence-Based Complementary and Alternative Medicine 2012 (15. Oktober 2012): S. 591654, doi.org/10.1155/2012/591654

28   den Besten, Gijs et al.: *The Role of Short-Chain Fatty Acids in the Interplay between Diet, Gut Microbiota, and Host Energy Metabolism.* Journal of Lipid Research 54, Nr. 9 (September 2013): S. 2325–2340, doi.org/10.1194/jlr.R036012

29   Zheng, Jolene et al.: *Resistant Starch, Fermented Resistant Starch, and Short-Chain Fatty Acids Reduce Intestinal Fat Deposition in Caenorhabditis elegans.* Journal of Agricultural and Food Chemistry 58, Nr. 8 (28. April 2010): S. 4744–4748, doi.org/10.1021/jf904583b

30   Wegman, Martin P. et al.: *Practicality of Intermittent Fasting in Humans and Its Effect on Oxidative Stress and Genes Related to Aging and Metabolism.* Rejuvenation Research 18, Nr. 2 (1. April 2015): S. 162–172, doi. org/10.1089/rej.2014.1624

31   Kim, Eun Ju et al.: *UV Modulation of Subcutaneous Fat Metabolism.* Journal of Investigative Dermatology 131, Nr. 8 (August 2011): S. 1720–1726, doi.org/10.1038/jid.2011.106

32   Seo, Ji A. et al.: *Association between Visceral Obesity and Sarcopenia and Vitamin D Deficiency in Older Koreans: The Ansan Geriatric Study.* Journal of the American Geriatrics Society 60, Nr. 4 (April 2012): S. 700–706, doi.org/10.1111/j.1532-5415.2012.03887.x

33   GreenMedInfo.com: *Focused Research Topics Vitamin D & Obesity*, abgerufen 4. Dezember 2019, www.greenmedinfo.health/greenmed/topic/18782/focus/5066/page

34   Irving, Brian A. et al.: *Effect of Exercise Training Intensity on Abdominal Visceral Fat and Body Composition.* Medicine and Science in Sports and Exercise 40, Nr. 11 (November 2008): S. 1863–1872, doi.org/10.1249/MSS.0b013e3181801d40

Kapitel 8: Eine neue Sichtweise auf den Alterungsprozess

1   IUCNredlist.org.: *The IUCN Red List of Threatened Specie.*, abgerufen 24. Oktober 2018, www.iucnredlist.org/

2   Kwant, Cor: *Hiroshima: A-Bombed Ginkgo.* The Ginkgo Pages, abgerufen 19. Juni 2018, kwanten.home.xs4all.nl/history.htm#Hiroshima

3   Ji, Sayer: *Ginkgo Biloba: A »Living Fossil« with Life-Extending Properties.* GreenMedInfo.com , abgerufen am 10. Juni 2019, https://www.greenmedinfo.com/blog/gingko-biloba-living-fossil-life-extending-properties

4   Rowe, William J.: *Correcting Magnesium Deficiencies May Prolong Life.* Clinical Interventions in Aging 2012, Nr. 7 (16. Februar 2012): S. 51–54, doi.org/10.2147/CIA.S28768

5   Killilea, David W., Jeanette A. M. Maier: *A Connection between Magnesium Deficiency and Aging: New Insights from Cellular Studies.* Magnesium Research 21, Nr. 2 (Juni 2008): S. 77–82

6   Piovesan, Damiano et al.: *The Human »Magnesome«: Detecting Magnesium Binding Sites on Human Proteins.* BMC Bioinformatics 13, Suppl. 14 (2012): S. 10, doi.org/10.1186/1471-2105-13-S14-S10

7   Sartori, S.B. et al.: *Magnesium Deficiency Induces Anxiety and HPA Axis Dysregulation: Modulation by Therapeutic Drug Treatment.* Neuropharmacology 62, Nr. 1 (Januar 2012): S. 304–312, doi.org/10.1016/j.neuropharm.2011.07.027

8   Boyle, Neil Bernard, Clare Lawton, Louise Dye: *The Effects of Magnesium Supplementation on Subjective Anxiety and Stress – A Systematic Review.* Nutrients 9, Nr. 5 (Mai 2017): S. 429, doi.org/10.3390/nu9050429

9   Held, K. et al.: *Oral Mg2+ Supplementation Reverses Age-Related Neuroendocrine and Sleep EEG Changes in Humans.* Pharmacopsychiatry 35, Nr. 4 (2002): S. 135–143, doi.org/10.1055/s-2002-33195

10 Harvard Health Publishing: *Magnesium Content in Milligrams (mg) of Certain Foods.* Harvard Women's Health Watch, abgerufen 12. Dezember 2019, www.health.harvard.edu/healthy-eating/magnesium-content-in-milligrams-mg-of-certain-foods

11 GreenMedInfo.com: *266 Abstracts with Yoga Research Yoga,* abgerufen 15. Oktober 2019, www.greenmedinfo.com/therapeutic-action/yoga

12 Shree, Nitya, Ramesh R. Bhonde: *Can Yoga Therapy Stimulate Stem Cell Trafficking from Bone Marrow?* Journal of Ayurveda and Integrative Medicine 7, Nr. 3 (2016): S. 181–184, doi.org/10.1016/j.jaim.2016.07.003

13 GreenMedInfo.com: *266 Abstracts with Yoga Research; Yoga.* http://www.greenmedinfo.com/therapeutic-action/yoga

14 Baumeister, J.-C., G. Papa, F. Foroni: *Deeper Than Skin Deep – the Effect of Botulinum Toxin-A on Emotion Processing.* Toxicon 118 (August 2016): S. 86–90, doi.org/10.1016/j.toxicon.2016.04.044

15 Nagata, Chisato et al.: *Association of Dietary Fat, Vegetables and Antioxidant Micronutrients with Skin Ageing in Japanese Women.* British Journal of Nutrition 103, Nr. 10 (28. Mai 2010): S. 1493–1498, doi.org/10.1017/S0007114509993461

16 Cho, Soyun et al.: *Dietary Aloe Vera Supplementation Improves Facial Wrinkles and Elasticity and It Increases the Type I Procollagen Gene Expression in Human Skin In Vivo.* Annals of Dermatology 21, Nr. 1 (Februar 2009): S. 6–11, doi.org/10.5021/ad.2009.21.1.6

17 Cho, Soyun et al.: *Red Ginseng Root Extract Mixed with Torilus Fructus and Corni Fructus Improves Facial Wrinkles and Increases Type I Procollagen Synthesis in Human Skin: A Randomized, Double-Blind, Placebo-Controlled Study.* Journal of Medicinal Food 12, Nr. 6 (Dezember 2009): S. 1252–1259, doi.org/10.1089/jmf.2008.1390

18 Nagata et al.: *Skin Ageing in Japanese Women.* S. 1493–1498

19 Van Damme, Els J. M. et al.: *Potato Lectin: An Updated Model of a Unique Chimeric Plant Protein.* The Plant Journal 37, Nr. 1 (Januar 2004): S. 34–45, doi.org/10.1046/j.1365-313X.2003.01929.x

20 Peumans, Willy J., Pierre Rougé, Els J. M. Van Damme: *The Tomato Lectin Consists of Two Homologous Chitin-Binding Modules Separated by an Extensin-Like Linker.* Biochemical Journal 376, pt. 3 (15. Dezember 2003): S. 717–724, doi.org/10.1042/BJ20031069

21   Mishkind, Michael L. et al.: *Localization of Wheat Germ Agglutinin-Like Lectins in Various Species of the Gramineae.* Science 220, Nr. 4603 (17. Juni 1983): S. 1290–1292, doi.org/10.1126/science.220.4603.1290

22   Freed, David L.J.: *Do Dietary Lectins Cause Disease? The Evidence is Suggestive – and Raises Interesting Possibilities for Treatment.* BMJ 318, Nr. 7190 (17. April 1999): S. 1023–1024, doi.org/10.1136/bmj.318.7190.1023

23   Kooshki, Akram et al.: *Effect of Topical Application of Nigella sativa Oil and Oral Acetaminophen on Pain in Elderly with Knee Osteoarthritis: A Crossover Clinical Trial.* Electronic Physician 8, Nr. 11 (25. November 2016): S. 3193–3197, doi.org/10.19082/3193

24   Koran 7: 71: 592

25   GreenMedInfo.com*: 8 Abstracts with Hormone Replacement Therapy Research.* com, abgerufen 15. Oktober 2019, www.greenmedinfo.com/toxic-ingredient/hormone-replacement-therapy

26   lower, Gillian et al.: *Flax and Breast Cancer: A Systematic Review.* Integrative Cancer Therapies 13, Nr. 3 (8. September 2013): S. 181–192, doi.org/10.1177/1534735413502076

27   Shirke, Sarika S., Sanket R. Jadhav, Aarti G. Jagtap: *Methanolic Extract of Cuminum cyminum Inhibits Ovariectomy-Induced Bone Loss in Rats.* Experimental Biology and Medicine 233, Nr. 11 (1. November 2008): S. 1403–10, doi.org/10.3181/0803-RM-93

28   Su, Jian et al.: *Effect of Curcuma comosa and Estradiol on the Spatial Memory and Hippocampal Estrogen Receptor in the Post-Training Ovariectomized Rats.* Journal of Natural Medicines 65, Nr. 1 (Januar 2011): S. 57–62, doi.org/10.1007/s11418-010-0457-y

29   GreenMedInfo.com: *484 Abstracts with Soy Research*, abgerufen 22. Juli 2018, http://www.greenmedinfo.com/substance/soy

30   Weintraub, Arlene: *FDA to Testosterone Makers: Stop Wooing Average Guys.* Forbes (4. März 2015), www.forbes.com/sites/arleneweintraub/2015/03/04/fda-to-testosterone-makers-stop-wooing-average-aging-guys/#319a723d1ac5

31   GreenMedInfo.com: *359 Abstracts with Endothelial Dysfunction Researc*, abgerufen 15. Oktober 2019, www.greenmedinfo.com/disease/endothelial-dysfunction

32   Naylor, Louise H. et al.: *Exercise Training Improves Vascular Function in Adolescents with Type 2 Diabetes.* Physiological Reports 4, Nr. 4 (Februar 2016): S. e12713, doi.org/10.14814/phy2.12713

33   Hannan, Johanna L. et al.: *Beneficial Impact of Exercise and Obesity Interventions on Erectile Function and Its Risk Factors.* The Journal of Sexual Medicine 6 (März 2009): S. 254–261, doi.org/10.1111/j.1743-6109.2008.01143.x

34   Ncves, D. et al.: *Does Regular Consumption of Green Tea Influence Expression of Vascular Endothelial Growth Factor and Its Receptor in Aged Rat Erectile Tissue? Possible Implications for Vasculogenic Erectile Dysfunction Progression.* Age (Dordr) 30, Nr. 4 (Dezember 2008): S. 217–228, doi.org/10.1007/s11357-008-9051-6

35   Hadaway, Patricia F. et al.: *The Effect of Housing and Gender on Preference for Morphine-sucrose Solutions in Rats.* Psychopharmacology 66, 1 (1979): S. 87–91, doi.org/10.1007/bf00431995

36   Brogan, Kelly MD: *Video Testimonials: Share Your Story.*, abgerufen 15. Oktober 2019, kellybroganmd.com/video-testimonials/; Brogan, Kelly et al.: *Healing of Graves' Disease Thorough Lifestyle Changes: A Case Report.* Advances in Mind-Body Medicine 33, Nr. 2 (Frühjahr 2019): S. 4–11, www.ncbi.nlm.nih.gov/pubmed/31476135

TEIL 3: IHR REGENERATIONSPROGRAMM

1   Hucklenbroich, Joerg et al.: *Aromatic-Turmerone Induces Neural Stem Cell Proliferation In Vitro and In Vivo.* Stem Cell Research & Therapy 5, Nr. 4 (26. September 2014): S. 100, doi.org/10.1186/scrt500

2   Getoff, Nikola et al.: *Photo-Induced Regeneration of Hormones by Electron Transfer Processes: Potential Biological and Medical Consequences.* Radiation Physics and Chemistry 80, Nr. 8 (August 2011): S. 890–894, doi.org/10.1016/j.radphyschem.2011.04.001

3   Han, Zhenxian et al.: *Effects of Sulforaphane on Neural Stem Cell Proliferation and Differentiation.* Genesis 55, Nr. 3 (März 2017): S. e23022, doi.org/10.1002/dvg.23022

4   Campbell, Joseph with Bill Moyers: *The Power of Myth* (New York: Anchor Books, 1991). S. 4–5

5   Cheng, Chia-Wei et al.: *Prolonged Fasting Reduces IGF-1/PKA to Promote Hematopoietic-Stem-Cell-Based Regeneration and Reverse Immunosuppression.* Cell Stem Cell 14, Nr. 6 (5. Juni 2014): S. 810–823, doi.org/10.1016/j.stem.2014.04.014

6   Deep Kaur, Chanchal, Swarnlata Saraf: *In Vitro Sun Protection Factor Determination of Herbal Oils Used in Cosmetics.* Pharmacognosy Research 2, Nr. 1 (Januar–Februar 2010): S. 22–25, doi.org/10.4103/0974-8490.60586

7   Li, Yangxin et al.: *Exosomes Mediate the Beneficial Effects of Exercise.* in Advances in Experimental Medicine and Biology, vol. 1000, Exercise for Cardiovascular Disease Prevention and Treatment, ed. Junjie Xiao (n.p.: Springer, 2017): S. 333–353, doi.org/10.1007/978-981-10-4304-8_18

8   Ayaki, Masahiko et al.: *Protective Effect of Blue-Light Shield Eyewear for Adults against Light Pollution from Self-Luminous Devices Used at Night.* Chronobiology International 33, Nr. 1 (2016): S. 1–6, doi.org/10.3109/074 20528.2015.1119158

9   Pert, Candace: *Molecules of Emotion.* (New York: Scribner, 1999)

10 Tolle, Eckhart: *The Power of Now.* (Novato: New World Library, 2004). S. 221

11 Panossian, Alexander G.: *Adaptogens: Tonic Herbs for Fatigue and Stress.* Alternative and Complementary Therapies 9, Nr. 6 (5. Juli 2004): S. 327–331, doi.org/10.1089/107628003322658610

12 Haze, Shinichiro, Keiko Sakai, Yoko Gozu: *Effects of Fragrance Inhalation on Sympathetic Activity in Normal Adults.* The Japanese Journal of Pharmacology 90, Nr. 3 (2002): S. 247–253, doi.org/10.1254/jjp.90.247

13 Lehrner, J. et al.: *Ambient Odors of Orange and Lavender Reduce Anxiety and Improve Mood in a Dental Office.* Physiology & Behavior 86, Nr. 1–2 (September 2005): S. 92–95, doi.org/10.1016/j.physbeh.2005.06.031

14 Hwang, Jin Hee: *The Effects of the Inhalation Method Using Essential Oils on Blood Pressure and Stress Responses of Clients with Essential Hypertension.* Journal of Korean Academy of Nursing 36, Nr. 7 (Dezember 2006): S. 1123–1134

15 Costa Goes, Tiago et al.: *Effect of Lemongrass Aroma on Experimental Anxiety in Humans.* The Journal of Alternative and Complementary Medicine 21, Nr. 12 (14. September 2015): S. 766–773, doi.org/10.1089/acm.2015.0099

16 García-Sesnich, Jocelyn N. et al.: *Longitudinal and Immediate Effect of Kundalini Yoga on Salivary Levels of Cortisol and Activity of Alpha-Amylase and Its Effect on Perceived Stress.* International Journal of Yoga 10, Nr. 2 (2017): S. 73–80, doi.org/10.4103/ijoy.IJOY_45_16

17 Hölzel, Britta K. et al.: *Mindfulness Practice Leads to Increases in Regional Brain Gray Matter Density.* Psychiatry Research 191, Nr. 1 (30. Januar 2011): S. 36–43, doi.org/10.1016/j.pscychresns.2010.08.006

18   Tang, Yi-Yuan, Britta K. Hölzel, Michael I. Posner: *The Neuroscience of Mindfulness Meditation.* Nature Reviews Neuroscience 16 (18. März 2015): S. 213, doi.org/10.1038/nrn3916

19   Tang, Hölzel, Posner: *Neuroscience of Mindfulness Meditation.* S. 213

STICHWORTVERZEICHNIS

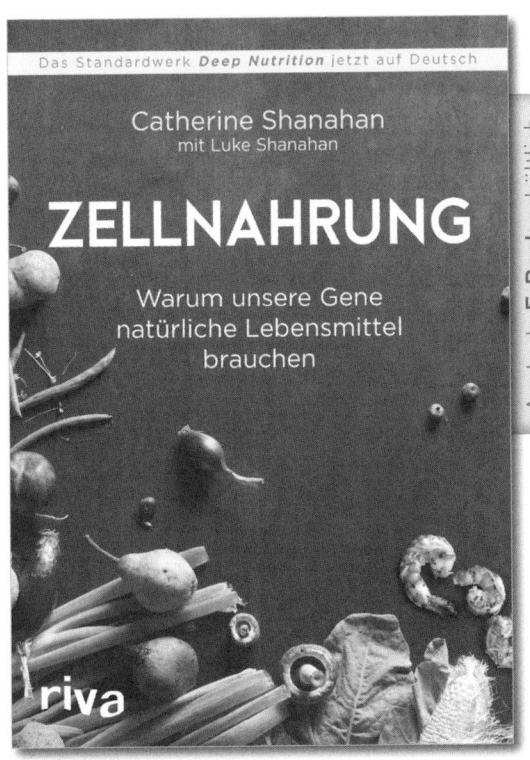

Das Standardwerk *Deep Nutrition* jetzt auf Deutsch

Catherine Shanahan
mit Luke Shanahan

ZELLNAHRUNG

Warum unsere Gene
natürliche Lebensmittel
brauchen

Auch als **E-Book** erhältlich

riva

512 Seiten
29,99 € (D) | 30,90 € (A)
ISBN 978-3-7423-0351-6

Catherine Shanahan
Zellnahrung
Warum unsere Gene
natürliche Lebensmittel
brauchen

Die Ärztin und Biochemikerin Catherine Shanahan erforscht Ernährungsformen aus aller Welt, mit denen Menschen erwiesenermaßen länger und gesünder leben. Vier Säulen bilden hierbei die Grundlage: frische und fermentierte Lebensmittel, Sprossen, gegartes Fleisch am Knochen und Innereien. Hochwertige Nahrung enthält geordnete Informationen, die unser Zellwachstum positiv steuern, und interagiert mit unserer DNA in einer Weise, die sich auf unsere Gesundheit auswirkt. Dieses Werk kombiniert Wissenschaft und gesunden Menschenverstand und zeigt auf, wie die richtige Ernährung zu einem längeren und vitaleren Leben führt. So verbessert sich nicht nur die Stimmung, auch die Allergieneigung wird reduziert, das Gedächtnis geschärft und das Hautbild verjüngt. »Zellnahrung« revolutioniert unser Denken über Lebensmittel, indem es uns zeigt, welche Auswirkungen unsere Ernährung auf die DNA hat.

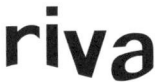

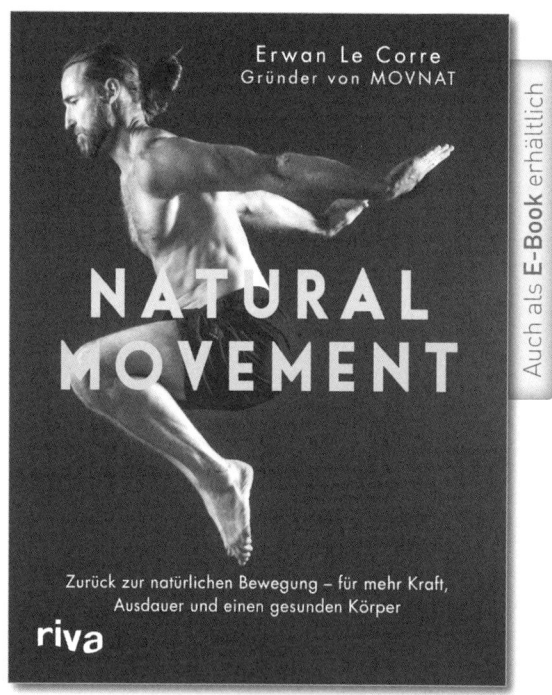

Auch als **E-Book** erhältlich

480 Seiten
34,99 € (D) | 36,00 € (A)
ISBN 978-3-7423-1011-8

Erwan Le Corre

Natural Movement

Zurück zur natürlichen
Bewegung – für mehr
Kraft, Ausdauer und einen
gesunden Körper

Wilde Tiere folgen ihrem Instinkt. Sie bewegen sich so, wie es die Natur für sie vorgesehen hat. Warum sollte das nicht auch für den Menschen gelten? Unser heutiger Lebensstil ist bewegungsarm und unnatürlich. Dadurch werden wir krank – körperlich und mental. Für optimale Fitness und Gesundheit brauchen wir weder neue Trainingsmethoden noch Fitnessstudios. Es reicht, die Bewegungen auszuführen, für die der menschliche Körper gemacht ist. MOVNAT-Begründer Erwan Le Corre demonstriert eindrucksvoll, wie wir unsere vielfältigen angeborenen Fähigkeiten wie Klettern, Balancieren, Krabbeln, Werfen oder Rollen wiedererlangen. Detailliert beschriebene und bebilderte Schritt-für-Schritt-Abfolgen zeigen Methoden, Übungen und Bewegungsabläufe, mit denen überall und jederzeit trainiert werden kann, um einen natürlich starken und gesunden Körper zu bekommen.

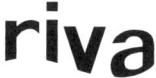